*Merci à mon ami Christophe Bonnefont
qui s'est prêté au jeu de l'homme paléo
devant mon objectif.*

SOMMAIRE

INTRODUCTION

Lorsqu'on commence à s'intéresser à la nutrition, plusieurs questions viennent rapidement à l'esprit : quelle alimentation est la plus efficace pour préserver ma santé ou pour guérir les maladies ? Quelle alimentation est la plus efficace pour améliorer mes performances physiques ?

Aujourd'hui, tout le monde a son avis sur la meilleure façon de manger : les agences de santé, les religieux, les médecins populaires, le sportif qui s'entraîne dans une salle de sport et le voisin. Les journalistes ajoutent à la confusion en publiant régulièrement des articles et leur contraire : « le jaune d'œuf est plus dangereux que la cigarette », « les œufs sont riches en choline donc bons pour la santé » ; « les produits laitiers donnent le cancer », « les produits laitiers font maigrir » ; « il faut manger du saumon pour apporter des oméga-3 », « il faut éviter le saumon car il est trop riche en métaux lourds », etc. Néanmoins depuis vingt ans, les autorités sanitaires semblent prendre une direction commune dans tous les pays industrialisés et nous recommandent de consommer plus de fruits et de légumes, mais surtout plus de céréales, en particulier des céréales complètes, plus de légumineuses et plus de produits laitiers. Parallèlement, on nous conseille de diminuer notre consommation de viandes et de matières grasses. Ces conseils pourraient sembler judicieux si on en juge par l'espérance de vie qui ne cesse d'augmenter, mais si l'on observe plus précisément l'espérance de vie en bonne santé (un indicateur qui tient compte de l'incapacité fonctionnelle qui survient en vieillissant) et la prévalence des maladies, on constate en réalité que les habitants des pays riches sont de plus en plus malades : ils souffrent d'hypertension artérielle que l'on traite par des médicaments antihypertenseurs, d'excès de cholestérol que l'on traite par des médicaments hypocholestérolémiants, ils sont victimes de maladies auto-immunes traitées par de la cortisone et de puissants médicaments immunosuppresseurs, de cancers, de maladies cardio-vasculaires, de maladies neurodégénératives...

Mais la cacophonie ne s'arrête pas là. Les conseils nutritionnels qui émanent des autorités sanitaires sont à leur tour critiqués par des chercheurs indépendants de l'industrie agroalimentaire et des pouvoirs publics, notamment par ceux de l'école de santé publique de Harvard (Boston, États-Unis) qui n'est rien moins que l'unité de recherche en nutrition la plus réputée au monde. Par la voix du Pr Walter Willett, l'école de Harvard affirme que « *les laitages ne servent à rien pour lutter contre l'ostéoporose* » ou que « *les régimes pauvres en graisses doivent être déconseillés* ».

Comment s'y retrouver au milieu de toutes ces contradictions ? Comment savoir avec certitude quel type d'alimentation doit être suivi tout au long de la vie pour prévenir les maladies, les guérir ou pour améliorer ses performances physiques ?

PETIT TOUR AU ZOO

Les gardiens de zoo connaissent bien l'importance de l'alimentation : si les animaux ne reçoivent pas exactement ce dont ils ont besoin, ils développent rapidement des problèmes de santé, ils sont incapables de se reproduire et finissent par mourir. C'est alors une importante perte d'argent pour le parc animalier. Partant du constat que les fauves, comme les lions, sont des carnivores situés en haut de la chaîne alimentaire, on leur a donné à manger pendant longtemps de grandes quantités de viande de cheval. Résultat : les animaux tombaient malades, se cassaient les os et mouraient prématurément. Pour résoudre ce problème, désormais on ne nourrit plus les fauves uniquement avec de la viande, on y adjoint des organes comme le foie ainsi que des os, source importante de calcium et de phosphore. Toutefois ces aliments sont souvent servis sous forme de bouillie, ce qui fait que les animaux ne déchiquettent et ne mâchent plus la chair comme c'est le cas dans la nature. En conséquence, ils développent plus souvent des problèmes de dents et de gencives. Ce même problème se retrouve chez nos animaux de compagnie : alors que les chats sont des carnivores, la plupart des croquettes et des aliments préparés pour chats sont riches en céréales donc en glucides. Inéluctablement, la fréquence du surpoids, des maladies rénales, des cancers, des problèmes de peau ou de poils est en nette augmentation chez les chats. Mais plutôt que de remettre en cause la qualité de l'alimentation, la plupart des vétérinaires pointent du doigt la castration et les modifications hormonales qu'elle entraîne.

Il ne fait pas de doute que, comme pour les animaux, notre alimentation idéale est celle qui est adaptée à notre génome. Mais pour savoir quelle alimentation est la plus adaptée à notre génome, il est nécessaire de comprendre très précisément comment ce dernier a évolué au fil du temps et pourquoi. Par exemple : pourquoi a-t-on un besoin vital de vitamines ? Pourquoi a-t-on besoin de vitamine C alors que la plupart des mammifères sont capables de la synthétiser dans leur foie ou dans leurs reins ? Cette différence est le résultat d'une mutation génétique, survenue il y a environ 40 millions d'années, à l'époque où nos ancêtres étaient des primates. Nos ancêtres vivaient près de l'équateur dans un environnement empli de fruits riches en vitamine C qu'ils consommaient à longueur de journée : il n'y avait pas lieu pour l'organisme de gaspiller de l'énergie à synthétiser une vitamine qu'ils trouvaient en abondance. Le gène activant l'enzyme (la L-gulono-gamma-lactone oxydase) qui transforme le glucose en acide ascorbique (le nom chimique de la vitamine C) s'est donc mis en sommeil. Depuis cette époque, nous sommes donc dépendants des apports alimentaires en vitamine C. Le gène non fonctionnel de cet enzyme existe d'ailleurs toujours chez l'homme et a été retrouvé : il se situe sur le chromosome 8 à l'emplacement p21[1,2]. La compréhension de l'ensemble de ces phénomènes est indispensable car nous allons voir que la plupart des maladies modernes sont la conséquence d'une alimentation inadaptée à notre génome, y compris lorsqu'on parle de maladies graves et incurables.

Pour savoir quelle est l'alimentation idéale, il faut déterminer quelle a été notre alimentation tout au long de notre évolution, et plus particulièrement au cours des millions d'années qui ont façonné notre génome, c'est-à-dire au cours du *Paléolithique*. Cette période démarre il y a environ 3 millions d'années avec l'apparition de la première espèce du genre *Homo*, *Homo abilis*. Elle prend fin il y a 12 000 ans environ avec les débuts de l'agriculture, c'est-à-dire la domestication des céréales. Notre espèce, *Homo sapiens*, est apparue au cours de cette période il y a environ 200 000 ans. L'homme paléo était donc un chasseur-cueilleur. Aujourd'hui la science nous permet de savoir très précisément ce que l'homme a mangé pendant plusieurs millions d'années. Ceci est rendu possible par l'archéologie, les techniques de datation des fossiles et d'analyse des dentitions, la biochimie moderne, la génétique et l'étude des quelques rares tribus qui vivent encore coupées du monde moderne, avec un mode de vie ancestral. Les premières données sur les populations modernes de chasseurs-cueilleurs ont été publiées en 1939 par le Dr Weston Price, un dentiste américain. Ce dernier a voyagé à travers le monde pendant les années 20 à la rencontre des Indiens d'Amazonie, des Eskimos traditionnels de l'Alaska, des Indiens du Canada, des Aborigènes d'Australie, des Polynésiens et des Pygmées. Il a observé l'état de santé et l'alimentation de ces tribus et les décrit dans son livre *Nutrition and Physical Degeneration*.

LES MALADIES DES PAYS RICHES

Price explique que les maladies des pays riches comme l'hypertension artérielle, les caries ou la tuberculose sont inexistantes chez les chasseurs-cueilleurs traditionnels. De plus il rapporte que les tribus qui décidaient d'adopter le mode de vie des pays industrialisés voyaient leur état de santé se détériorer rapidement. Ceci a été démontré à plusieurs reprises depuis : en 2014 le risque de cancer du sein par exemple, est 4 à 7 fois plus faible en Asie qu'aux États-Unis. Les femmes asiatiques qui immigrent aux États-Unis voient leur risque de cancer augmenter de 80 % au bout de 10 ans. Une génération plus tard, leurs filles ont un risque identique à celui des femmes américaines[3], démontrant ainsi l'influence majeure de l'environnement et de l'alimentation sur cette maladie par rapport aux facteurs génétiques.

Dans son livre, le Dr Price se contentait d'observations, ne disposant pas des outils modernes de la biochimie pour en comprendre les mécanismes. Au sujet de la tuberculose, il notait toutefois qu'en Europe certains médecins soignaient la tuberculose à l'aide de bains de soleil ou de séances d'UV. Tous ces médecins furent raillés, comme le fut en 1822 Jedrzej Sniadecki, un médecin polonais qui avait signalé pour la première fois que les enfants exposés au soleil régulièrement ne développaient pas le rachitisme (la carence profonde en vitamine D).

On sait depuis que les personnes qui manquent de vitamine D ont plus de risques de développer la tuberculose[4] et que la supplémentation en vitamine D à doses adéquates accélère fortement la guérison[5]. L'explication biologique est simple : la vitamine D permet dans notre organisme la production de peptides antimicrobiens, des antibiotiques naturels particulièrement puissants. Ces derniers ne sont d'ailleurs pas uniquement utiles dans la lutte contre la tuberculose, mais aussi contre toutes les infections en général : une supplémentation à doses modérées réduit significativement le risque d'infections bactériennes, et diminue nettement le recours aux antibiotiques[6].

Les travaux du Dr Price n'étant pas le fruit d'une étude scientifique rigoureuse au sens de la science moderne, ils furent décriés. Aujourd'hui on réalise, grâce aux travaux du Dr Staffan Lindeberg de l'université de Lund en Suède, que ces critiques étaient totalement injustifiées. En 1989, ce chercheur découvre une population d'indigènes sur l'île de Kitava, en Papouasie-Nouvelle-Guinée qui est alors considérée comme la dernière tribu de chasseurs-cueilleurs au monde. D'une surface de 25 kilomètres carrés, cette île abrite 2 300 habitants qui vivent de la pêche et de l'horticulture. Leur alimentation est très proche de celle que nous avions au Paléolithique mais c'est aussi leur mode de vie dans son ensemble qui a été préservé de l'influence des pays industrialisés. En 1990 il est impossible de trouver de l'électricité, de même qu'un téléphone ou un véhicule sur l'île de Kitava. La même année, Staffan Lindeberg décolle pour Kitava avec pour objectif d'étudier l'état de santé de ses habitants. Pendant 7 semaines il va enchaîner les rencontres et pratiquera 1 200 examens de santé sur des adultes âgés de 20 ans ou plus. Et les résultats sont surprenants : aucun habitant n'est en surpoids, aucun ne souffre d'hypertension artérielle, de diabète, d'accident vasculaire cérébral, d'ostéoporose, de maladie auto-immune ni d'acné, pas même chez les jeunes de moins de 25 ans[7] !

L'alimentation des chasseurs-cueilleurs, c'est-à-dire paléo, puisque c'est cela dont il s'agit, n'est pas unique : elle a varié grandement selon les périodes, selon les saisons et surtout selon les zones géographiques : on comprend aisément que des Inuits traditionnels qui faisaient face à des hivers de plus de 6 mois ne se nourrissaient pas de la même manière que les habitants de Kitava. Mais il y a des dénominateurs communs à l'alimentation dans tous ces cas de figure et c'est ce que nous allons découvrir ensemble. Ces dénominateurs communs balayent de nombreuses idées reçues sur l'alimentation paléo et montrent par exemple qu'il est tout à fait possible d'avoir une alimentation de type ancestral tout en étant végétarien. L'idée reçue selon laquelle nous étions de féroces carnivores est en effet tout à fait fausse, tout comme l'idée selon laquelle nos ancêtres mourraient tous à 20 ans dans des conditions déplorables. En vérité, comme nous allons le voir, l'homme paléo vivait plus longtemps et en meilleure santé que l'homme moderne du XXe siècle.

MANGER PALÉO REND-IL PLUS PERFORMANT ?

Suffit-il de manger « équilibré » ou « un peu de tout » pour être au meilleur de sa forme, de sa force, pour être plus endurant ? Récemment, un jeune rugbyman de l'équipe de France espoir me confiait le menu qui lui était servi dans son équipe : pétales de maïs (Corn Flakes) avec du lait puis un fruit au petit déjeuner, une viande ou du poisson avec des légumes et des féculents au repas de midi, deux brioches et une barre chocolatée au goûter puis une viande ou un poisson avec des légumes au dîner. Bien entendu aucune nutrition particulière n'est conseillée à ces sportifs pendant les entraînements.

Tout récemment des chercheurs danois ont recruté 28 coureurs de marathon et les ont séparés en deux groupes : l'un a suivi une stratégie nutritionnelle pendant le marathon de Copenhague qui s'appuyait sur les dernières données scientifiques et l'autre a suivi une stratégie nutritionnelle conforme à ses croyances personnelles. Résultat : le groupe qui a suivi les conseils scientifiques a couru 5 % plus vite, une différence minime en apparence. Mais savez-vous quelle différence il y a entre le vainqueur du 10 000 mètres aux Jeux olympiques de Londres 2012 et le vingtième ? Mohamed Farah, le vainqueur, a affiché un temps de 27 min 30 s 42 alors que le vingtième, Ben Saint-Lawrence, a fini sa course en 28 min 32 s 67, une différence de 3,77 % seulement ! Sur la finale du 100 mètres, la différence entre Usain Bolt, le vainqueur, et Richard Thompson, le septième, n'est que de 3,63 %. Autrement dit, le simple fait d'améliorer votre alimentation peut vous donner le coup de pouce nécessaire pour monter sur le podium. Et pour ce faire, l'alimentation paléo apparaît comme le modèle à suivre. Tout d'abord, car elle permet de prévenir la plupart des maladies chroniques, une nécessité pour être performant. Mais aussi, car elle optimise le fonctionnement de l'organisme et le place dans des conditions favorables à la performance. Un des éléments clés de la performance physique est l'utilisation des glucides alimentaires : ces derniers doivent pouvoir être stockés en grande quantité sous forme de glycogène dans nos muscles au détriment de nos graisses corporelles. Le glycogène est une réserve d'énergie facilement disponible lors d'un effort physique. Cet élément est important pour les sports d'endurance, mais il l'est aussi pour les sports de force : une bonne utilisation des glucides témoigne d'une bonne sensibilité à l'insuline qui facilite la synthèse protéique après un effort physique de force comme la musculation ou les sports de combat. Or il se trouve que lorsque le Dr Lindeberg a comparé la sensibilité à l'insuline des habitants de Kitava avec celle de Suédois en bonne santé, il a découvert qu'elle était très largement supérieure, comme en témoigne le graphique suivant.

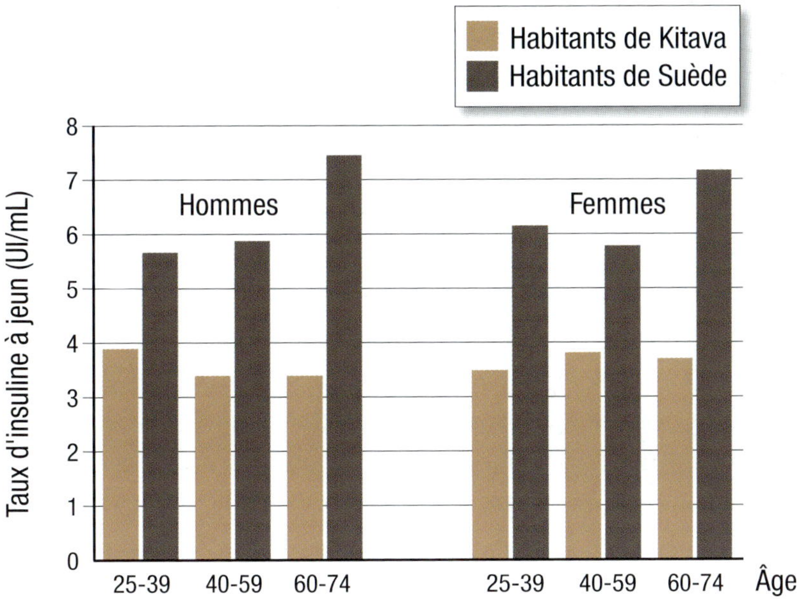

Mais l'alimentation paléo n'est pas qu'une question de théorie, c'est aussi une question de pratique ; et pour cela, laissez-moi vous raconter mon histoire.

Ma relation avec le sport et la nutrition a commencé très jeune. Mes parents, deux pharmaciens à l'hygiène de vie irréprochable, m'avaient en effet très tôt initié à de nombreux sports, quand ils ne me forçaient pas à manger des légumes que j'avais en horreur. Pratiquants assidus de randonnées, ils me traînaient avec eux à la montagne toutes les vacances scolaires. « Traîner » est bien le mot qui convient : marcher était pour moi le sport le plus ennuyeux du monde.

À 8 ans je découvre l'escalade sur les rochers de la forêt de Fontainebleau et c'est une révélation. Après 7 années de pratique, j'escaladais de nombreuses voies en 7a et certaines en 7b. À ce stade mon gabarit ne me permettait pas de progresser davantage et le rapport poids/puissance s'imposait comme paramètre clé. Mon meilleur ami, un judoka de haut niveau, m'a incité à me mettre à la musculation pour prendre du gabarit, ce qui n'était pas une mince affaire du haut de mon mètre 86. J'ai pratiqué la musculation pendant plus d'un an à l'époque, avec des résultats objectivement médiocres. J'avais pris une dizaine de kilos mais mes abdominaux étaient de moins en moins visibles au fil du temps, signes d'une prise de masse grasse anormale.

À 20 ans je quittais le domicile familial pour emménager dans un appartement, plus proche de la faculté de médecine. Totalement libéré du carcan maternel, je pouvais enfin manger comme je l'entendais : pizzas, céréales et lait, fromage, pâte à tartiner au chocolat, biscuits, glaces. Surtout pas de fruits ni de légumes ! De peur sans doute de m'intoxiquer par un excès de vitamines... Quelque temps après un tel régime, de graves problèmes de santé se sont déclarés : une fatigue chronique et une rectocolite hémorragique. C'est à ce moment que je me suis intéressé de près à la nutrition, d'autant que je constatais l'absence d'enseignement sur ce sujet en faculté. Avide de connaissances, je lisais tout ce qui me tombait sous la main... Avant d'avoir eu 22 ans j'avais déjà expérimenté le végétarisme, le végétalisme, le régime cétogène, l'alimentation dissociée, le régime Seignalet et même le jeûne hydrique. C'est grâce à une alimentation paléo adaptée que je suis parvenu à mettre en sommeil mes problèmes de santé. Toutefois ces deux ans de maladie ont laissé des séquelles qui me valent aujourd'hui la reconnaissance de travailleur handicapé.

Côté physique, la situation n'était pas brillante. J'avais perdu tous les kilos de muscle chèrement gagnés et mon ventre s'était malgré tout bien arrondi. Je décidai de reprendre la musculation mais cette fois avec de solides connaissances en diététique. En un mois d'entraînement seulement, j'ai progressé plus vite qu'en un an par le passé. En l'espace de deux années, j'ai pris 20 kilos de masse musculaire. Le formidable pouvoir de la diététique n'était plus à prouver.

LA NUTRITION, LE PARENT PAUVRE DE LA PRÉPARATION PHYSIQUE

Cela va peut-être vous surprendre mais la plupart des sportifs, même de très haut niveau, n'ont presque aucune connaissance sérieuse en diététique. Mon ami Olivier

Bolliet, préparateur physique d'athlètes de niveau olympique et auteur du livre de référence *La Préparation physique moderne* m'expliquait sans détour : « *Aucun de mes athlètes ne s'intéresse à la diététique, ils estiment ne pas en avoir besoin. Il faut dire que leurs capacités physiques naturelles sont telles qu'ils n'estiment pas utile de s'y attarder. Il n'y a qu'en cas de blessures que certains se penchent sur le sujet.* » Les sportifs qui nous inspirent et qui décrochent les plus hautes médailles ne sont donc pas toujours des exemples à suivre, sans parler de la question du dopage. Il se trouve d'ailleurs que de nombreux athlètes ont un pic de performance pendant quelques années puis prennent leur retraite et souffrent de blessures chroniques qu'ils conservent tout le reste de leur vie. Mais une blessure n'est pas toujours la conséquence d'une lésion physique, elle peut être aussi la conséquence d'un déficit en vitamine, d'une maladie ignorée ou d'une intolérance alimentaire comme nous allons le voir.

Il existe heureusement quelques sportifs dont la longévité est exceptionnelle. C'est le cas de Jeannie Longo. Née en 1958, elle possède 59 titres de championne de France et 13 titres de championne du monde en cyclisme, des décorations qui lui valent d'être la plus grande cycliste de tous les temps. Lorsque je l'ai rencontrée fin 2013, elle me confiait : « *La volonté d'atteindre des objectifs sportifs d'envergure internationale m'a incitée à prendre en compte tous les paramètres qui mènent à la performance. Parmi eux, il y a celui d'une alimentation saine et équilibrée. Je privilégie au maximum des aliments issus de l'agriculture biologique pour éviter les pesticides et les produits chimiques ; il faut se tourner vers des aliments naturels, non traités. Je suis très concernée par la cause animale ce qui m'a motivée à essayer un régime végétarien, mais lorsque je diminue trop ma consommation de produits animaux je suis plus fatiguée et mon système immunitaire est moins résistant.* »

En adoptant une alimentation adaptée à notre génome, chacun peut espérer prévenir la plupart des maladies, les guérir ou les mettre en sommeil, diminuer la fatigue, améliorer le sommeil et la récupération, améliorer les performances d'endurance ou accélérer les gains de force et de masse musculaire. Mon ami Christophe Carrio, champion du monde de karaté, me confiait : « *La découverte du régime paléo fut pour moi le chaînon manquant vers la route de la santé et de la performance sportive.* »

MANGER PALÉO C'EST RÉVÉLER À VOTRE CORPS SON VÉRITABLE POTENTIEL

L'alimentation paléo est dépourvue de céréales, de produits laitiers, de sucre, de sel et d'huiles végétales. De prime abord spartiate, elle est en réalité goûteuse, variée et amène à découvrir de nombreux aliments que l'on n'a pas (ou plus) l'habitude de consommer. Les bénéfices que l'on peut en attendre se ressentent très rapidement et ce, en effectuant assez peu de changements somme toute.

Les sportifs de niveau international qui suivent actuellement le régime paléo sont Ryan Bolton (vainqueur du triathlon de l'Ironman à Lake Placid en 2002), Gordo Bryn (vainqueur en 2002 du championnat du monde d'ultraman, une épreuve d'ultra-endurance de 515 kilomètres sur 3 jours), Amanda Beard (médaille d'or du 200 m brasse aux Jeux olympiques de 2004 à Athènes), Dave Zabriskie (champion américain de cyclisme sur route), Timothy Allen Olson (vainqueur de l'ultramarathon Western States 100 [161 km] en 2012), Ursula Grobler (recordwoman du monde de rameur en salle et une des meilleures rameuses du monde), Becca Borawski (ancienne directrice du programme Crossfit à Los Angeles), Frank Mir (champion des poids lourds en combat libre à l'UFC en 2004), Simon Whitfield (médaille d'argent au triathlon des Jeux olympiques de Pékin en 2008), David Zabriskie (champion américain de cyclisme sur route).

PARTIE 1

LES 5 MYTHES DU PALÉO

Il y a encore quelques années, personne n'avait jamais entendu parler du régime paléo. Le moteur de recherche Google montre que le nombre de requêtes « alimentation paléo » a été multiplié par 50 entre 2009 et 2013. Malheureusement, en même temps que l'information progresse grâce à Internet, la désinformation bat son plein et bien peu d'internautes savent véritablement ce qu'est le régime paléo et encore moins pourquoi il faudrait revenir à une telle alimentation, alors qu'elle a été abandonnée depuis des millénaires. Comme nous allons le découvrir au fil du livre, les raisons de le faire sont nombreuses et s'articulent autour de deux volets :

- *une amélioration du métabolisme et des performances sportives ;*
- *une meilleure santé.*

Mais avant d'entrer dans le détail, il nous faut faire la lumière sur quelques points qui semblent évidents en apparence alors qu'ils sont loin de l'être…

MYTHE 1. AU PALÉOLITHIQUE ON NE FAISAIT PAS DE VIEUX OS

Quand on parle de Paléolithique, on parle de la période qui court depuis l'apparition des premiers hominidés, il y a environ 9 millions d'années, jusqu'au Néolithique il y a 10 000 ans environ qui est une période marquée par les débuts de l'agriculture, c'est-à-dire de la domestication des céréales puis des animaux pour l'élevage. Au Paléolithique, l'homme était donc un chasseur-cueilleur.

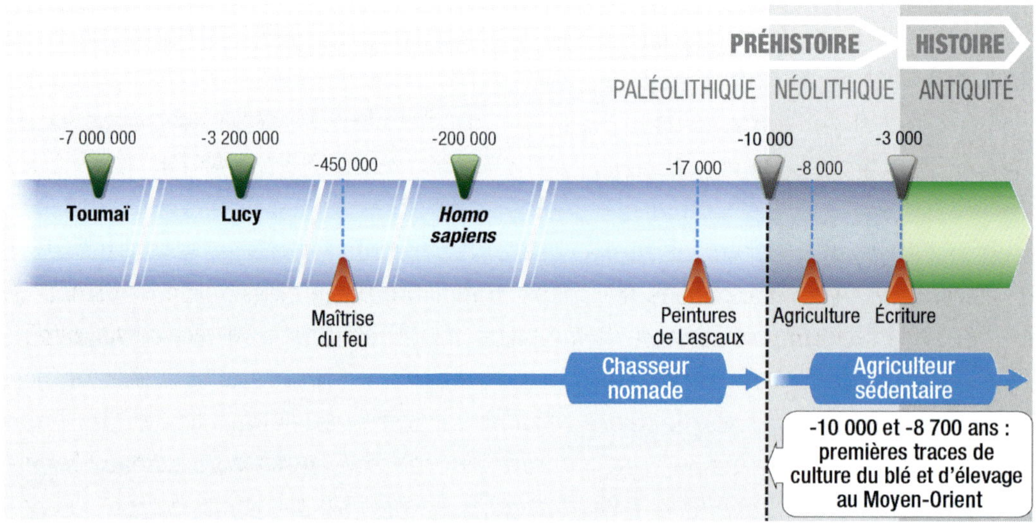

On pourrait penser que tous les chasseurs-cueilleurs ont disparu, mais il existe encore quelques peuplades dans des contrées reculées qui ont conservé un mode de vie, et donc une alimentation, quasi identique à celle des hommes au Paléolithique. Ces tribus ont donc été un terrain d'investigation privilégié pour de nombreux chercheurs et la littérature médicale est riche d'informations relatives à l'alimentation paléo ou à l'homme paléo dans sa globalité. Parmi ces tribus, on compte les Indiens Aché du Paraguay, les indigènes de Kitava en Papouasie-Nouvelle-Guinée, les Bushmens d'Afrique du Sud, les Yamomami en Amazonie, les Inuits traditionnels de l'Arctique et d'autres moins connus.

Quand on parle de l'intérêt de revenir à un mode de vie paléo autour de soi, on se heurte rapidement à une forte réprobation. Le principal argument invoqué est le fait que l'homme mourait très jeune au Paléolithique, et qu'il n'avait donc pas le temps de développer de cancers, de maladies cardio-vasculaires ni d'ostéoporose ; l'espérance de vie au Paléolithique était environ de 20 à 25 ans alors qu'elle est de 82 ans en France (en 2011) donc vouloir s'inspirer du mode de vie paléo n'est pas vraiment une bonne idée. Cet argument repose en fait sur une grossière erreur de raisonnement...

Quand on parle d'espérance de vie, on parle d'espérance de vie *à la naissance*, qui est une mesure moyenne de l'âge du décès dans une population donnée. Si l'on vous dit qu'un groupe de population a une espérance de vie de 35,5 ans, vous vous dites sans doute que ce groupe doit être en bien mauvaise santé pour avoir une espérance de vie aussi basse. Or si l'on considère une femme de 70 ans et un homme de 72 ans en bonne santé et qui ont eu deux enfants morts à la naissance par suite de complications lors de l'accouchement, l'espérance de vie de ce petit groupe est de 35,5 ans (70 + 72 + 0 + 0 = 142 ; 142/4 = 35,5). Pourtant ces 4 individus n'étaient pas en mauvaise santé. C'est à peu près ce qui s'est produit au cours du Paléolithique : les cliniques pour accoucher n'existaient pas, les antibiotiques non plus : la moindre petite blessure pouvait s'infecter, entraîner une septicémie et la mort ; la mortalité infantile était donc très élevée. Aujourd'hui encore, la première cause de mortalité dans le monde chez les enfants de moins de 5 ans est le décès à la naissance, imputable majoritairement à des défauts d'hygiène.

Des travaux de chercheurs en anthropologie de l'université du Nouveau-Mexique aux États-Unis ont montré qu'au Paléolithique, environ 50 % seulement des enfants parvenaient à l'âge de 15 ans. Une fois ce seuil franchi, les individus parvenaient à atteindre en moyenne l'âge de 54 ans[8] ! Dix pour cent des adultes environ dépassaient la soixantaine. Les données recueillies chez les Indiens Aché du Paraguay ont permis de dessiner le graphique page suivante qui illustre parfaitement la problématique.

La vie au Paléolithique était sans aucun doute très rude : une sorte de camping en milieu hostile, tout au long de l'année. Imaginez un peu résister aux températures hivernales sans chauffage, aux maladies sans antibiotiques, à la fièvre sans aspirine, à une fracture consécutive à une mauvaise chute sans chirurgie ni antidouleurs et aux guerres de clans. Dans de telles conditions, ces chiffres de longévité sont tout simplement incroyables.

Plus récemment, des paléoanthropologues américains ont réexaminé cette question de la longévité de l'homme paléo. Selon eux, une longévité significative est une caractéristique intrinsèque du genre *Homo sapiens*, ce qui nous différencie du singe.

Leurs calculs font apparaître que la mortalité infantile était si élevée que chaque femme devait avoir au moins 4 enfants pour que le nombre d'êtres humains reste stable. Une fois à l'âge adulte, le taux de mortalité de l'homme paléo était faible jusqu'à 40 ans puis augmentait de manière exponentielle, en doublant tous les 7 ans. L'âge moyen du décès aurait été de 72 ans et les causes étaient triples : dans 70 % des cas, nos ancêtres mouraient des suites d'une infection ou d'une maladie (en grande majorité des infections ou des maladies intestinales), dans 20 % des cas, des suites de violences ou d'accident et dans 9 % des cas seulement, d'une maladie dégénérative[9].

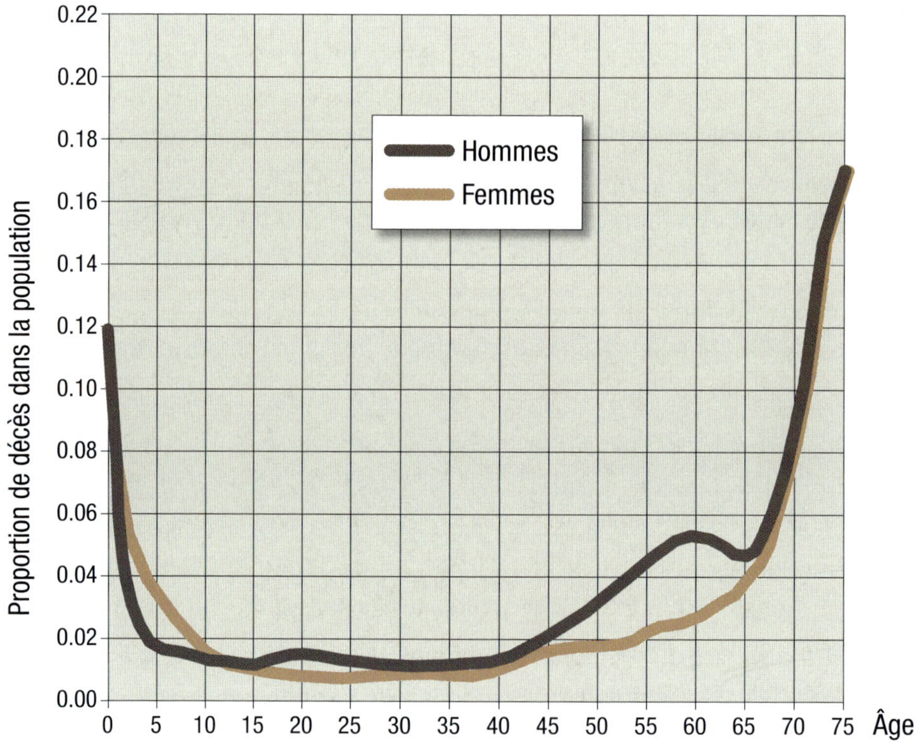

Toutefois il est important de signaler que les chiffres exacts de l'espérance de vie au Paléolithique ne sont pas connus et que les valeurs avancées ne font pas l'objet d'un consensus. La raison principale est que les ostéologistes (spécialistes de l'étude des os)

ont de grandes difficultés à estimer l'âge d'un individu à partir de ses ossements lorsque celui-ci a dépassé 40 ans. Autrement dit, dans la majorité des cas, l'âge du décès ne peut pas être déterminé avec certitude. Pour affiner ces données, la seule solution consiste à s'intéresser à l'espérance de vie des dernières tribus de chasseurs-cueilleurs modernes.

Tout comme l'homme au Paléolithique, ces chasseurs-cueilleurs vivaient (et pour certains, vivent encore) sans électricité, sans médicaments, sans véhicule motorisé et sans téléphone. Sur l'île de Kitava, en Papouasie-Nouvelle-Guinée, les 2 300 indigènes vivent de la pêche et de l'horticulture. Malgré un nombre très important de décès à la naissance et pendant la petite enfance à la suite d'infections bactériennes (principalement le paludisme), l'espérance de vie à la naissance est de 45 ans, mais l'espérance de vie à 45 ans est de plus de 80 ans. Environ 6 % des habitants ont entre 60 et 95 ans. Les habitants ne consomment aucune céréale, pas de produits laitiers, pas de sucre et aucune huile végétale. Ils ne connaissent pas le surpoids, ne souffrent pas d'hypertension artérielle, de diabète, de maladie d'Alzheimer, de maladie de Parkinson, d'accident vasculaire cérébral, d'ostéoporose, de cancers, de maladies auto-immunes ou d'acné[10, 11]. La plupart des décès à l'âge adulte sont consécutifs à des accidents ou des blessures, plus fréquents dans un environnement sauvage. Les autres individus meurent de vieillesse, sans arthrose, sans cancers, sans infarctus.

Pour d'autres tribus de chasseurs-cueilleurs modernes, ce sont la guerre et les combats qui tuent. Chez les Aché du Paraguay, près de 60 % des enfants décédés avant l'âge de 3 ans sont victimes d'homicides et 70 % des adultes meurent de mort violente. Au plan sanitaire, les chercheurs décrivent l'absence de maladies graves comme le cancer et signalent que 30 % des adultes atteignent l'âge de 60 ans et 20 % l'âge de 70 ans[12]. Un constat similaire est fait chez les Indiens Yanomami des forêts amazoniennes[13]. Expliquer cette absence de maladies chroniques représente un véritable challenge pour la science. En effet, on a par exemple pu constater dans toutes les tribus modernes de chasseurs-cueilleurs que la pression artérielle moyenne est extraordinairement basse. Si basse qu'elle serait considérée comme pathologique dans nos pays : en moyenne une pression artérielle systolique de 10 et une pression artérielle diastolique de 6[14, 15], contre 12/8 chez les personnes en bonne santé dans les pays riches. Cette pression artérielle incroyablement basse, témoignant d'artères en pleine santé, s'explique entre autres par l'absence de consommation de sel[16].

Au début du XXe siècle, chez les Eskimos du Groenland, l'alimentation traditionnelle était composée à plus de 90 % de produits animaux et très riche en acides gras oméga-3. Les Eskimos étaient connus pour avoir un taux de maladies cardio-vasculaires extrêmement bas et n'avaient pas de diabète[17], en dépit d'un apport alimentaire en graisses très important, et des taux de cholestérol tout à fait comparables à ceux observés aujourd'hui chez des Européens en bonne santé[18]. Pourtant, dès que les Eskimos ont commencé à adopter l'alimentation occidentale, le diabète de type 2 est apparu, les maladies cardio-vasculaires sont devenues beaucoup plus fréquentes, leurs artères se sont calcifiées, les caries sont devenues monnaie courante, leur taux de cholestérol a explosé ainsi que le nombre de calculs biliaires et la fréquence de l'acné[19]. Toutefois la santé des Eskimos traditionnels n'était pas exceptionnelle à tous les niveaux : ils souffraient d'ostéoporose, avec une prévalence comparable à celle des habitants des pays modernes[20, 21], un point sur lequel nous reviendrons en détail plus loin.

On voit donc que, contrairement aux idées reçues, si l'on exclut les décès liés aux guerres, aux homicides ou aux infections, l'espérance de vie des chasseurs-cueilleurs est tout à fait comparable à celle relevée dans les pays industrialisés. Et fait remarquable : les populations de chasseurs-cueilleurs ne connaissaient que peu (voire pas du tout) la plupart des maladies de civilisation qui nous frappent nous Occidentaux, telles que les maladies cardio-vasculaires, l'hypertension artérielle, le diabète, le cancer, les maladies auto-immunes, les maladies neurodégénératives ou l'acné.

MYTHE 2. L'HOMME PALÉO NE MANGEAIT QUE DE LA VIANDE

Si la durée de vie des chasseurs-cueilleurs est mal connue du grand public, les connaissances ne sont pas meilleures en ce qui concerne leur régime alimentaire. L'image d'Épinal de nos ancêtres est celle d'un carnivore, dévorant des kilos de viande en poussant des grognements. En réalité, le régime alimentaire paléo est à des années-lumière d'un régime carnivore.

L'alimentation de l'homme au Paléolithique était extrêmement variable d'une région à l'autre et d'une saison à l'autre. Il n'existe donc pas UNE alimentation paléo mais DES alimentations paléo. Sur l'île de Kitava, l'alimentation est totalement dépourvue de produits laitiers, d'alcool, de café, de thé, d'huiles, de margarines, de céréales, de sucre ajouté et de sel. Elle est constituée principalement de poissons, de noix de coco, de fruits et de tubercules comme la patate douce ou le manioc et l'apport calorique est réparti comme suit : 10 % sous forme de protéines, 21 % sous forme de lipides et 69 % sous forme de glucides[22]. Il s'agit donc d'une alimentation très riche en glucides et pauvre en protéines, bien loin d'un régime carnivore. En fait les habitants de Kitava sont même, dans leur majorité, des pesco-végétariens !

À l'opposé, les Eskimos vivent dans un climat caractérisé par des hivers longs et froids et des étés courts et tempérés qui rendent difficile la culture de plantes telles que les tubercules. L'alimentation traditionnelle inuit est composée de phoques (dont ils buvaient le sang et mangeaient la cervelle), de baleines, de morses, de poissons, de foie de caribou et d'algues, accompagnés de quelques plantes et baies conservées après la cueillette[23]. L'apport calorique est réparti comme suit : 30 à 40 % sous forme de protéines, 50 à 75 % sous forme de lipides et le reste sous forme de glucides. Les glucides de l'alimentation inuit ne provenaient ni du sucre en poudre, ni des céréales ni des fruits, mais majoritairement du glycogène musculaire des animaux qu'ils mangeaient[24].

La différence entre l'alimentation traditionnelle inuit et celle de Kitava est frappante. Pourtant, des observations similaires sont faites dans ces deux peuplades : les maladies de notre civilisation occidentale y sont absentes, à l'exception de l'ostéoporose chez les Eskimos.

Le Pr Loren Cordain, chercheur en nutrition à l'université de l'État du Colorado et spécialiste de l'alimentation des chasseurs-cueilleurs, a synthétisé les données existantes sur la part des apports alimentaires d'origine animale ou végétale des principales populations de chasseurs-cueilleurs modernes page suivante.

On y constate très clairement un lien entre la latitude et les choix alimentaires, ce qui témoigne d'une évidence : l'homme paléo adapte son alimentation à son environnement.

Pour un autre chercheur spécialiste, le Pr Staffan Lindeberg de l'université de Lund en Suède, le point commun entre toutes les alimentations de l'homme au Paléolithique réside dans le type de produits consommés : fruits sucrés et baies, pousses, bourgeons, fleurs et jeunes feuilles, viandes, moelle osseuse, organes animaux, poissons et crustacés, insectes, larves, œufs, racines, bulbes, oléagineux et graines (sauf céréales)[25], en proportions variables selon les endroits et les saisons. Toujours selon le Pr Lindeberg, l'homme à cette époque ne consommait donc pas de céréales, aucune légumineuse, pas de produits laitiers, pas de sucre, pas de sel et pas d'huiles raffinées.

PEUPLE	PAYS	LATITUDE	% ALIMENTS D'ORIGINE ANIMALE	% ALIMENTS D'ORIGINE VÉGÉTALE
Aborigènes (terre d'Arhnem)	Australie	12S	77	23
Aché	Paraguay	25S	78	22
Anbarra	Australie	12S	75	25
Efe	Afrique	2N	44	56
Eskimo	Groenland	69N	96	4
Gwi	Afrique	23S	26	74
Hadza	Afrique	3S	48	52
Hiwi	Venezuela	6N	75	25
Kung	Afrique	20S	33	67
Kung	Afrique	20S	68	32
Nukak	Colombie	2N	41	59
Nunamiut	Alaska	68N	99	1
Onge	Îles Andaman (Inde)	12N	79	21

Plus globalement, les chercheurs en anthropologie ont estimé la part d'aliments du règne animal et du règne végétal dans l'alimentation paléo. Ils ont démontré, comme on s'y attendait, que ces chiffres variaient grandement selon les conditions environnementales : en considérant 229 populations de chasseurs-cueilleurs, ils ont établi que 73 % des populations de chasseurs-cueilleurs tiraient majoritairement leurs calories de la consommation d'aliments d'origine animale (56 à 65 % de l'apport énergétique quotidien) et 14 % tiraient leurs calories majoritairement de la consommation de végétaux[26]. L'apprentissage de la chasse étant long, difficile et dangereux, l'homme paléo était avant tout un opportuniste. Lorsque le climat et l'environnement le permettaient, il consommait majoritairement des végétaux, une source d'énergie bien plus facile à obtenir.

MYTHE 3. L'ÊTRE HUMAIN EST VÉGÉTARIEN PAR NATURE

Il m'est arrivé à plusieurs reprises d'être pris à partie lors d'un débat entre végétariens et omnivores. La discussion était impossible. Chaque groupe campait sur ses positions et restait sourd aux arguments du camp opposé : dès qu'un omnivore expliquait que l'homme avait toujours mangé de la viande et qu'il lui semblait logique de continuer, l'interlocuteur végétarien (ou végétalien) insinuait en retour qu'il agissait en tant qu'être vivant égoïste, sans aucune empathie pour les animaux. À l'inverse lorsqu'un végétalien détaillait son alimentation, l'interlocuteur omnivore s'empressait de lui répondre sur un ton angoissé que les carences auraient raison de lui, dans un laps de temps assez court.

Je suis obligé de le reconnaître : le sujet du végétarisme est tellement sensible que je préfère éluder la question en général. Mais si je fais une exception ici, c'est parce que de nouveaux arguments apparaissent dans le débat, sur lesquels il me semble important de s'arrêter un instant. Les végétariens soutiennent que l'être humain est un végétarien par nature, comme le singe dont il est le descendant. Sur quoi s'appuient-ils pour affirmer cela ?

Les différents types de végétarisme

- Le lacto-végétarisme : aucune consommation de chair animale, mais les produits laitiers sont autorisés.
- L'ovo-lacto-végétarisme : aucune consommation de chair animale, mais les produits laitiers et les œufs sont autorisés, c'est la forme de végétarisme de loin la plus fréquente.
- Le pesco-végétarisme : aucune consommation de chair animale, mais la consommation de poissons est occasionnelle.
- Le semi-végétarisme : aucune consommation de chair animale sauf de manière occasionnelle.
- Le végétalisme : aucune consommation de chair animale ou de produits dérivés (ni œufs ni produits laitiers).

Le rapport Campbell

Dans les milieux végétaliens, on fait souvent référence à un livre publié en France par les éditions Ariane, *Le Rapport Campbell* (*The China Study* aux États-Unis). Ce livre écrit par le Pr T. Colin Campbell, un biochimiste américain, végétalien, rapporte les résultats d'une grande étude qu'il a démarrée dans les années 80 et qui analyse l'alimentation et la santé de près de 6 500 Chinois vivant en zone rurale. Le message principal de son livre est le suivant : « *Ceux qui mangent le plus de produits d'origine animale sont ceux qui souffrent le plus de maladies chroniques. La viande et les produits laitiers augmentent le risque de cancer.* » Si le Pr Campbell dit vrai, cela implique que l'homme est de nature végétalienne et qu'il est inadapté à la consommation régulière de produits animaux. Or, il se trouve qu'un grand nombre d'arguments permettent d'en douter.

- Le Pr Campbell affirme que plus les Chinois des communes rurales mangent de protéines animales plus leur risque de cancer est élevé. Pourtant les statistiques officielles du gouvernement chinois dans ces petites villes montrent exactement l'inverse.
- Pour établir ce lien entre protéines animales et cancer, le Pr Campbell n'a pas suivi les apports alimentaires des Chinois sur de nombreuses années, il a suivi des paramètres sanguins qu'il considère comme des marqueurs de la consommation de viande : taux de cuivre, niveau d'urée, niveau d'estradiol, niveau de prolactine, niveau de testostérone et taux de SHBG (*Sex hormone binding globuline*). Le problème c'est que les études scientifiques n'indiquent pas que ces mesures sont représentatives de la consommation de viande : tantôt elles montrent un lien, tantôt elles ne montrent pas de lien, ce qui signifie qu'on ne peut rien en conclure[27-35]. (Je précise que les Chinois inclus dans l'étude résidaient dans des provinces où l'on ne mange que peu ou pas de poisson.)

Comment l'expliquer ? C'est Campbell qui nous donne lui-même la réponse en 1999 dans une interview : « *Un des défauts majeurs de l'analyse de cette étude provient de la sélection de corrélations univariables (par exemple comparer uniquement le lien entre la consommation de graisses et le risque de cancer du sein) dans une très large base de données dans laquelle il y a forcément des facteurs qui modifient à la hausse ou à la baisse la corrélation.* »[36]

Autrement dit, le Pr Campbell lui-même reconnaît que son étude établit des liens entre des variables qui n'ont peut-être rien à voir entre elles. À titre d'exemple, l'année dernière des chercheurs américains ont publié sur une note d'humour une étude démontrant que les pays dans lesquels on consommait le plus de chocolat étaient aussi ceux qui détenaient le plus de prix Nobel[37]. Mais on ne peut pas en déduire pour autant que le chocolat fabrique les prix Nobel !

Le tube digestif du chimpanzé

Les hominidés dont nous faisons partie se sont séparés de la branche des grands singes il y a environ 9 millions d'années. Le primate le plus proche de l'homme est le chimpanzé (*Pan paniscus*, bonobo, et *Pan troglodytes*, chimpanzé commun). Fortes de ce constat, certaines mouvances (vegan et crudivores) affirment que nous sommes frugivores, et pour étayer leur affirmation, s'appuient sur différents tableaux d'anatomie comparée entre les carnivores, les herbivores, les singes et l'homme. Ces tableaux nous apprennent ainsi par exemple que la longueur de notre intestin et notre dentition sont comparables à celle du singe et que par conséquent nous devrions manger comme lui, c'est-à-dire uniquement des légumes, des fruits et quelques noix. Voilà des conclusions rapides et quelque peu audacieuses.

En 1996, un groupe de chercheurs de l'*American Society of Mammalogists*, la plus grande institution dédiée à l'étude des mammifères, publie un livre sur le chimpanzé commun (*Pan troglodytes*)[38]. On peut y lire à propos de la dentition de ces animaux : « *Les canines sont proéminentes, en particulier chez les mâles.* » Or les canines ont une fonction très précise : arracher la chair animale. Les herbivores n'en possèdent pas. En fait, contrairement à une idée reçue, le chimpanzé n'est pas végétalien, il est *omnivore*. Les chercheurs expliquent que quand il vit librement dans la nature, le chimpanzé « consomme en moyenne 65 g de viande par jour pour un adulte », principalement obtenue par la chasse[39, 40] (petits mammifères, termites).

Après notre séparation des grands singes il y a environ 9 millions d'années, notre alimentation était donc déjà omnivore, mais elle n'incluait que de faibles quantités de produits animaux. Au fil du temps, notre alimentation est devenue plus carnée, pour des raisons d'adaptation évidentes : lorsque nous avons commencé à nous éloigner de l'Afrique et de son climat favorable, nous avons consommé des quantités de produits animaux de plus en plus importantes, en particulier pendant l'hiver où, en allant vers le Nord, les végétaux se font plus rares. Cette part de produits animaux a atteint des extrêmes à certains endroits du globe comme en témoigne l'alimentation des Inuits traditionnels, qui en comportait plus de 90 %. On estime que cette augmentation de la consommation de viande a débuté il y a environ 2,5 millions d'années, grâce à des travaux publiés en 2003 par des chercheurs sud-africains. Ils décrivent cet ancêtre comme « hautement opportuniste » et « capable d'adapter son alimentation »[41]. À la même époque et au même endroit apparaissaient les premiers outils en pierre[42], utilisés pour désosser et découper les carcasses animales[43]. Des outils similaires ont été retrouvés en Géorgie et au nord de la Chine[44, 45]. Toutefois, bien que l'on sache maintenant avec certitude que la consommation de produits animaux est allée croissant au cours de notre histoire, il est bien difficile de savoir avec précision quelle proportion de l'alimentation représentaient les produits carnés sous des latitudes plus clémentes, par exemple dans le pourtour méditerranéen.

Ce que révèle la biochimie

La question de l'adaptation de l'homme à la consommation de produits animaux peut également être examinée à la lumière de la biochimie et de la génétique.

• L'homme est dépendant des apports en acides gras oméga-3 à chaînes longues (EPA et DHA) qu'on trouve aisément dans les graisses animales (cervelle, moelle, poisson). Le DHA en particulier est vital pour le bon développement du cerveau de l'enfant pendant la grossesse et pour la santé de ses yeux. L'être humain est capable de synthétiser l'EPA et le DHA à partir de l'ALA, un autre oméga-3 à chaîne plus courte présent dans les végétaux, mais en faible quantité d'après certains travaux (taux de transformation autour de 5 %[46, 47]). Ce point nous est commun avec les animaux carnivores comme les félins[48].

• De même l'être humain ne produit que de petites quantités de taurine, un acide aminé dit « semi-essentiel »[49, 50]. Si l'évolution nous a conduit à fabriquer peu de taurine, c'est que cet acide aminé était vraisemblablement abondant dans notre alimentation. Or c'est principalement dans les produits animaux qu'on la trouve. Cela tend à prouver que nous étions omnivores : alors que les herbivores n'ont pas besoin d'apports alimentaires en taurine (ils la fabriquent), les carnivores comme les félins en dépendent exclusivement[51, 52]. Les études menées sur des populations végétaliennes révèlent des niveaux de taurine anormalement bas[53, 54] qui pourraient accélérer le vieillissement, altérer le système cardio-vasculaire[55, 56] et surtout ralentir l'adaptation des muscles à l'exercice physique[57, 58].

• Comme pour la taurine, la consommation de produits animaux a diminué les besoins de l'être humain en acide urique, une substance qui est présente en abondance dans les produits animaux. L'enzyme qui fabrique l'acide urique dans l'organisme, la xanthine oxydase est devenue moins active avec le temps[59] pour être aujourd'hui 12 fois moins active que chez un herbivore comme la vache[60].

- L'homme est également dépendant des apports alimentaires en vitamine B12 alors que les herbivores comme les moutons peuvent la synthétiser dans leur organisme à partir du cobalt[61, 62].
- L'être humain est capable de synthétiser la créatine dans son organisme, une substance nécessaire pour fournir de l'énergie aux muscles lors des efforts de courte durée et de haute intensité. Mais on estime aujourd'hui que cette substance est semi-essentielle : pour couvrir nos besoins, 50 % de la créatine doit être apportée par l'alimentation (viande, poisson). Les végétariens et les végétaliens ont des niveaux sanguins de créatine anormalement bas[63, 64]. De plus, lorsqu'on supplémente des omnivores et des végétariens avec de petites doses de créatine, ces derniers voient une amélioration de leurs performances intellectuelles, notamment la mémoire de travail (le cerveau utilise aussi la créatine pour fonctionner), alors que cette supplémentation n'a pas d'effet chez les omnivores qui ont déjà des taux normaux de créatine[65, 66].

En définitive, il y a de très nombreux éléments qui permettent d'affirmer que, durant la majeure partie de son évolution, l'homme a été omnivore. Aucun animal ne peut se vanter d'une aussi grande capacité d'adaptation à son environnement. Son alimentation a toujours été constituée d'un mélange d'aliments d'origine animale et végétale. Si on conçoit que l'homme n'a jamais été ni végétarien ni végétalien alors comment se fait-il qu'il y ait autant de voix pour affirmer qu'une alimentation végétarienne est meilleure pour la santé qu'une alimentation omnivore ? Cela correspond-il à une réalité ?

Quand on compare la santé des végétariens à celle des omnivores

Les études qui visent à observer la santé des végétariens et des végétaliens se déroulent comme suit : les chercheurs recrutent un très grand panel d'omnivores, de végétariens et de végétaliens (des milliers ou des dizaines de milliers de personnes). Ensuite ils leur demandent régulièrement et pendant plusieurs années ce qu'ils mangent, leur posent des questions sur leur mode de vie et observent l'évolution de leur état de santé. Au bout de plusieurs années, ils analysent les résultats grâce à de puissants ordinateurs et essayent d'éliminer les facteurs dits « confondants » qui peuvent fausser les résultats. Exemple de facteur confondant : un participant qui vit dans une région ensoleillée reçoit plus de vitamine D que quelqu'un qui vit plus au Nord, ce qui lui confère naturellement des bénéfices sur sa santé osseuse. Autre exemple : les personnes qui fument ont un risque de cancer nettement augmenté, sans que cela soit nécessairement en lien avec leur alimentation, etc.

Enfin, un biais majeur dont il faut tenir compte dans ce type d'études, c'est que les végétariens et les végétaliens sont des personnes sensibilisées aux questions de santé, elles font plus attention à leur mode de vie, fument généralement moins et font souvent plus de sport que les omnivores. Il s'agit d'un biais très important, quasiment impossible à éliminer lors des analyses statistiques, car il est intrinsèque au choix des participants de l'étude.

Que concluent ces études ? En 1999, la collaboration entre des chercheurs américains, anglais, allemands et néo-zélandais, a permis de passer au crible toutes les études portant sur le lien entre végétarisme et santé. En regroupant 5 études (méta-analyse), ils ont pu établir que, comparativement à un régime omnivore classique, être végétarien diminue la mortalité cardio-vasculaire de 34 % et être végétalien diminue la mortalité cardio-vasculaire de 26 % (la moins bonne santé des végétaliens par rapport aux végétariens s'expliquerait par des déficits fréquents en vitamine B12 et en zinc[67] mais aussi probablement en acides gras oméga-3 à longue chaîne, uniquement retrouvés dans les graisses animales).

Les chercheurs constatent aussi que les personnes qui mangent de la viande uniquement de manière occasionnelle ont un risque de mortalité cardio-vasculaire diminué de 20 %. Pour les personnes qui mangent régulièrement du poisson, mais pas de viande, les chercheurs trouvent une mortalité cardio-vasculaire diminuée de 34 %, exactement comme pour le régime végétarien[68]. Cela signifie que, contrairement à l'hypothèse de Campbell, ce ne sont pas les protéines animales en elles-mêmes qui sont nocives pour la santé cardio-vasculaire, mais certaines d'entre elles seulement (lire encadré).

Concernant les autres causes de mortalité, les chercheurs concluent : « *Il n'y a aucune différence significative entre les végétariens et les omnivores en ce qui concerne la mortalité par accident vasculaire cérébral, cancer de l'estomac, cancer du côlon, cancer du poumon, cancer du sein, cancer de la prostate, et pour toutes causes de mortalité confondues.* »

La viande d'aujourd'hui, pas vraiment de la viande paléo

La viande consommée par les omnivores est fréquemment transformée (charcuteries, plats préparés) et contient donc beaucoup de sel et d'additifs plus ou moins toxiques (les phosphates par exemple[69]).
La viande consommée par les omnivores est majoritairement issue d'élevages intensifs dans lesquels les animaux sont bourrés d'antibiotiques et nourris aux céréales riches en acides gras oméga-6 pro-inflammatoires comme l'acide arachidonique qui, lorsqu'il est consommé en excès, favorise le cancer et les maladies cardiaques[70].

La plus grande étude sur l'état de santé des végétariens est une étude allemande qui suit les participants depuis plus de 30 ans. Lors du dernier compte rendu, en 2005, après 21 ans de suivi, les chercheurs concluent ceci : « *Dans cette étude, les omnivores comme les végétariens ont une plus grande espérance de vie dès lors qu'ils sont conscients de l'importance d'une bonne hygiène de vie pour la santé. Dans les détails, le fait de ne pas fumer et d'avoir une activité physique régulière offre plus de bénéfices pour la santé, que d'être un végétarien strict. La faible diminution du risque de maladies cardiaques chez les végétariens pourrait s'expliquer par une moindre consommation de viande.*[71] »

La plupart des études sur la santé des végétariens s'intéressent aux maladies cardiaques et aux cancers, car ces maladies sont les premières causes de mortalité dans les pays riches. On sait très peu de choses concernant les autres maladies comme les maladies auto-immunes. En 2013, une étude s'est penchée sur cette question. Elle a montré que les ovo-lacto-végétariens avaient plus de risque de maladies auto-immunes de la glande thyroïde[72]. Ces maladies ne sont pas mortelles, mais rendent le quotidien pénible et obligent à prendre des médicaments, généralement à vie. Nous verrons dans la suite de ce livre qu'une alimentation riche en céréales complètes, en légumineuses et en produits laitiers, des aliments qui n'étaient pas consommés au Paléolithique, augmente le risque de nombreuses maladies chroniques par des mécanismes distincts. Pour s'en prémunir ou les réduire au silence si elles se sont déclarées, l'idéal, si vous êtes végétarien, est d'adopter une alimentation végétarienne paléo.

Le poisson meilleur pour la santé que la viande ?

Comment expliquer que les études sur les végétariens montrent que les protéines du poisson ne sont pas nocives pour la santé, alors que les protéines de la viande le sont ? Il s'agit pourtant de deux produits animaux. Selon moi, l'explication la plus simple et la plus rationnelle est la suivante : les poissons étaient jusqu'à il y a quelques années, majoritairement issus de la pêche, il s'agissait d'un produit naturel et non transformé. Si la mortalité des personnes qui mangent du poisson est inférieure à celle des personnes qui mangent de la viande, c'est parce que l'origine et la qualité de l'aliment protéinique comptent.

Ces études sur les végétariens que nous venons de voir remontent à plusieurs années, voire dizaines d'années. Or avec la pollution grandissante des océans et la production de plus en plus forte de poissons d'élevage, bourrés d'antibiotiques, entassés dans des bassins sans pouvoir nager et nourris avec des farines, il y a fort à parier que leurs conclusions ne pourront que se confirmer. Non pas que le régime végétarien soit plus adapté à l'homme, mais plutôt parce que nous sommes complètement inadaptés aux viandes et aux poissons modernes, produits de façon industrielle.

Pour préserver sa santé il est donc indispensable de privilégier la consommation de poissons sauvages pêchés et de fuir les viandes issues d'élevages intensifs pour préférer des viandes issues de l'agriculture biologique qui n'est pas parfaite mais qui a le mérite d'être plus respectueuse des animaux, tant du point de vue de leurs conditions de vie que de la qualité de leur alimentation. Nous verrons aussi plus loin comment adopter une alimentation végétarienne paléo, c'est-à-dire sans céréales, sans légumineuses ni produits laitiers ; et se protéger ainsi des maladies chroniques non mortelles comme les maladies auto-immunes.

Tout le monde n'a pas les moyens de manger de la viande bio certes. Si c'est votre cas, je vous encourage à diminuer votre consommation afin de privilégier la qualité à la quantité. Pensez aussi aux œufs dont le coût est modique. Si vous éprouvez de réelles difficultés financières, adopter une alimentation végétarienne est une solution ; à condition bien sûr qu'elle soit paléo.

Un vrai combat à mener : celui du bien-être animal

À l'origine, la question du végétarisme ne s'est pas posée en termes de santé. Elle est apparue dans le débat public pour des raisons d'éthique : on devenait végétarien pour ne pas cautionner le système d'agriculture moderne qui élève des porcs, des vaches et des poules dans des conditions inacceptables et les abat dans des conditions immorales. C'est un débat de société qui nous concerne tous, quel que soit notre régime alimentaire, végétarien ou omnivore.

Personnellement militer pour la cause animale me paraît tout à fait justifié et salutaire. Presque inexistant en Europe, il existe aux États-Unis un grand mouvement de consommateurs qui n'acceptent plus d'acheter que de la viande d'animaux ayant grandi dans des conditions dites normales : prairie pour les bovins, élevage en liberté pour les poules, poissons sauvages. Comme suggéré précédemment, cela oblige à privilégier, parfois fortement, la qualité sur la quantité. Mais c'est à ce prix que nous pourrons, collectivement, faire cesser le système barbare des élevages industriels.

Ce militantisme peut aussi se faire sur d'autres fronts, c'est pourquoi je soutiens deux associations de protection animale : L214 (www.l214.com), qui se concentre sur l'élevage et les abattoirs et Sea Shepherd (www.seashepherd.fr), qui elle, se concentre sur la surpêche et la destruction de la faune marine.

Comment l'homme chassait au Paléolithique

L'homme paléo ne chassait pas les animaux équipé d'un fusil à lunettes. On sait que le développement d'outils sophistiqués pour la chasse est un événement assez récent dans l'histoire de l'humanité. Dès lors, l'homme paléo chassait-il ou était-il un charognard, dévorant des restes de cadavres animaux découverts au détour d'un chemin ? Ce sont les résultats publiés en 2004 dans la revue scientifique *Nature* issus d'une collaboration entre les chercheurs en anthropologie de l'université de Harvard et les chercheurs en biologie de l'université de l'Utah (États-Unis) qui nous permettent de répondre. Ils expliquent : « *L'être humain est un mauvais coureur comparativement à d'autres animaux, c'est pourquoi jusqu'à présent nous ne pensions pas que cela pouvait être un élément clé de notre évolution.*

En fait l'homme n'est ni rapide ni puissant, mais très bien équipé pour parcourir de très longues distances à une allure soutenue. Sur le plan de l'évolution ce qui fait la différence entre l'homme et ses proies, c'est sa capacité exceptionnelle à supporter la chaleur au cours d'un exercice physique : pour évacuer la chaleur générée par une course, les animaux halètent. Mais pour haleter, ils doivent s'arrêter. L'homme, de par sa capacité à transpirer et à respirer par la bouche lorsqu'il court [ce qui non seulement l'aide à absorber plus d'oxygène, mais aussi à mieux éliminer la chaleur] peut trottiner longtemps ; beaucoup plus longtemps que sa proie, sans lui laisser de répit. De plus, nos ancêtres choisissaient de chasser au moment le plus chaud de la journée[73]. »

Cette technique de chasse est encore utilisée dans les tribus de chasseurs-cueilleurs modernes, notamment chez les Bushmen du désert de Kalahari qui coursent les gros mammifères à la mi-journée. Dans ces conditions les animaux ne tiennent pas plus de 10 à 15 kilomètres. Ensuite ils s'effondrent d'épuisement et d'hyperthermie. L'animal est alors une proie facile, même pour un homme équipé des armes les plus rudimentaires.

MYTHE 4. ON NE MANGEAIT QUE DES ALIMENTS CRUS AU PALÉOLITHIQUE

Nos vieux livres d'Histoire nous enseignent que l'homme a commencé à domestiquer le feu il y a environ 300 000 ans. Pourtant depuis quelques années, les preuves scientifiques s'accumulent et repoussent sans cesse cette date. En 2008 une équipe de chercheurs israéliens parvient à démontrer que l'homme maîtrisait déjà le feu il y a 790 000 ans[74]. En 2011, des chercheurs américains affirment que c'était il y a plus d'1 million d'années[75]. La même année, des chercheurs en biologie de l'évolution à l'université de Harvard démontrent que l'homme a maîtrisé le feu et faisait cuire ses aliments il y a plus de 2 millions d'années[76] ! Ces découvertes récentes marquent un véritable tournant dans la compréhension de l'évolution de l'espèce humaine. On sait en effet maintenant que la maîtrise du feu et surtout la cuisson ont joué un rôle fondamental. Richard Wrangham, professeur d'anthropologie à l'université de Harvard et son équipe ont démontré en 2011 que la cuisson de la viande permettait d'améliorer la biodisponibilité des protéines, c'est-à-

dire qu'à quantité égale, une viande cuite apporte plus de calories qu'une viande crue[77]. Ce bénéfice ne se limite pas à la viande et a aussi été démontré pour les œufs : les protéines du blanc d'œuf cru ne sont pas absorbées à plus de 51 % alors qu'elles le sont à plus de 90 % après cuisson[78] (en revanche, mieux vaut ne pas faire trop cuire le jaune de manière à préserver les antioxydants et les lipides, sensibles à la chaleur[79]).

Si on observe attentivement la dentition d'un être humain, on observe que ses canines sont minuscules comparativement à celles d'un carnivore. Pour Pascal Picq, maître de conférences au laboratoire de paléoanthropologie et préhistoire du Collège de France à Paris, la raison est simple : notre dentition est adaptée à la consommation de viande cuite et non de viande crue. Tous les spécialistes s'accordent aujourd'hui à dire que la cuisson des aliments revient à une forme de prédigestion qui permet de passer moins de temps et de dépenser moins d'énergie pour en extraire les calories. Comparativement à l'homme, le chimpanzé avec qui nous partageons 85 à 95 % de notre patrimoine génétique, passe beaucoup plus de temps à mâcher ses aliments et son tube digestif est inversé par rapport au nôtre : environ 1,5 mètre de petit intestin et 6 mètres de côlon contre respectivement 6 mètres et 1,5 mètre chez l'homme[80]. Ces différences morphologiques et comportementales indiquent une adaptation du chimpanzé à une alimentation nettement plus riche en fibres, qu'il est capable de fermenter de manière très importante pour produire des acides gras à chaînes courtes qui fournissent de l'énergie, dans des proportions dont l'homme est incapable[81]. À l'inverse, le tube digestif humain est adapté à une alimentation plus carnée et à la consommation de végétaux cuits : la chaleur casse les fibres ce qui diminue le temps nécessaire à la mastication et rend les nutriments plus rapidement accessibles aux enzymes digestives.

Les intérêts de la cuisson sont multiples.

- Elle permet de tuer l'immense majorité des bactéries pathogènes pouvant être présentes dans la viande, nous protégeant ainsi d'infections potentiellement mortelles.
- Elle permet aussi, comme nous l'avons vu, de faciliter la biodisponibilité des calories, comme on peut le constater aisément soi-même en mangeant un grain de riz complet cru : il est éliminé par les voies naturelles comme il était entré. La cuisson est donc un impératif pour les céréales et les légumineuses en cassant les fibres et en modifiant la structure de l'amidon pour le rendre digeste.

• La chaleur permet aussi de détruire partiellement de nombreux antinutriments toxiques comme nous le verrons plus loin.

• Enfin, la cuisson améliore l'absorption de nombreuses substances retrouvées dans les végétaux comme les caroténoïdes[82] (bêta-carotène, lutéine, zéaxanthine, etc.) qui contribuent à la bonne santé de notre organisme.

Comparaison des systèmes digestifs de l'homme et de chimpanzé

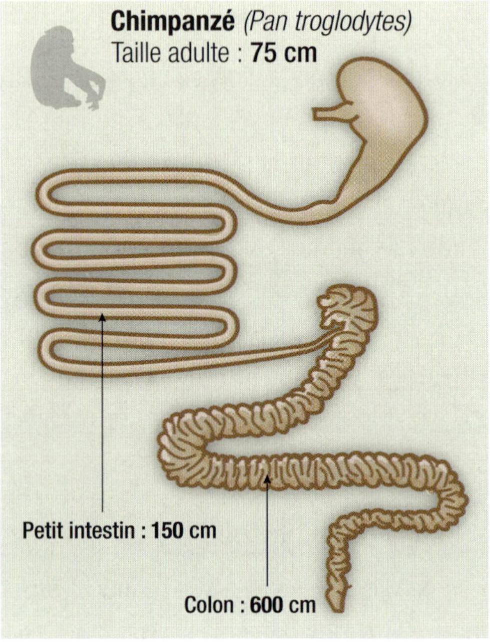

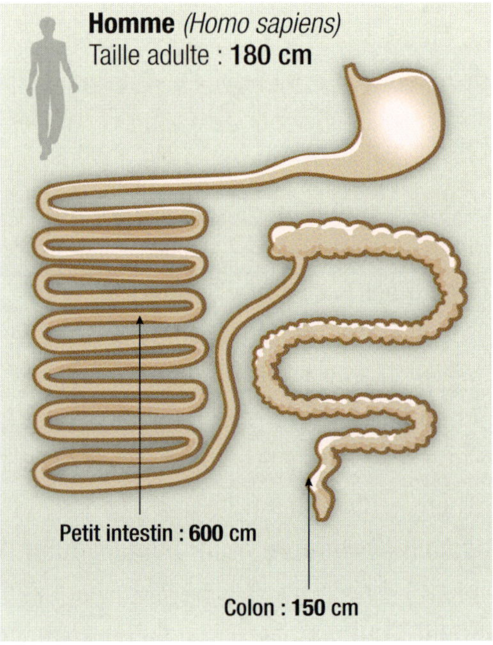

La cuisson a été un moteur de l'évolution

D'après les chercheurs, la cuisson aurait permis d'augmenter l'apport calorique et de diminuer la demande énergétique de la part du tube digestif pour digérer les aliments. En conséquence, cette énergie économisée aurait engendré une modification de notre intestin (allongement du petit intestin et raccourcissement du côlon) et parallèlement aurait permis à notre cerveau de se développer. L'utilisation du feu pour se nourrir aurait aussi amené à de nouveaux comportements sociaux : au lieu de manger chacun dans notre coin, nous aurions été amenés à nous rassembler autour du feu pour partager notre repas. La cuisson aurait été un facteur de socialisation, elle nous aurait appris à être moins agressifs et à développer nos capacités intellectuelles.

La dernière étude en date menée par les chercheurs de Harvard a comparé la dentition, le poids corporel, le tube digestif, le crâne et l'ADN de primates, d'êtres humains et d'hominidés disparus il y a plusieurs millions d'années. Ils ont été surpris de découvrir que les molaires chez les hominidés et les humains modernes étaient beaucoup plus petites que chez les primates. Ils ne l'expliquent que par la préparation et la cuisson des aliments. Si nous étions restés des primates, nous passerions 48 % de nos journées à manger et à mâcher contre 5 % en moyenne actuellement[83].

Alors faut-il manger cuit ou cru ?

Si la cuisson comporte des avantages, elle a aussi des inconvénients. En effet, certaines vitamines s'oxydent à la chaleur : la cuisson diminue les teneurs en vitamines C, caroténoïdes, vitamine B1, vitamine B2 ou B6 de 10 à 60 %. On sait aussi que certaines huiles (tournesol, lin, pépins de raisins, carthame, etc.) s'oxydent lorsqu'elles sont chauffées à haute température, par exemple dans les fritures, mais aussi simplement dans une poêle très chaude, et produisent des composés toxiques comme l'acrylamide ou les aldéhydes. L'acrylamide se retrouve de manière massive dans les frites ou les chips et est un composé cancérigène reconnu. Quant aux aldéhydes, ils se produisent lorsqu'on chauffe des graisses ou du plastique, mais on en retrouve également dans la fumée des pots d'échappement ou dans la fumée des cigarettes. Les aldéhydes polluent l'atmosphère et ont été retrouvés comme cause de cancers et de maladies neurodégénératives (maladie d'Alzheimer et de Parkinson) dans certaines études[84]. Par ailleurs les méthodes de cuisson modernes, qui n'étaient pas celles utilisées au Paléolithique, génèrent des quantités substantielles de composés appelés « produits avancés de la glycation » ou AGE, qui accélèrent le vieillissement et provoquent de nombreuses maladies comme l'arthrose.

D'une manière générale il est donc souhaitable d'alterner la consommation d'aliments crus et cuits pour obtenir les bienfaits du cuit et du cru. Pour la cuisson, on privilégiera la méthode paléo qui est non toxique (voir page 149).

MYTHE 5. L'HOMME PALÉO PRATIQUAIT LE JEÛNE INTERMITTENT

Depuis quelques années de nombreux sites Internet dédiés aux sports de force font la promotion d'un mode alimentaire appelée « jeûne intermittent ». Cette approche s'oppose à une autre approche plus traditionnelle, qui consiste à faire des petits repas plus souvent tout au long de la journée.

Les déclinaisons les plus courantes du jeûne intermittent sont les suivantes :

- Soit on s'alimente normalement pendant cinq jours de la semaine puis on réduit son apport calorique de 75 % les deux derniers jours.
- Soit on jeûne entre 21 h et 13 h puis on mange à 13 h et à 20 h et on fait donc 2 repas par jour.
- Soit on jeûne pendant 23 heures et on ne fait qu'un seul repas par jour, le soir le plus souvent.

Les adeptes du jeûne intermittent affirment que ce mode alimentaire est favorable à la santé à tous les niveaux : fonctionnement du cerveau, fonctionnement du cœur et des artères, résistance à l'insuline (diminution du risque de diabète), perte de masse grasse et gains de masse musculaire. Ces bénéfices santé s'expliquent selon eux par le fait que nos ancêtres, de tout temps, ont vécu des périodes d'abondance en alternance avec des périodes de famine. L'homme paléo aurait donc pratiqué durant des millions d'années, sans le vouloir, le jeûne intermittent...

Il se trouve que cette question a intéressé plusieurs scientifiques il y a cinq ans. En 2009, le Pr Loren Cordain (chercheur spécialiste de la nutrition au Paléolithique de l'université du Colorado aux États-Unis), Neil Mann (expert en biochimie à l'université RMIT en Australie) et le Pr Jennie Brand-Miller (biochimiste de renommée internationale de l'université de Sydney en Australie) ont publié un article de synthèse sur le sujet[85]. Ces chercheurs expliquent que ni les études portant sur les populations de chasseurs-cueilleurs modernes ni les données issues des analyses des fossiles ne permettent de supposer que l'homme au Paléolithique était soumis à des périodes de famine. Même si le poids corporel des chasseurs-cueilleurs a tendance à varier légèrement en fonction des saisons[86, 87], ces derniers ne connaissent pas la malnutrition et ne jeûnent pas. Les chercheurs expliquent que partout à travers le monde, ce sont en fait *les débuts de l'agriculture* qui ont conduit à des périodes de famine[88]. L'homme est devenu dépendant des récoltes au Néolithique. Il suffisait qu'une récolte soit mauvaise pour que la famine menace, les tensions naissent, des guerres éclatent... Et c'est aussi au Néolithique que l'on observe une dégradation de l'état de santé des populations.

Comment expliquer les bénéfices du jeûne intermittent ?

Vraisemblablement, l'homme paléo ne jeûnait pas par intermittence. Comment expliquer dans ce cas les nombreux bénéfices observés par les pratiquants du jeûne intermittent, au premier rang desquels la perte accélérée de masse grasse ?

En réalité, bien souvent, la réduction de la fréquence des repas s'accompagne d'une réduction de l'apport calorique. En effet, il est difficile de consommer l'équivalent calorique de trois repas en un seul ou même deux repas, car cela nécessiterait l'ingestion de quantités gargantuesques. Manger par intermittence entraîne tout simplement que l'on mange moins. Et quand on mange moins, on maigrit et certains paramètres de santé s'améliorent.

Plusieurs études ont tenté de savoir si, à apport calorique égal, un seul repas valait mieux que plusieurs. Elles concluent invariablement que « *la fréquence des repas n'a aucun effet sur la dépense énergétique totale ou sur la perte de poids. Les pertes de poids observées lors d'un jeûne intermittent sont la conséquence d'une baisse de l'apport calorique quotidien*[89-91] ».

Quant aux autres bénéfices supposés de l'alimentation intermittente, ils ont été mis en évidence sur des singes ou des rats. Ces études sont encore très controversées et nul ne sait réellement si leurs résultats sont transposables à l'homme. Il n'existe pas d'étude ayant testé à long terme l'effet de ce mode alimentaire.

En conclusion, voici ce que l'on peut dire concrètement du jeûne intermittent :

- L'idée selon laquelle le corps humain ne peut pas absorber plus de 30 g de protéines en un seul repas est fausse (cela est fréquemment le cas lorsque l'on adopte le jeûne intermittent).
- Il est possible de pratiquer le jeûne intermittent, en particulier lorsque l'on ne pratique pas de sport, mais ce mode alimentaire n'apporte aucun bénéfice particulier pour la santé. Son seul avantage réside au plan pratique pour certaines personnes qui trouvent trop contraignant de faire plusieurs repas par jour.
- Toutefois, l'ingestion brutale de quantités importantes de nourriture sur un système digestif au repos peut générer des troubles digestifs chez les personnes sensibles : ballonnements, diarrhées après le repas. Pour cette raison le jeûne intermittent est fortement déconseillé en cas de maladie inflammatoire de l'intestin (rectocolite ou maladie de Crohn).

• L'ingestion de repas copieux avant l'heure du coucher est loin de convenir à tout le monde et peut provoquer des difficultés d'endormissement.

Fréquence des repas et performances sportives

La fréquence des repas a-t-elle une incidence sur le métabolisme musculaire ? Pour répondre à cette question, des chercheurs de l'université médicale de Maastricht (Pays-Bas) ont placé 12 jeunes adultes en bonne santé dans des chambres respiratoires, des pièces fermées utilisées pour mesurer avec précision les dégagements de chaleur et donc la dépense énergétique d'un corps humain. Tous les participants ont reçu une alimentation qui, à apport calorique égal, était répartie tantôt sur 3 repas tantôt sur 14 repas.

Dans cette étude, les chercheurs notent que lorsque l'alimentation est répartie en 14 repas, le catabolisme protéique, c'est-à-dire l'utilisation des protéines corporelles pour fournir de l'énergie, est diminué de 17 %. À l'inverse, ils constatent que le métabolisme est plus important, c'est-à-dire que l'on brûle davantage de calories, lorsque l'alimentation est répartie en 3 repas plutôt qu'en 14, à apport calorique égal. De plus, ceux qui ont pris 14 repas ont eu faim beaucoup plus souvent, ce qui peut poser problème et ralentir la perte de poids au cours d'un régime[92].

Cette information sur le catabolisme protéique a de quoi interpeller les sportifs car si le catabolisme diminue, cela signifie que les protéines alimentaires seront utilisées avec plus d'efficacité par le corps pour fabriquer de la masse musculaire.

Fin janvier 2014, une expérience menée par des chercheurs de l'université du Texas et de l'université de l'Illinois (États-Unis) et publiée dans *The Journal of Nutrition*, a suivi 8 adultes en bonne santé. La moyenne d'âge était de 37 ans. Chaque participant a été assigné à suivre un régime alimentaire très précis pendant 7 jours tout en continuant à faire du sport. Puis durant 30 jours, la personne reprend ses habitudes alimentaires avant de suivre à nouveau un deuxième régime alimentaire particulier sur 7 jours.

Le premier régime suivi était une alimentation normocalorique (cela signifie que l'apport calorique correspond aux besoins de l'organisme et permet le maintien du poids). L'apport en protéines sur la journée était de 1,2 g par kilo de poids corporel (soit 50 % de plus que le besoin journalier recommandé par les autorités de santé pour les sédentaires). Cet apport en protéines était réparti de la façon suivante : 30 g de protéines au petit déjeuner, 30 g de protéines au déjeuner et 30 g de protéines au dîner. Chaque repas comportait 800 kcal environ.

Le deuxième régime suivi un mois plus tard était comparable, à l'exception des apports en protéines qui étaient répartis différemment : 10 g au petit déjeuner, 16 g au déjeuner et 63 g au dîner. Les apports caloriques allaient croissant également : 550 kcal le matin, 680 kcal le midi et 1 100 kcal le soir.

Tout au long de l'étude les chercheurs ont effectué des prélèvements au niveau des muscles pour déterminer la synthèse protéique de chaque participant après chaque repas et la moyenne sur 24 heures. Et le résultat est surprenant : le groupe qui a divisé ses apports en protéines de manière équilibrée tout au long de la journée synthétise les protéines musculaires à un rythme plus rapide de 25 %[93] ! Ces résultats confirment donc ceux des chercheurs de Maastricht dans la chambre respiratoire et indiquent que pour optimiser les gains de masse musculaire, le sportif aura intérêt à répartir ses apports en protéines de façon équilibrée au fil de la journée.

Pour le sportif, voici les conclusions que l'on peut tirer concernant le fractionnement des repas et l'inverse, le jeûne intermittent :

- Les sportifs de force en période de régime perdront probablement moins de masse musculaire s'ils augmentent légèrement la fréquence des repas à apport calorique égal, à condition que cela n'augmente pas trop leur appétit.
- Les sportifs auront probablement des gains de masse musculaire accélérés en période de prise de poids (ou « prise de muscles ») s'ils fractionnent leurs apports en protéines tout au long de la journée (5 à 6 repas ou collations).
- Les sportifs qui cherchent à prendre du poids et qui ont un petit appétit éprouveront de grandes difficultés à grossir avec un jeûne intermittent et dans ce cas mieux vaut chercher à multiplier le nombre de repas tout au long de la journée en divisant les quantités de nourriture.
- Le régime intermittent peut convenir aux personnes qui trouvent trop contraignant de faire plusieurs repas par jour mais ne doivent en attendre aucun bénéfice particulier sur la performance physique.

À noter pour finir que le jeûne intermittent ne doit pas être confondu avec le jeûne hydrique dans lequel on se contente de boire de l'eau ou du bouillon pendant plusieurs jours. Les effets sur la santé du jeûne hydrique sont distincts.

Rencontre avec une paléoanthropologue

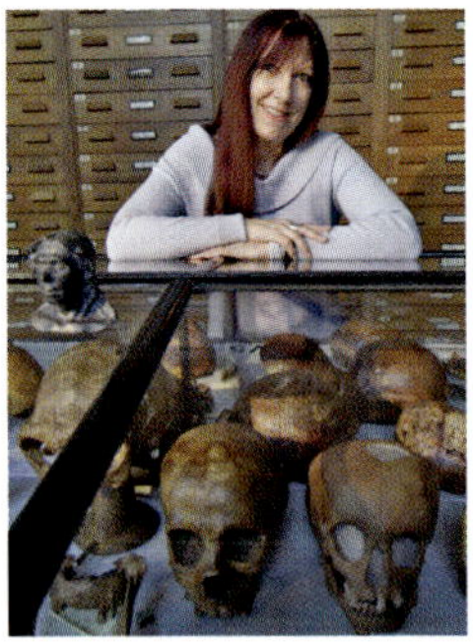

En février 2014 j'ai rencontré Marylène Patou-Mathis. Cette passionnée est directrice de recherche au CNRS et responsable de l'unité d'archéozoologie du laboratoire de préhistoire du Muséum national d'histoire naturelle et responsable des collections ostéologiques [faune] de l'Institut de paléontologie humaine. Elle est aussi vice-présidente de la Commission des spécialistes du muséum. Marylène est non seulement l'une des plus grandes paléoanthropologues françaises, elle est aussi une femme de terrain qui est allée à la rencontre de l'une des dernières tribus de chasseurs-cueilleurs.

Vous avez vécu plusieurs mois aux côtés des Bushmen du désert de Kalahari. Pourquoi être partie là-bas et qu'est-ce qui vous a marquée ?

Je suis partie là-bas après ma thèse. J'y suis restée pendant trois mois, entre 1985 et 1986. J'y allais pour m'ouvrir l'esprit, je travaillais sur l'alimentation depuis déjà plusieurs années et je voulais voir comment ça se passait sur le terrain et si les hypothèses formulées par les préhistoriens tenaient la route. J'avais besoin d'être confrontée à cette réalité.

J'y ai découvert un peuple en pleine santé, pas moins bonne que la nôtre. Ils sont surtout victimes d'infections. Cette question de l'état de santé des peuples chasseurs-cueilleurs fait partie de ce que j'appelle les vieilles lunes : on s'imagine toujours que nous, hommes modernes et « civilisés », allons apporter savoirs et connaissances à ces pauvres peuples « primitifs », mais ils ont traversé plusieurs centaines d'années sans avoir besoin de nous. S'ils avaient été perpétuellement malades, ils ne seraient plus là ! C'est bien la preuve que leur mode de vie fonctionne aussi bien que le nôtre. Il y a vraiment beaucoup d'a priori et d'imaginaire sur les peuples chasseurs-cueilleurs, d'hier et d'aujourd'hui.

Quel rapport avaient les Bushmen avec la nature et les animaux ?

Il y a une distinction très forte entre le rapport aux animaux des peuples chasseurs-cueilleurs et le nôtre. En Occident, on achète un morceau de viande dans un magasin, qui est formaté, on ne reconnaît plus l'animal d'où il provient. Mais chez les peuples chasseurs, on ne mange pas de viande, mais bien un animal, il est visible. Ils se perçoivent comme intégrés à la nature, une partie d'elle, ce que nous avons complètement perdu, donc pour eux tuer un animal signifie tuer son « frère ». C'est pour cette raison que, de tout temps, les peuples chasseurs-cueilleurs pratiquent des rituels de chasse : avant, pendant et après la chasse. Une façon d'exprimer leur reconnaissance : « *je m'excuse, mais j'ai besoin de te manger pour vivre, je te remercie de ce don* ». Même le dépeçage et la consommation de l'animal sont ritualisés. En outre, chez eux, il n'y a jamais de massacre : on tue le nombre dont on a besoin pour faire vivre le groupe dans son entier.

Comme tous les chasseurs-cueilleurs, les Bushmen respectent les animaux, ils sont au centre de leurs préoccupations domestiques, mais aussi spirituelles. Ils l'expriment également dans les contes et les danses : danse de l'éland[1] en rut, danse de l'éland et son petit, etc. Il devait en être de même chez les hommes préhistoriques comme en attestent les peintures et gravures sur les parois des grottes. On constate qu'il n'y a jamais de représentations du soleil, de la lune ou des étoiles, ce sont toujours celles d'animaux. Quand ils enterrent leurs morts, ils déposent près du corps des « offrandes » d'origine animale : un cuissot de bison, une ramure de cerf, des cornes de bouquetins, etc.

1 L'éland est la plus grande des antilopes d'Afrique.

Aucun Bushmen n'est végétarien ou ne manifeste l'envie de l'être. Je pense qu'être ou non végétarien est un débat de citoyens de pays riches où l'abondance alimentaire permet le choix des aliments. Par ailleurs, le végétalisme activiste est totalement paradoxal : d'un côté le protagoniste affirme défendre la nature en ne consommant aucun produit issu d'un animal, mais de l'autre il se met complètement hors nature en ne se considérant plus comme un animal parmi d'autres qui a des besoins physiologiques innés.

Les végétariens affirment que l'homme est végétarien par nature, inadapté à la consommation de viande, au même titre que le chimpanzé commun. Que dit la science à ce sujet ?

C'est complètement l'inverse : on n'a jamais vu l'homme ne se nourrir que de végétaux. Aujourd'hui, les analyses biochimiques (entre autres du carbone, de l'azote et de l'oxygène contenus dans le collagène) des ossements fossiles mettent en évidence que l'homme a toujours eu dans son alimentation des protéines d'origine animale. Nous avons une dentition d'omnivore, avec à la fois des molaires pour broyer les aliments et des incisives et des canines pour les déchiqueter.

De nombreux chimpanzés mangent de la viande, de jeunes babouins par exemple, et surtout énormément d'insectes. Mes collègues qui ont étudié le comportement des chimpanzés et des bonobos ont conclu à l'existence d'une préculture, voire pour certains, d'une culture. Par exemple, ils ont observé que dans leur habitat naturel, les chimpanzés effeuillent les branches d'arbustes afin de se confectionner des longues perches, donc un outil, pour extraire les termites des termitières.

D'après les données biogéochimiques, entre 120 000 ans au moins et 10 000 ans, les Néandertaliens et les premiers hommes anatomiquement modernes d'Europe étaient de gros mangeurs de viande. Ce qui est étonnant c'est que ce constat ayant été fait à partir des résultats d'analyses d'os d'un Néandertalien (découvert à Marillac en Charente) qui avait vécu en période glaciaire, on a donc supposé que cette forte consommation de produits carnés était liée à la rigueur du climat, les végétaux étant alors rares. Mais quand on a fait des analyses sur des fossiles de périodes plus tempérées, le constat a été le même ; c'était donc un comportement culturel.

L'explication est simple : vous ne pouvez pas consommer uniquement des baies sauvages et des feuilles, car les apports énergétiques sont trop faibles ; ce qui nourrit ce sont les oléagineux (noix, noisettes, etc.). Mais la plupart du temps, ces aliments n'étaient pas disponibles dans la nature, donc les hommes préhistoriques étaient obligés de manger de la viande pour survivre.

Nier que l'homme est naturellement omnivore, c'est un peu comme nier que la Terre est ronde. Bien sûr, on peut aujourd'hui dans notre société d'abondance (malheureusement pas pour tous) choisir d'être végétarien et ne plus manger de viande. Mais pour moi, le combat à mener aujourd'hui, c'est la lutte contre la souffrance animale. Là est le vrai problème, elle est intolérable.

De nombreux paléoanthropologues affirment que la cuisson des aliments nous aurait permis de mieux extraire les calories des aliments, ce qui aurait soulagé le travail digestif et alloué plus d'énergie au développement du cerveau. Cet impact de la cuisson sur notre développement cérébral est-il parfaitement démontré et admis au sein de la communauté scientifique ou existe-t-il d'autres thèses sujettes à débats ?

Oui la cuisson rend la digestion des produits carnés moins coûteuse en énergie pour le corps humain (en outre, une fois cuits certains végétaux perdent leur toxicité). L'idée que ce surplus d'énergie devenu • • •

disponible avec l'utilisation du feu aurait permis un développement accéléré du cerveau reste une théorie, car il est difficile d'en apporter la preuve formelle, mais cela reste en effet très plausible.

Toutefois il est probable que divers éléments se soient entremêlés : si on observe un herbivore, il ne partage pas sa nourriture, alors que chez les carnivores sociaux et les chimpanzés, la chasse est un acte collectif à l'issue duquel les proies sont partagées. De plus, en augmentant sa consommation de viande, l'homme a développé des aptitudes physiques et des savoir-faire techniques qui ont certainement favorisé la croissance de son cerveau. Quand j'étais chez les Bushmen, après une chasse fructueuse, le repas partagé autour du feu était un moment social important : on s'y raconte les faits de chasse, les histoires d'ancêtres, parfois on danse. Je pense que dans l'histoire de l'homme, la chasse a été un des catalyseurs de l'hominisation, voire de l'humanisation.

La société des chasseurs-cueilleurs est toujours basée sur le partage, le partage des tâches et de la nourriture.

Les méthodes utilisées en préhistoire, telles que la datation au carbone 14, les analyses des ossements humains, d'animaux et des outils, sont-elles suffisamment fiables pour obtenir des certitudes sur l'évolution de l'homme ou cette science n'est-elle finalement basée que sur des spéculations ?

Aujourd'hui, les outils à notre disposition sont nombreux et performants grâce aux progrès techniques : biogéochimie, étude des microtraces dentaires au microscope électronique à balayage, datation à l'uranium-thorium, datation par résonance paramagnétique électronique ou par thermoluminescence, etc. On est également capable d'analyser de l'ADN ancien : à l'heure où je vous parle, le séquençage du génome de l'homme de Néandertal est quasiment terminé. Donc ce n'est pas de la science- • • •

fiction, mais des interprétations basées sur des vestiges archéologiques et des données scientifiques. Auparavant beaucoup de préhistoriens avaient suivi un cursus d'histoire de l'art. Aujourd'hui, un grand nombre, dont moi-même, a une formation scientifique de géologue, très utile sur le terrain et pour les études en laboratoire.

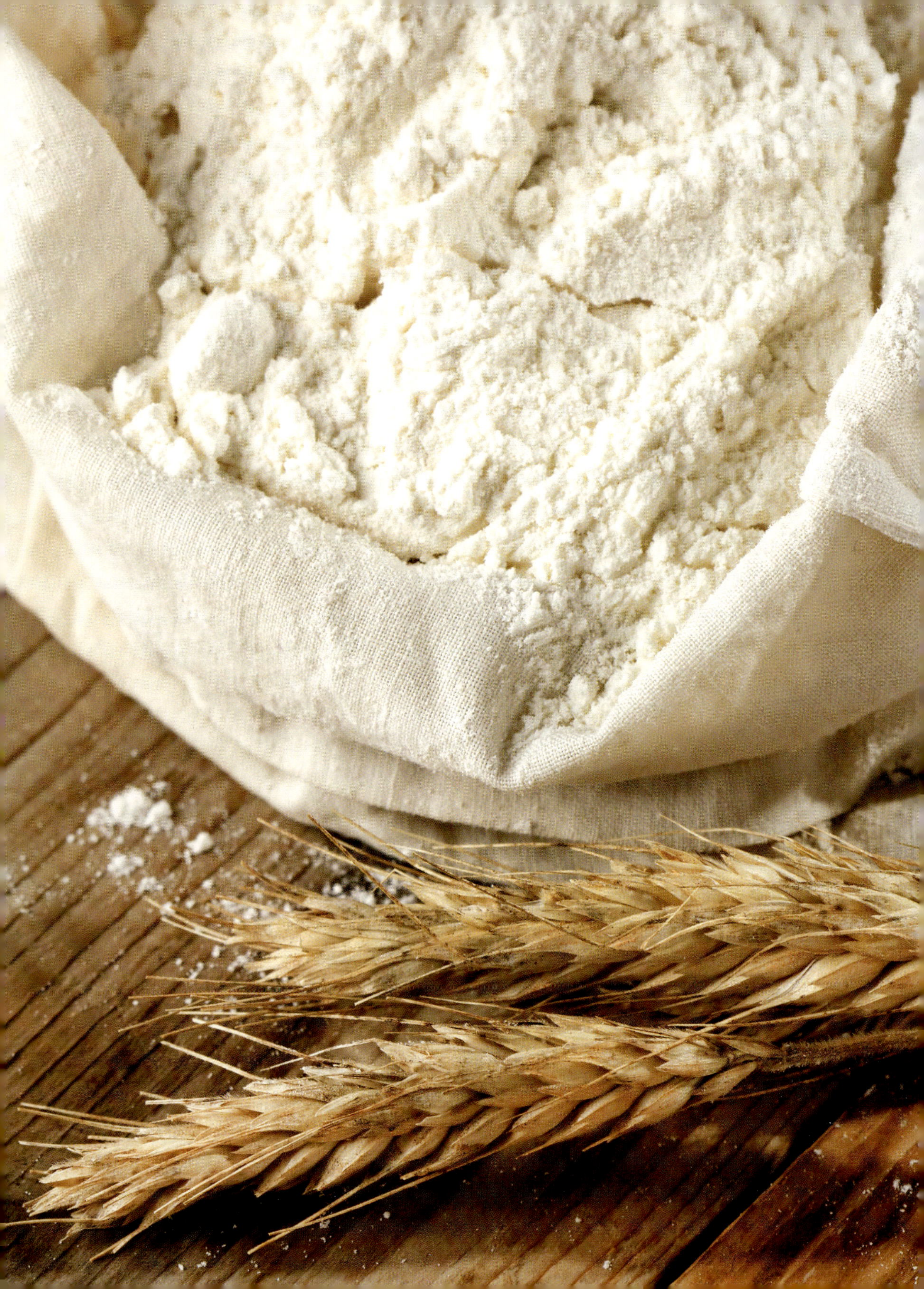

PARTIE 2

POURQUOI L'ALIMENTATION MODERNE EST INADAPTÉE

Le régime paléo exclut de facto *la consommation de certains aliments comme les produits laitiers, les légumineuses ou les céréales. Mais est-ce absolument nécessaire ? Pourquoi ne serions-nous pas adaptés à la consommation de ces aliments ? Les recherches actuelles, notamment en biochimie et en physiologie, nous permettent de répondre au moins en partie à ces questions.*

Dans cette partie, nous allons passer en revue les aliments les plus emblématiques du régime paléo et ceux qui en sont exclus. Nous verrons ce que dit la science sur leurs bienfaits ou leur dangerosité.

Certains passages peuvent paraître techniques de prime abord : il est possible de les sauter pour éventuellement y revenir plus tard en cas de nécessité.

CHAPITRE 1

LA VÉRITÉ SUR LES GRAISSES

Les aliments, qu'ils soient d'origine animale ou végétale, comportent des graisses qui ont été classées en trois familles en fonction de leur structure moléculaire.

On distingue :

- **les acides gras saturés** qui sont solides à température ambiante : beurre, fromage, saindoux, graisse de coco, huile de palme…
- **les acides gras mono-insaturés** qui sont liquides à température ambiante : huile d'olive et de colza, noisettes, noix de macadamia, avocats, mais aussi en petite quantité dans les viandes, poissons, œufs et produits laitiers.
- **Les acides gras polyinsaturés (ou essentiels, oméga-3 et oméga-6)** qui sont liquides à température ambiante : huile de noix, de tournesol, de soja, de carthame, poissons et viandes grasses mais aussi en petites quantités dans les céréales.

Avec l'explosion des maladies cardio-vasculaires, l'être humain a voulu tout naturellement trouver des moyens d'empêcher l'obstruction des vaisseaux sanguins, qui constitue la cause de ces maladies dans la majorité des cas. Intuitivement il a semblé logique à un certain nombre d'entre nous que des graisses solides à température ambiante, une fois ingérées, allaient se solidifier dans le corps humain, augmenter notre taux de cholestérol, et boucher nos artères. C'est aujourd'hui encore un message relayé par la plupart des organismes censés agir pour le bien de l'humanité. L'Association américaine de cardiologie ou la Société française de cardiologie tiennent peu ou prou le même discours pour nous conseiller dans le choix des matières grasses : « *utilisez des huiles végétales, pour réduire l'ingestion de graisses saturées néfastes à moins de 10 %* ». Mais qu'en est-il de la réalité scientifique ?

FAUT-IL SE MÉFIER DES GRAISSES SATURÉES ?

Dès les années 1960, de nombreux scientifiques ont mis sur pied des études visant à mesurer l'impact sur la santé de la consommation d'huiles végétales. L'une d'entre elles a la particularité d'avoir été menée avec une grande rigueur. C'est la *Sydney Diet Heart Study*.

De 1966 à 1973, 458 hommes âgés de 30 à 59 ans et qui avaient connu un problème cardio-vasculaire (infarctus, angine de poitrine) ont été divisés en deux groupes :

- Le premier a reçu pour consigne de faire baisser les graisses saturées à moins de 10 % de l'apport énergétique et d'utiliser en complément une huile et une margarine de carthame (issues des graines d'une plante herbacée oléagineuse), riches en acides gras polyinsaturés, de manière à ce qu'elles représentent 15 % de l'apport calorique.
- L'autre groupe a reçu pour consigne de ne rien changer à ses habitudes.

Pendant 39 mois les chercheurs ont suivi scrupuleusement l'évolution de l'état de santé et du mode de vie des volontaires des deux groupes. Le résultat fut sans appel : au terme de l'étude, le groupe qui avait consommé moins de graisses saturées et plus de graisses polyinsaturées a connu un risque de décès de toutes causes confondues plus élevé de 62 % par rapport à l'autre groupe. La mortalité cardio-vasculaire avait augmenté de 70 % et la mortalité par maladie coronarienne de 74 %. Pourtant le taux de cholestérol des volontaires du groupe carthame avait nettement diminué, en moyenne de 13,3 %[94].

Ces résultats peuvent sembler anecdotiques mais représentent fidèlement l'état de la recherche sur les graisses au cours des 50 dernières années : en se focalisant sur les taux de cholestérol plutôt que sur le risque réel de mourir, les sociétés savantes ont fait des graisses saturées le vilain petit canard de la nutrition.

Mais les choses sont en train de changer quant à la prétendue dangerosité des graisses saturées et à la nécessité de les supprimer ou de les remplacer systématiquement. En mai 2010, un groupe d'une vingtaine de chercheurs experts en santé publique s'est réuni pour faire le point sur la dangerosité des graisses saturées sur la santé et sur les recommandations nutritionnelles visant à limiter leurs apports dans la plupart des pays riches. Leurs conclusions ont été publiées en 2011 dans la prestigieuse revue *American Journal of Clinical Nutrition*. On pouvait lire : « *aucun bénéfice clair n'est observé en substituant des acides gras saturés par des aliments riches en glucides (céréales). Il n'y a pas assez de preuves non plus pour justifier le remplacement des graisses saturées par des graisses mono-insaturées. [...] Aucun lien clair entre la consommation d'acides gras saturés et le risque de diabète n'a pu être démontré. L'effet d'un aliment sur la santé cardio-vasculaire ne peut pas être prédit à partir de sa teneur en graisses saturées, peut-être parce que tous les acides gras saturés ne se comportent pas de la même manière dans l'organisme ou parce que les aliments riches en acides gras saturés contiennent d'autres éléments néfastes pour la santé cardio-vasculaire*[95]. »

Quand sont évoqués les dangers des graisses saturées de l'alimentation paléo sur la santé cardio-vasculaire, les partisans de ce régime contre-argumentent généralement en prenant l'exemple des Inuits traditionnels qui ne connaissaient pas les maladies cardio-vasculaires alors que leur alimentation apportait jusqu'à 75 % des apports caloriques sous forme de lipides issus des viandes et poissons. L'exemple est repris sur d'autres tribus comme les indiens Aché du Paraguay. Dès lors, de nombreux partisans du régime paléo consomment des graisses saturées en grandes quantités, considérant que nous y sommes parfaitement adaptés.

En fait, déduire que les Inuits consommaient beaucoup de graisses saturées du fait qu'ils consommaient beaucoup de produits animaux est une extrapolation. En vérité, les travaux les plus poussés ont montré que l'apport de graisses saturées chez l'homme paléo se situait entre 10 et 15 % de l'apport calorique total, les pourcentages plus importants ayant été « *l'exception et non la règle* »[96]. De plus, la composition des graisses des animaux d'élevage est bien différente de celle des animaux sauvages : les viandes issues des élevages industriels contiennent significativement plus de graisses saturées que les viandes d'animaux sauvages. En France on estime actuellement que l'apport calorique sous forme de graisses saturées se situe autour de 17,4 %, soit une valeur assez proche de celle du Paléo. S'il est vrai que les graisses saturées ne sont pas nocives pour la santé, rien n'indique pour autant qu'il faille en consommer encore plus que ce que l'on fait déjà.

En revanche, en demandant aux Français de diminuer leurs apports caloriques via les graisses saturées à moins de 10 %, les associations comme la Société française de cardiologie veulent donc nous donner de nouvelles habitudes alimentaires que l'être humain n'a jamais pu expérimenter au cours des 9 derniers millions d'années d'évolution, et surtout, elle le fait sans apporter la moindre preuve scientifique que cela est réellement bénéfique. Pourtant, il y a un autre aspect beaucoup plus important en ce qui concerne le choix des graisses alimentaires. Comme nous l'ont montré les chercheurs dans la *Sydney Diet Heart Study*, diminuer l'apport en gras saturés en dessous de 10 % de l'apport calorique et compléter avec de l'huile de carthame semble dangereux.

Mais est-ce la baisse de l'apport en gras saturés qui est responsable de cette surmortalité ou l'augmentation de l'apport en huile de carthame ? C'est ce que nous allons voir.

OMÉGA-3 *VERSUS* OMÉGA-6 : DES EFFETS ANTAGONISTES ET UNE COMPÉTITION DANS L'ORGANISME

L'huile de carthame est une huile végétale, riche en acides gras polyinsaturés, au même titre que l'huile de tournesol. Ces deux huiles sont massivement recommandées, notamment pour remplacer le beurre. Les acides gras polyinsaturés se répartissent en deux familles :

- **Les acides gras polyinsaturés oméga-6**, qui comportent 11 membres dont un seul est essentiel à la vie : l'acide linoléique (LA), retrouvé en grande quantité dans les huiles de tournesol, de carthame, de maïs, de soja, de germe de blé et les céréales.
- **Les acides gras polyinsaturés oméga-3**, qui comportent 11 membres dont un seul est essentiel à la vie : l'acide alpha-linolénique (ALA), retrouvé en grande quantité dans l'huile de colza, de noix, de lin, de cameline, de périlla, de chia et de chanvre.

L'organisme est capable, par une succession de réactions chimiques enzymatiques, de transformer le LA et l'ALA en molécules d'une importance capitale : les leucotriènes, les prostaglandines, les thromboxanes et les prostacyclines. Ces molécules contrôlent un nombre incroyable de fonctions dans l'organisme : la coagulation du sang, la sensation de douleur et la rougeur après un choc, la cicatrisation, la fièvre, l'érection (l'injection de prostaglandine E1 dans la verge provoque une érection immédiate pendant environ 30 minutes si les vaisseaux sanguins sont en bonne santé), l'accouchement (l'injection de prostaglandine E2 extra-amniotique provoque l'accouchement), la tension artérielle, etc. Chacune de ces substances peut schématiquement être rangée :

- dans la catégorie inflammatoire (génératrices de la douleur, de la fièvre, de la coagulation du sang, etc.) ;
- ou anti-inflammatoire (antidouleur, fluidifiant sanguin, vasodilatateur, etc.).

Les premières étant majoritairement dérivées des acides gras oméga-6 et les secondes étant majoritairement dérivées des oméga-3.

Voies de transformations biochimiques de l'acide linéolénique (oméga-3) et de l'acide linoléique (oméga-6)

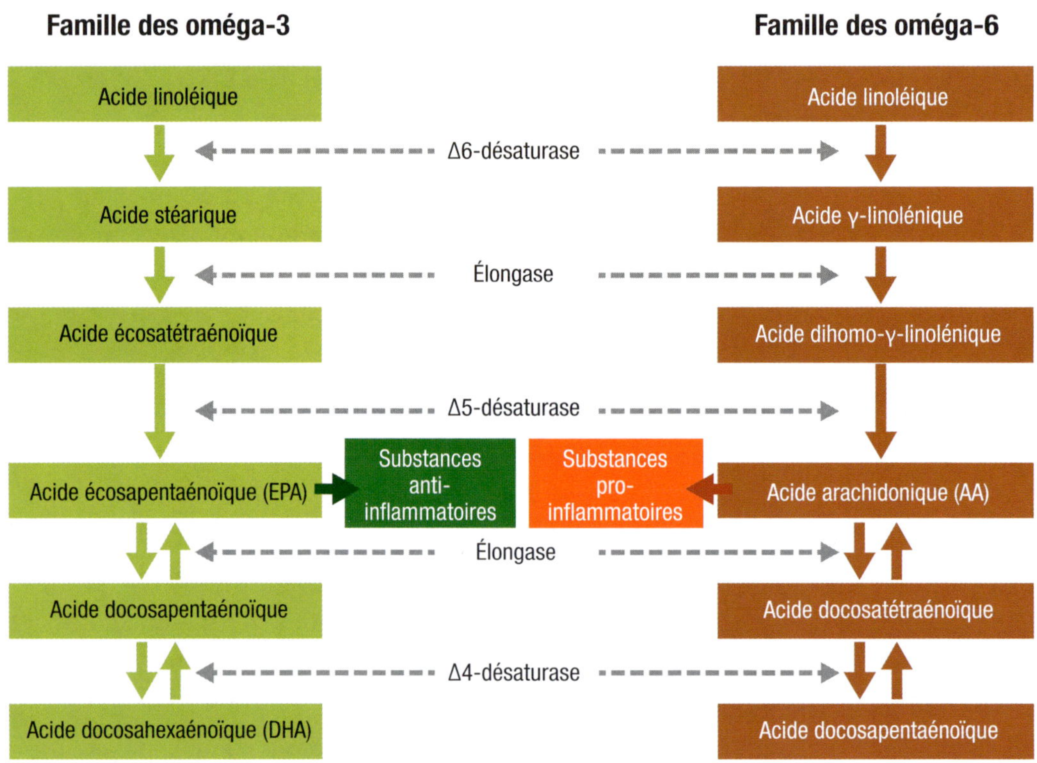

Or il se trouve que pour être transformées en substances anti- et pro-inflammatoires, les acides gras oméga-3 et oméga-6 passent par des chaînes de réactions biochimiques qui utilisent les mêmes enzymes, élongases et désaturases. Si par exemple on consomme beaucoup d'oméga-6 (ce qui est souvent le cas aujourd'hui, comme je l'explique plus loin), les enzymes seront occupées à la synthèse des substances pro-inflammatoires et donc moins disponibles pour la synthèse de substance anti-inflammatoires. En d'autres termes, il existe une importante compétition entre les acides gras oméga-3 et oméga-6 dans le corps humain.

On estime que dans l'alimentation d'un Français moyen le rapport entre les acides gras oméga-6 et les acides gras oméga-3 est de 20 pour 1. Les agences sanitaires recommandent de diminuer nos apports en oméga-6 et d'augmenter ceux en oméga-3 pour atteindre un rapport de 5 pour 1. Au Paléo, ce rapport était estimé à 1 pour 1[97]. Ce rapport actuel de 20 pour 1 a des conséquences simples et rapides : la production de molécules inflammatoires augmente et celles de molécules anti-inflammatoires diminue. L'homme moderne place donc son organisme dans un état d'inflammation chronique, uniquement à cause de ces apports en lipides déséquilibrés, ce qui augmente de manière significative le risque de cancers, de maladies cardio-vasculaires, d'arthrose et de maladies inflammatoires en général.

DES GRAISSES IMPLIQUÉES DANS LA PERFORMANCE SPORTIVE

Mais cet état inflammatoire peut aussi se manifester de manière beaucoup plus visible : à la suite d'un entraînement sportif, les fibres musculaires ont subi des microtraumatismes qui les ont légèrement déchirées. Ces déchirures vont engendrer, quelques heures plus tard, un épanchement calcique qui va provoquer de l'inflammation, c'est-à-dire la synthèse de prostaglandines inflammatoires. Cette cascade d'événements se déroule en plusieurs heures, ce qui explique pourquoi l'apparition des courbatures après un effort physique se produit toujours 24 à 48 heures après un entraînement. Les prostaglandines inflammatoires dérivées des acides gras oméga-6 sont ici indispensables : elles signalent à l'organisme qu'il y a un traumatisme qu'il faut réparer. Mais pour réparer, ce sont d'autres prostaglandines qui entrent en jeu, dérivées des acides gras oméga-3. Par conséquent, un excès d'acides gras oméga-6 dans l'alimentation augmente la magnitude des courbatures, ralentit leur disparition et ralentit la progression. Plusieurs études ont ainsi montré qu'une supplémentation en acides gras oméga-3 diminuait la sévérité des courbatures[98, 99] mais des résultats similaires peuvent être obtenus en rééquilibrant l'ensemble des lipides alimentaires. Les acides gras oméga-3 sont sans aucun doute la substance naturelle la plus puissante pour stimuler les gains de masse musculaire chez le sportif, car elle possède des effets anticataboliques et anaboliques[100].

Ces nouvelles données nous permettent de comprendre la juste réputation des acides gras oméga-3 pour la santé, mais aussi ce qui s'est réellement passé dans l'étude *Sydney Diet Heart Study*. En demandant aux malades de substituer des acides gras saturés par de l'huile de carthame riche en oméga-6, les chercheurs ont déséquilibré encore plus la balance entre les oméga-6 et les oméga-3, provoquant une production plus importante de prostaglandines inflammatoires, vasoconstrictrices et stimulant la coagulation, c'est-à-dire la formation de caillots sanguins susceptibles de boucher une artère et de provoquer la mort. Il y a donc bien plus à craindre des acides gras polyinsaturés que des acides gras saturés.

CHAPITRE 2

LES ŒUFS : LA BOTTE SECRÈTE DE L'HOMME PALÉO

Quand des hommes paléo partaient à la chasse et tombaient sur un nid d'oiseaux, ils devaient probablement se dire : « Ne mangeons pas tous ces œufs d'un seul coup, ils contiennent beaucoup de cholestérol, soyons prudents. Nous n'en mangerons qu'un aujourd'hui, tant pis si nous n'avons que des pissenlits pour finir la journée ». Vraiment ?

C'est en tout cas ce qu'on veut nous faire croire aujourd'hui. Pas six mois ne se passent sans que de gros titres s'affichent dans la presse : Le jaune d'œuf est plus dangereux que la cigarette ! Manger des œufs entiers c'est risquer la crise cardiaque ! Des titres tape-à-l'œil pour attirer le quidam, faire peur et générer de l'audience. Mais qu'en est-il réellement ?

La dernière étude en date a été publiée par des chercheurs canadiens en août 2012[101]. Les habitudes alimentaires de plus de 1 200 patients avaient été mises en relation avec leur état de santé cardio-vasculaire et la conclusion des chercheurs a été sans appel : les patients à risque cardio-vasculaire devraient limiter la consommation de jaunes d'œufs qui seraient presque aussi dangereux que la cigarette. Curieusement les journalistes qui ont relayé l'information ont rarement précisé au public que ces chercheurs émettaient eux-mêmes des doutes sur leurs conclusions étant donné qu'ils n'étaient pas parvenus à séparer certains facteurs dits confondants qui peuvent perturber les résultats comme le degré d'activité physique ou le tour de taille qui sont pourtant deux facteurs de risque cardio-vasculaire majeurs. Autrement dit cela signifie qu'aucune différence n'a été faite entre une personne obèse qui consomme beaucoup de jaunes d'œufs ou une personne ayant un poids normal et faisant du sport...

Œufs crus ou cuits ?

Dans un grand nombre de films d'action, le héros initialement vaincu prépare secrètement sa revanche en se soumettant à un entraînement physique ultra-intensif qui fera de lui un surhomme. Cet entraînement s'accompagne toujours d'une alimentation hors norme, sans doute pour accentuer l'aspect spectaculaire de ce traitement de choc : œufs crus bus gobés par dizaines au petit déjeuner, algues visqueuses par poignées, porridge infâme. C'est donc tout naturellement que beaucoup de jeunes sportifs mangent leurs œufs crus, comme le font leurs idoles. Or, plusieurs équipes de recherche se sont intéressées à la digestion des œufs. Elles ont toutes démontré que le blanc d'œuf cru est très peu digeste pour l'être humain : seules 50 % des protéines environ sont effectivement absorbées. En revanche, la coagulation du blanc, soit par la cuisson soit en battant les blancs d'œufs, modifie la structure des protéines et les rend digestes à plus de 90 %[104, 105]. Faire cuire ses œufs est donc impératif sous peine d'en voir partir la moitié dans les toilettes.

En janvier 2013, des chercheurs chinois et l'école de santé publique de Harvard ont publié dans le *British Medical Journal* une étude analysant 17 études d'observation sur la consommation de jaunes d'œufs et le risque de maladies cardio-vasculaires (infarctus, accident vasculaire, etc.). Les chercheurs ont compilé des données concernant plus de 4 millions de personnes, un record ! Les résultats montrent que la consommation de jaunes d'œufs n'a aucun lien avec le risque de maladies cardio-vasculaires chez les personnes en bonne santé[102]. À l'inverse, les chercheurs constatent qu'une consommation importante de jaunes d'œufs diminue le risque d'accident vasculaire cérébral hémorragique de 25 % ! L'exception vient du côté des personnes diabétiques de type 2 qui voient leur risque de maladie cardio-vasculaire augmenter légèrement à partir d'une consommation supérieure à un œuf entier par jour. Ces résultats ne sont pas les premiers du genre. Toutes les analyses solides menées sur ce sujet ont amené aux mêmes conclusions[103] : non, les œufs entiers ne sont pas dangereux pour la santé ! Mais pourquoi est-ce le cas chez les diabétiques ?

AUCUN EFFET SUR LE CHOLESTÉROL

En fait la question de la dangerosité des œufs se résume à une question très simple : la composition en lipides du jaune d'œuf est-elle dangereuse pour la santé ? Intuitivement de nombreuses personnes ont pensé que oui, car le jaune est riche en cholestérol. Mais comme on l'a vu dans l'affaire des oméga-6 et de la *Sydney Diet Heart Study*, l'intuition n'est pas toujours bonne conseillère. Des chercheurs de l'université du Connecticut (États-Unis) ont récemment publié une synthèse des études d'intervention sur la question : ils ont épluché l'ensemble des études scientifiques dans lesquelles on avait testé l'effet d'une supplémentation en jaunes d'œufs sur le taux de cholestérol sanguin. Cette analyse permet d'avoir une vision très large de la question avec des données issues de populations très différentes : enfants, hommes, femmes ménopausées ou non, personnes d'origines hispanique, asiatique, européenne ou africaine. Résultat : en mangeant 3 œufs entiers chaque jour – ce qui représente une quantité importante de cholestérol – dans 70 % des cas le taux de cholestérol sanguin ne varie pas. Chez les 30 % restants, le taux de cholestérol augmente, mais l'augmentation se fait de manière équilibrée entre le cholestérol HDL (« bon ») et le cholestérol LDL (« mauvais »), sans aucun impact néfaste sur la santé, conformément aux autres études[106]. L'explication de ces résultats est très simple : le cholestérol est une substance indispensable au fonctionnement normal du corps humain et naturellement produite au niveau du foie. Lorsque les apports alimentaires en cholestérol sont faibles, notre foie produit beaucoup de cholestérol pour couvrir les besoins de l'organisme. À l'inverse, lorsque nous mangeons beaucoup de cholestérol, le foie en produit moins pour maintenir un taux constant et élimine le surplus via les selles.

QUALITÉ DES ŒUFS : COMMENT S'Y RETROUVER ?

La question des œufs pourrait sembler réglée une bonne fois pour toutes, mais ce serait oublier qu'ils ne contiennent pas que du cholestérol. Ils contiennent aussi des acides gras oméga-6 et oméga-3. La concentration de ces acides gras dans le jaune et leurs proportions relatives est la conséquence directe de la santé et de l'alimentation des poules. Une alimentation riche en céréales elles-mêmes riches en oméga-6 (tourteaux de maïs et de soja) entraînera une concentration importante en oméga-6 dans les lipides du jaune d'œuf. À l'inverse, l'introduction par l'éleveur de graines de lin ou de lupin dans l'alimentation des poules donnera des jaunes d'œufs beaucoup plus intéressants sur le plan nutritionnel car plus riches en oméga-3 et donc bien moins inflammatoires. Il est fort probable que cette qualité des lipides explique l'augmentation légère du risque cardio-vasculaire observé chez les diabétiques dont l'organisme est déjà en inflammation chronique à cause de la maladie. Pour trouver des œufs dont l'apport en graisses est intéressant, il faut se tourner vers des produits issus de l'agriculture biologique[107] ou certifiés Bleu-Blanc-Cœur, un label qui garantit un enrichissement de l'alimentation des poules en graines de lin. Pour finir, le jaune d'œuf est une source importante de choline, un composant des membranes cellulaires, ce qui pourrait expliquer le bénéfice observé dans la prévention de certains accidents vasculaires.

En conclusion : vous pouvez manger des œufs entiers sans inquiétude, même quotidiennement, en particulier s'ils sont issus de l'agriculture biologique. Sachez qu'en dehors du marquage sur les emballages, vous pouvez distinguer les œufs par le premier chiffre imprimé sur la coquille :

- le 3 désigne un œuf issu d'une poule élevée en cage en élevage intensif avec 18 poules au mètre carré,
- le 2 désigne un œuf issu d'une poule élevée en élevage intensif hors-sol avec 9 poules au mètre carré,
- le 1 désigne un œuf issu d'une poule élevée en plein air avec au moins 2,5 m² de terrain extérieur pour se dégourdir les pattes,
- le 0 désigne un œuf issu d'une poule élevée en plein air avec au moins 2,5 m² de terrain extérieur pour se dégourdir les pattes et ayant bénéficié d'une alimentation issue de l'agriculture biologique.

CÔTÉ PERFORMANCES SPORTIVES...

Manger des œufs entiers n'est donc pas dangereux pour la santé. Mais les sportifs qui mangent des œufs ont-ils un avantage par rapport à ceux qui n'en mangent pas ? Pour le savoir, le Pr Steven Riechman (université du Texas, États-Unis) a étudié un groupe d'hommes et de femmes âgés de 60 à 69 ans qui ont suivi un entraînement de musculation pendant 12 semaines et a noté tous les détails de leur alimentation. Au bout des 12 semaines, surprise : ceux dont l'apport quotidien en cholestérol était inférieur à 3,5 mg par kilo de poids corporel n'ont eu aucun gain de masse musculaire et leur force a augmenté de 36 % en moyenne. En revanche, ceux dont l'apport alimentaire en cholestérol dépassait 5,7 mg par kilo de poids ont vu leur force augmenter de 86 % et leur masse musculaire de 2,1 kg[108], des résultats confirmés dans une autre étude l'année suivante[109]. Si l'on considère qu'un œuf contient en moyenne 200 mg de cholestérol, cela signifie qu'un pratiquant de rugby, de musculation ou de sport de combat pesant 80 kg devrait manger 2 à 3 œufs entiers au moins par jour pour accélérer sa progression et sa récupération.

Mais comment le cholestérol alimentaire peut-il amener autant de bénéfices ? Est-ce parce qu'il permet d'augmenter la synthèse de testostérone (hormone qui dérive du cholestérol) ? En fait, notre production de testostérone dérive bien du cholestérol, mais celui-ci n'est pas le substrat limitant dans cette réaction chimique. De plus, cette production est contrôlée par l'hypophyse et l'hypothalamus, deux organes situés dans notre cerveau et qui régulent les sécrétions hormonales. Contrairement à une croyance populaire, manger plus de cholestérol n'a donc aucun effet notable sur notre taux de testostérone. En fait, la même équipe de recherche a démontré qu'à la suite d'un entraînement physique intense, le taux de cholestérol sanguin chute brusquement et met plusieurs jours pour revenir à la normale. Cette baisse s'explique par une utilisation accrue du cholestérol par les muscles où il joue un rôle important dans la structure des membranes cellulaires et du fonctionnement des cellules. Ce rôle du cholestérol est primordial pour l'expression de diverses voies métaboliques cellulaires comme celles que déclenchent le récepteur à l'IGF-1, le récepteur aux androgènes, le facteur nucléaire Kappa-B, le facteur de nécrose tumorale ou encore l'interleukine-6, des structures et des messagers qui jouent tous un rôle majeur dans la construction musculaire[110]. Un apport alimentaire élevé en cholestérol permet un développement plus rapide de la force et de la masse musculaire.

Cholestérol : un coupable idéal

L'idée que le cholestérol joue un rôle majeur dans les maladies cardio-vasculaires est si intimement implantée dans nos esprits qu'il paraît saugrenu de vouloir la remettre en cause. C'est pourtant ce que font un nombre croissant de médecins et de chercheurs du monde entier. En France, le message est porté par le Dr Michel de Lorgeril, chercheur au CNRS et plus récemment par le Pr Philippe Even, président de l'Institut Necker.
Dès le début du XXe siècle, les pathologistes ont relevé la présence de plusieurs substances dans les lésions artérielles, les fameuses plaques d'athérome. Parmi ces substances qui sont en réalité très nombreuses, on trouve du cholestérol, d'où l'idée qu'il serait responsable de l'obstruction des artères. Michel de Lorgeril, auteur du livre *Prévenir l'infarctus et l'AVC* (Thierry Souccar Éditions, 2011) rappelle néanmoins l'origine de la confusion : « *Le cholestérol est une molécule précieuse dans notre organisme, tellement précieuse que nous ne savons pas le détruire, seulement le transformer, par exemple en hormones stéroïdes ou en vitamine D. En conséquence, si le cholestérol se retrouve dans des conditions où il n'y a pas de cellules capables de le métaboliser, il s'accumule et constitue un résidu indestructible (...). L'accumulation de cholestérol n'est donc pas la cause de la lésion – comme le croient certains –, mais la conséquence du vieillissement des lésions.* »
À la fin des années 1960, les biochimistes ont mis au point une technique pour mesurer les taux de cholestérol HDL (le « bon ») et LDL (le « mauvais »). Les autorités de santé ont financé quelques études pour savoir si ces « fractions de cholestérol » pouvaient prédire le risque de maladies cardio-vasculaires. En 1977, les chercheurs ont rapporté leurs résultats. Cela peut surprendre, mais leurs conclusions indiquaient que le cholestérol total est un marqueur inutile pour prédire le risque cardio-vasculaire. Ainsi l'étude de Framingham montre clairement que chez les hommes et les femmes de 50 ans et plus, « *le cholestérol total n'est absolument pas un facteur de risque des maladies coronariennes* ». Le cholestérol LDL pouvait être cependant associé à un « facteur de risque marginal ». Quant au cholestérol HDL, c'est lui qui semblait le plus fiable pour prédire le risque cardio-vasculaire : plus son taux était élevé, plus le risque était faible.

Mais il ne s'agit que de marqueurs, au même titre qu'avoir de la fièvre indique que l'on a une infection mais que traiter la fièvre ne fait pas disparaître cette infection.
En conclusion, la phobie du cholestérol est non seulement injustifiée en ce qui concerne les œufs, mais sans doute aussi injustifiée tout court, quel que soit l'aliment considéré.

Quant à l'homme au Paléo, son apport alimentaire en cholestérol variait selon les régions et les périodes, mais il était en moyenne beaucoup plus élevé que le nôtre en raison d'une consommation importante d'abats, notamment de cervelle dont la teneur en cholestérol est 50 % plus élevée que celle du jaune d'œuf.

CHAPITRE 3

LES PRODUITS LAITIERS, UNE BLANCHEUR TROMPEUSE

Les produits laitiers sont des aliments indispensables à la santé. On sait que le calcium dont ils regorgent est absolument indispensable pour conserver des os solides et pour rester en bonne santé. D'ailleurs, l'homme paléo qui ne consommait pas de ces aliments devait souffrir de déficit chronique en calcium et les adultes qui dépassaient la cinquantaine devaient immanquablement souffrir de fractures osseuses et être obligés de courir en déambulateur dans la savane derrière les animaux qu'ils chassaient !

DES BESOINS EN CALCIUM SURÉVALUÉS

Mais de quelle quantité de calcium a-t-on besoin au quotidien ? En France et au Canada, c'est respectivement l'Agence nationale de sécurité sanitaire de l'alimentation (ANSES) et Santé Canada qui se chargent de définir ces besoins. Ces deux agences tiennent à peu près le même discours : les adolescents de 9 à 18 ans doivent consommer 1 200 à 1 300 mg de calcium par jour, 900 à 1 000 mg entre 19 et 50 ans et 1 000 à 1 200 mg au-delà. Il est très difficile d'obtenir autant de calcium dans l'alimentation, en particulier si on ne mange que des fruits et légumes, céréales, viandes et poissons. Les produits laitiers, particulièrement riches en calcium, semblent absolument indispensables. Le problème c'est que si on cherche à comprendre comment sont fixés les besoins en calcium de la population française, on se heurte à un mur : il est devenu très difficile de trouver les références scientifiques, rapports et avis publiés par les agences pour justifier ces recommandations. La seule chose que l'on sait c'est que le groupe d'experts français responsable de ces recommandations est constitué de 33 experts dont 26 ont des liens directs ou anciens avec l'industrie agroalimentaire (Nestlé, Danone, CNIEL, etc.) et/ou l'industrie pharmaceutique (Servier, Pfizer, Merck, etc.), si on en croit les déclarations publiques d'intérêts publiées par l'ANSES et librement consultables sur Internet[111].

Teneur en calcium de quelques aliments

ALIMENT	QUANTITÉ	TENEUR EN CALCIUM (mg)
Chou cuit	1 bol	350
Lait écrémé	250 ml	306
Haricots à œil noir	1 bol	211
Yaourt nature écrémé	125 ml	207
Saumon en boîte	100	181
Haricots blancs (*baked beans*)	1 bol	154
Yaourt entier nature	125 ml	140
Laitue iceberg	1 pièce	97
Petits pois cuits	1 bol	94
Lait de soja	250 ml	93
Amandes	une poignée (24 amandes)	70

S'il est difficile de trouver les explications justifiant les apports conseillés en calcium en France, il est en revanche très facile de trouver ceux fixés par l'Organisation mondiale de la santé (OMS), indépendamment de tout lobby. Ces recommandations sont fixées pour tous les êtres humains de la planète et publiées dans *Vitamin and mineral requirements in human nutrition*. La partie dédiée au calcium fait 35 pages. Elle explique les liens entre la consommation de calcium, son absorption réelle et son excrétion (l'excès est éliminé dans les urines). Les experts de l'OMS ont déterminé en moyenne que l'équilibre parfait entre l'absorption et l'excrétion de calcium était situé autour de 520 mg de calcium par jour pour un homme adulte :

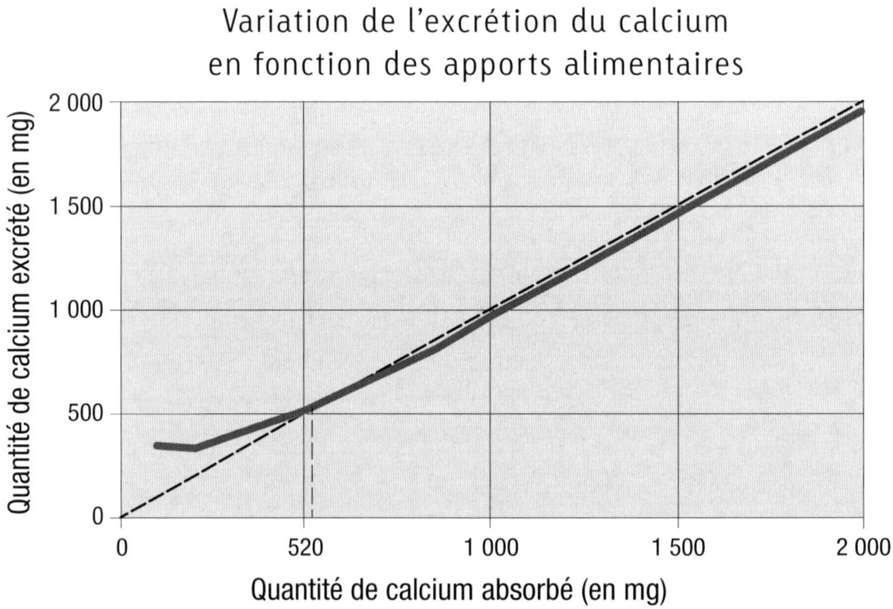

(Tiré de « Vitamin and mineral requirements in human nutrition », *Second Edition, 2004. World Health Organization, Food and Agricultural Organization of the United Nations. Page 68).*

Mais ce chiffre de 520 mg par jour n'est valable que pour les personnes en bonne santé et qui ont une alimentation de qualité. Les experts de l'OMS expliquent que certaines situations augmentent les besoins en calcium. C'est le cas lorsque l'alimentation est riche en sel et en protéines et simultanément pauvre en végétaux ou en cas de déficit en vitamine D. En effet la vitamine D améliore l'absorption intestinale du calcium et diminue son excrétion au niveau des reins. Le sel ou l'alimentation riche en protéines quant à eux, génèrent la production de déchets acides qui doivent être tamponnés dans l'organisme par des éléments basifiants, au premier rang desquels se trouvent le calcium et les minéraux des fruits et légumes. Au lieu de nous conseiller tout simplement de manger moins de sel, plus de végétaux et d'éviter les déficits en vitamine D, les autorités sanitaires préfèrent nous conseiller de nous gaver de calcium, laitier si possible, alors même que les produits laitiers sont une importante source de protéines et de sel (fromages) !

Il se trouve que moins de sel, plus de végétaux et plus de vitamine D sont des caractéristiques inhérentes à l'alimentation paléo. Le rapport de l'OMS explique même qu'en surveillant tous ces éléments, nos besoins en calcium peuvent baisser jusqu'à 450 mg par jour ! Mais d'ailleurs, qu'en est-il des habitants des pays qui consomment très peu de produits laitiers ou très peu de calcium via l'alimentation ? En Gambie, à l'extrême nord-ouest de l'Afrique, les apports alimentaires en calcium sont très faibles. Une récente étude a observé les apports alimentaires chez les enfants. Ses résultats montrent un apport moyen de 195 mg de calcium par jour[112] pouvant atteindre 340 mg selon l'âge[113]. Avec de tels apports en calcium, les os des Gambiens doivent ressembler à des éponges et se tordre au moindre souffle de vent ! En vérité, les études montrent que les Gambiens ont moins de fractures que les autres. Une étude parue en 1996 a comparé la densité minérale osseuse et la teneur minérale osseuse de 195 femmes gambiennes âgées de 44 ans ou plus et a comparé les résultats avec ceux de 391 femmes blanches anglaises ayant exactement le même âge. Verdict ? La teneur minérale osseuse et la densité minérale osseuse sont plus faibles chez les femmes gambiennes, quel que soit l'âge. Oui, mais... Les auteurs signalent aussi qu'elles ont malgré tout beaucoup moins de fractures[114] ! S'agirait-il d'une différence génétique ?

En 1999, des chercheurs de l'université biomédicale de Cambridge (Angleterre) ont montré qu'il n'y avait pas de différence génétique ou ethnique significative entre les Gambiens et les Anglais en ce qui concerne le fonctionnement de l'os[115].

En 2005 étaient publiés les résultats de l'étude RECORD. Menée en Angleterre, celle-ci avait suivi sur une période de 2 à 5 ans 5 292 personnes âgées d'au moins 70 ans qui étaient actives physiquement et qui avaient connu une première fracture osseuse récente. Les patients avaient été divisés en 4 groupes et avaient reçu soit de la vitamine D (800 UI) soit du calcium (1 000 mg), soit les deux, soit un placebo. Au terme de l'étude le résultat était net : aucun bénéfice du calcium, de la vitamine D ou des deux en combinaison dans la prévention des fractures n'était décelable[116]. Il ne fait donc plus aucun doute que la consommation massive de produits laitiers telle que recommandée actuellement est totalement aberrante. Mais est-elle dangereuse ?

DES RISQUES POUR LA SANTÉ

Dans les années 1920, le traitement des ulcères de l'estomac ne se faisait pas avec les médicaments de haute technologie disponibles aujourd'hui, les inhibiteurs de la pompe à proton, qui empêchent la formation d'acide chlorhydrique dans l'estomac. Les médecins prescrivaient généralement des conseils hygiéno-diététiques simples tels que la limitation des épices ou du café. De nombreux médecins américains prescrivaient aussi un régime alimentaire particulier : le régime Sippy, du nom de son inventeur, le Dr Betram Sippy. Ce régime était basé sur la consommation régulière de lait et de crème tout au long de la journée : le calcium de ces aliments jouant un rôle de tampon au niveau des acides gastriques, il permettait de diminuer l'intensité des symptômes. Les effets secondaires du régime Sippy ont été mis en évidence dans les années 1960 : les patients ayant un ulcère et qui suivaient ce régime étaient deux fois plus souvent touchés par un infarctus que ceux qui ne suivaient pas ce régime[117]. En 1977, des chercheurs anglais ont examiné le lien entre la consommation de lait et le risque d'infarctus du myocarde. Les données recueillies dans plus de 21 pays affichent un lien sans équivoque : plus on boit du lait, plus on risque la crise cardiaque. Face à ces résultats les chercheurs conseillaient de ne pas consommer plus de 0,2 L de lait par jour, bien loin des trois produits laitiers quotidiens recommandés aujourd'hui[118].

Mais est-ce les produits laitiers qui sont en cause ou le calcium qu'ils contiennent ? En 2010, les chercheurs de l'université d'Auckland (Nouvelle-Zélande) ont passé en revue l'ensemble de la littérature médicale pour connaître la dangerosité des compléments alimentaires de calcium, largement consommés et recommandés dans les pays industrialisés. Leurs résultats ont été publiés dans le *British Medical Journal*, un périodique médical prestigieux réputé pour son sérieux : la supplémentation en calcium à dose aussi faible que 500 mg par jour augmente le risque d'infarctus du myocarde de 30 % ce qui pourrait se traduire par un nombre important de décès compte tenu de l'utilisation massive de ces produits[119]. Plus récemment, des chercheurs chinois ont démontré que la supplémentation en calcium augmente le taux de cholestérol sanguin et provoque une calcification des vaisseaux sanguins[120]. Les quantités importantes de calcium telles que recommandées actuellement ne peuvent pas être utilisées correctement par notre organisme : celui-ci se dépose dans les vaisseaux sanguins, les rigidifie, facilite la formation de caillots sanguins et d'accidents cardio-vasculaires.

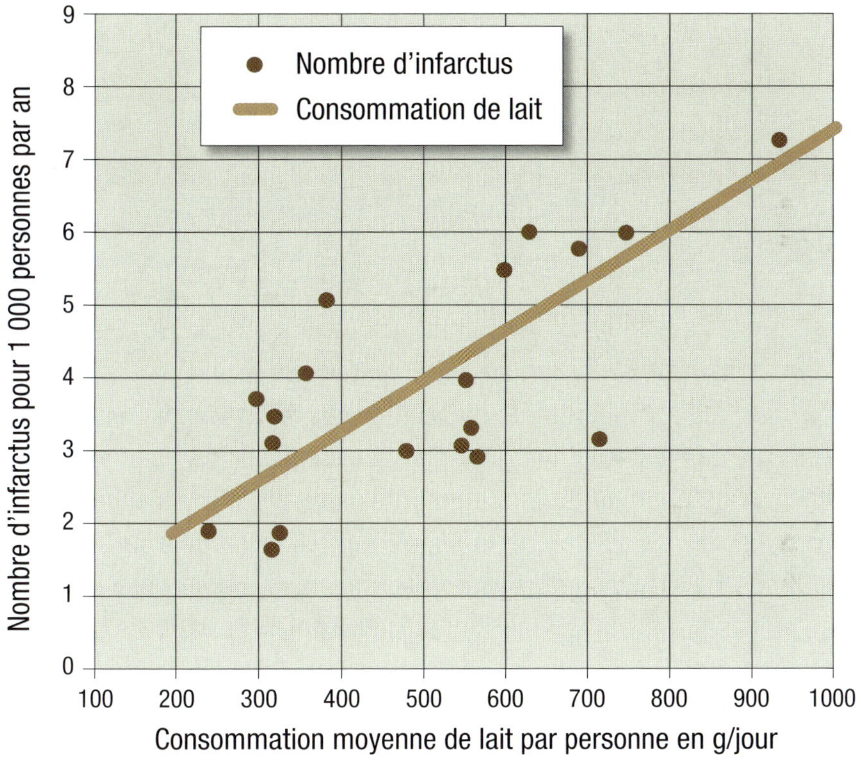

LE CALCIUM EN EXCÈS DIMINUE L'ABSORPTION DES AUTRES MINÉRAUX

Il semblerait que le calcium diminue l'absorption d'autres minéraux favorables à la santé cardio-vasculaire, notamment le magnésium. En juillet 2013, les chercheurs de l'université de Harvard ont publié un travail de synthèse sur le lien entre les apports en magnésium et le risque d'accident cardio-vasculaire. Après avoir lu plus de 2 300 études sur le sujet, leur conclusion indique qu'une consommation plus importante d'aliments riches en magnésium diminue faiblement le risque de maladies cardio-vasculaires et d'accident vasculaire cérébral. Mais lorsqu'ils regardent la quantité de magnésium circulant dans le sang ils constatent que chaque augmentation de 0,2 mmol/L du taux de magnésium circulant diminue le risque cardio-vasculaire de 30 %, le risque d'AVC de 17 % et le risque d'AVC fatal de 39 %[121]. Ce n'est donc pas l'apport absolu en magnésium alimentaire qui est protecteur, mais la quantité retrouvée dans le sang, c'est-à-dire la quantité effectivement absorbée par l'organisme et utilisée. Et savez-vous quel élément empêche la bonne absorption du magnésium par l'organisme ? Le calcium[122] !

Plusieurs études ont ainsi montré que ce n'était pas seulement le magnésium ou le calcium qui influençait les risques cardiaques, mais aussi le rapport entre calcium et magnésium : la consommation d'aliments riches en calcium et pauvres en magnésium (comme les produits laitiers) augmente nettement le risque d'infarctus du myocarde[123], de calculs rénaux[124], de cancers[125, 126], et sans doute de maladies neurodégénératives comme la maladie de Parkinson[127, 128]. Ces données surprenantes et encore peu connues du grand public poussent maintenant de nombreux médecins américains spécialisés en nutrition à reconsidérer le conseil de la supplémentation en calcium. Mais n'attendez pas qu'il soit trop tard et faites appel au bon sens : jamais l'être humain n'a été habitué à avaler de grandes quantités de calcium au cours de son évolution. On estime qu'au Paléo, le rapport entre magnésium et calcium était situé entre 1 pour 1 et 2 pour 1. Le lait de vache, avec un rapport calcium/magnésium de 12/1 est sans aucun doute l'aliment le plus inadapté à nos besoins en minéraux : il fait baisser nos réserves de magnésium et place notre organisme dans des conditions favorables à la maladie. Mais le calcium n'est qu'un seul des problèmes du lait.

CE QUI SE CACHE VRAIMENT DANS LE LAIT

Le lait des mammifères, qu'il s'agisse d'une vache ou d'un humain, est le fruit d'une sélection naturelle destinée à provoquer une croissance rapide des nouveau-nés et renforcer le système immunitaire. Pendant plusieurs semaines après la naissance, bovins et humains sont incapables de se nourrir par eux-mêmes et dépendent entièrement du lait maternel. Chez les bovins, des nutriments, des hormones et des substances actives du lait de vache passent dans le sang du veau et lui permettent d'atteindre un poids de 200 kg à l'âge de 6 mois. Ceci est rendu possible par la présence dans ce lait d'hormones et de peptides bioactifs.

L'insuline bovine

Il s'agit de l'équivalent bovin de l'insuline humaine, une hormone vitale dont le rôle est le transport et le stockage du sucre sanguin. Structurellement, c'est une protéine qui, chez l'homme comme chez la vache, est composée de 51 acides aminés et qui a globalement la même structure. Par exemple, seuls 3 acides aminés distinguent l'insuline bovine de l'insuline humaine. La consommation d'insuline bovine n'a aucun effet chez l'homme, car notre intestin joue un rôle de filtre et empêche cette insuline étrangère de pénétrer telle quelle dans l'organisme... À condition d'avoir un intestin qui joue correctement son rôle de filtre, c'est-à-dire qui ne soit pas perméable !

En novembre 2013, des chercheurs de la clinique Mayo, un établissement avant-gardiste considéré comme l'un des meilleurs hôpitaux du monde depuis plus de 20 ans, ont publié les résultats d'une étude dans la revue scientifique *PLoS One*, dans laquelle ils démontraient qu'une alimentation contenant du gluten rendait l'intestin perméable ce qui permettait à l'insuline bovine de passer dans le sang[129].

Conséquence ? L'insuline bovine est reconnue comme antigène, c'est-à-dire comme corps étranger dangereux, ce qui provoque la production par l'organisme d'anticorps destinés à neutraliser cet antigène. Mais comme l'insuline bovine ressemble étrangement à l'insuline humaine, les anticorps de certaines personnes prédisposées génétiquement ne se contentent plus d'attaquer l'insuline bovine, mais attaquent aussi l'insuline humaine, qui y ressemble étrangement, comme nous l'avons vu plus haut ! Cette réaction immunitaire basée sur une ressemblance de structure s'appelle une **réaction immunitaire croisée**. C'est exactement la même qui intervient dans les allergies saisonnières croisées et qui font que les personnes allergiques au bouleau sont aussi souvent allergiques aux rosacées (pommes, pêches, cerises, abricots).

L'insuline de lait de vache augmente le risque de diabète de type 1

Des chercheurs finlandais ont suivi 1 113 enfants qui présentaient une sensibilité génétique au diabète de type 1 et les ont assignés de manière aléatoire et en double-aveugle (ni les parents ni les médecins ne savaient qui recevait l'une ou l'autre des formules) à recevoir pendant les 6 premiers mois de vie soit une formule standard à base de lait de vache (contenant de l'insuline bovine intacte), soit une formule à base de whey hydrolysée (contenant de l'insuline bovine prédécoupée), soit une formule à base de whey exempte d'insuline bovine.

La whey est une protéine laitière (aussi appelée protéine de petit lait ou lactosérum), présente à hauteur de 20 % dans le lait, les 80 % restants étant représentés par la caséine. Quant à la whey hydrolysée, il s'agit d'une protéine qui a été découpée en petits morceaux en laboratoire par des enzymes, comme si elle avait été prédigérée. Cette technique a plusieurs avantages et permet notamment de diminuer les risques d'allergies.

À 3 mois, 6 mois, 1 an, 2 ans et 3 ans, les chercheurs ont évalué l'état de santé des enfants et ont mesuré la présence d'auto-anticorps dirigés contre l'insuline ou d'autres protéines annonciatrices du développement du diabète de type 1.

Publiés en mars 2012, les résultats montrent que comparativement à la formule classique à base de lait de vache, l'utilisation de la whey hydrolysée a diminué le risque d'auto-immunité de 25 % et l'utilisation de whey sans insuline bovine a diminué le risque de 61 %.

Le diabète de type 1 se déclare majoritairement pendant l'enfance et vous pourriez penser qu'à votre âge il n'y a plus de quoi s'inquiéter. Pourtant, il m'est arrivé d'être contacté par un sportif adulte après qu'il eut déclenché le diabète de type 1. Son alimentation était depuis des années celle recommandée aux culturistes partout sur Internet ou dans les magazines : beaucoup de protéines de lait et beaucoup de céréales riches en gluten.

Dans le cas de l'insuline, cette réaction immunitaire croisée conduit à la destruction de l'insuline humaine circulant dans le sang, en plus de l'insuline bovine, on parle de **réaction auto-immunitaire**. De fil en aiguille, le système immunitaire va même aller attaquer l'endroit où est produite l'insuline dans notre organisme : le pancréas. Lorsque notre pancréas est totalement détruit par nos propres anticorps alors nous ne pouvons plus produire d'insuline, c'est l'apparition du diabète de type 1, une maladie considérée comme incurable et qui nécessite des injections d'insuline chaque jour, tout au long de la vie. La cause réelle du diabète de type 1, telle qu'expliquée ici, est encore peu connue du grand public et des médias, mais a pourtant été formellement démontrée par une équipe de chercheurs finlandais menée par Outi Vaarala, professeur d'immunologie pédiatrique et directrice de l'unité de réponse immunitaire à l'Institut national pour la santé et le bien-être à Helsinki en Finlande (lire encadré).

L'IGF-1 (*Insulin-like Growth Factor 1*)

L'hormone IGF-1 est un facteur majeur de croissance cellulaire qui existe sous différentes formes. L'IGF-1 que l'on retrouve dans le lait de vache est comparable à l'IGF-1 systémique que l'homme produit au niveau du foie et qui influence la croissance de la plupart des tissus de l'organisme. En cas de blessure physique par exemple, la sécrétion d'IGF-1 augmente dans le but d'accélérer la cicatrisation. L'IGF-1 a également la capacité de favoriser la multiplication cellulaire : en cas de cancer, de plus hauts niveaux d'IGF-1 vont hâter le décès. L'IGF-1 est aussi l'hormone la plus importante au regard de la croissance musculaire, pourtant de plus hauts niveaux d'IGF-1 dans le sang n'ont pas d'effet sur la croissance musculaire et ce, pour une raison très simple : c'est uniquement l'IGF-1 produite localement à la suite d'un entraînement physique qui provoque la croissance musculaire, et non l'IGF-1 systémique. Par conséquent avoir de hauts niveaux d'IGF-1 dans le sang n'est pas une bonne chose, notamment en ce qui concerne la santé (à noter que des niveaux trop bas ne sont pas souhaitables non plus, car généralement témoins d'un état de dénutrition). Fort heureusement pour nous, l'IGF-1 présente dans les produits laitiers ne peut pas atteindre notre circulation sanguine : elle ne résiste pas à la chaleur et est détruite à la pasteurisation et à la fermentation (fromages)[130, 131]. Mais alors pourquoi nous inquiéter de l'IGF-1 dans les produits laitiers ? Parce que de très nombreuses études ont mis en évidence que tous les consommateurs de laitages ont des niveaux d'IGF-1 dans le sang plus élevés[132-137]. L'explication retenue à l'heure actuelle serait que les protéines laitières stimulent la production d'insuline par le pancréas, tout en étant pourvoyeuses de protéines et d'importantes quantités de calcium. Ces éléments pousseraient notre foie à produire plus d'IGF-1 systémique qui favorise la multiplication cellulaire, et donc potentiellement celle des cellules cancéreuses. Les aliments comme la viande, le poisson ou les œufs n'ont pas ces effets sur notre IGF-1.

Les estrogènes

Les estrogènes sont des hormones féminisantes, produites en grande quantité par les femmes et en petite quantité par les hommes, à partir de la testostérone via une transformation chimique appelée l'aromatisation. La majorité du lait de vache destiné à la consommation humaine est obtenue pendant la dernière partie de la grossesse de la vache, période à laquelle la teneur en estrogènes du lait est maximale. Les estrogènes sont des hormones qui sont solubles dans les lipides : les produits laitiers gras en contiennent donc plus que les produits laitiers maigres[138]. Les estrogènes du lait de vache sont présents sous forme de sulfate d'estrone, une hormone que l'on retrouve dans les médicaments destinés au traitement hormonal de la ménopause. Cette hormone passe dans le sang après ingestion et est hautement disponible : elle exerce des effets dans nos tissus, de la même manière que les estrogènes humains[139]. Or on sait que tous les cancers hormonodépendants comme le cancer du sein, le cancer de la prostate, le cancer des ovaires ou le cancer de l'utérus, croissent d'autant plus vite que nos niveaux d'estrogènes sont élevés. Pour traiter les cancers hormonodépendants, on utilise d'ailleurs des substances qui bloquent les récepteurs aux estrogènes.

Même si aucune recherche n'a fait le lien entre la consommation de lait et l'apparition d'un cancer hormonodépendant, on est en droit de s'interroger sur les conséquences de la présence d'estrogène « exogène » dans notre organisme. Conformément à cela, plusieurs équipes de chercheurs ont publié des travaux suggérant bien que la consommation régulière de produits laitiers est associée à une augmentation du risque de cancer de la prostate, des ovaires et peut-être du rein, de la tête et du cou[140, 141]. D'autant plus que ces estrogènes ne sont pas uniquement potentiellement problématiques pour le cancer, ils le sont aussi pour des maladies comme l'endométriose, qui touche aujourd'hui presque 7 millions de Françaises, et qui se caractérise par la croissance (là aussi favorisée par les hormones) des cellules de la muqueuse utérine en dehors de la cavité utérine : plus d'estrogènes, c'est *a priori* plus de lésions, plus de douleurs, plus de chirurgie pour essayer d'enrayer la maladie.

De leur côté, les hommes pourraient se penser épargnés, mais il n'en est rien : chez l'homme la production de testostérone est régulée au niveau du cerveau par l'hypophyse et l'hypothalamus. Le fonctionnement est simple : les testicules produisent la testostérone ; une partie de la testostérone est transformée en estrogènes via l'aromatase ; la testostérone et les estrogènes circulent dans le sang et arrivent au cerveau ; si la quantité de testostérone ou d'estrogènes est trop élevée, le cerveau donne l'ordre aux testicules de ralentir la production de testostérone ou de l'augmenter dans le cas inverse. Conclusion : il est tout à fait possible qu'en consommant des produits laitiers riches en sulfate d'estrone, vous faites croire à votre cerveau que vous avez produit beaucoup de testostérone et en conséquence, celui-ci demande aux testicules de produire moins de testostérone. La réalité de cette affirmation a été démontrée par des chercheurs japonais de l'université de Yamanashi en 2009[142].

L'albumine de sérum bovin

On pensait que cette protéine laitière était neutre et sans aucun danger. Il se trouve que des chercheurs ont démontré que les malades touchés par la polyarthrite rhumatoïde présentent souvent des anticorps dirigés contre l'albumine de sérum bovin[143]. La polyarthrite rhumatoïde est une maladie auto-immune incurable qui se caractérise par une attaque de notre propre système immunitaire contre nos articulations et en particulier contre le collagène de type 1[144]. Ces dernières se retrouvent déformées et très douloureuses à mesure que la maladie progresse. Comme le collagène de type 1 se retrouve aussi en abondance dans les os, les malades de polyarthrite ont aussi un risque très élevé de fractures[145]. Comme nous l'a montré l'exemple de l'insuline bovine, une maladie auto-immune prend sa genèse lors d'une réaction croisée entre une protéine du corps humain et une protéine externe et il se trouve qu'il y a une réaction croisée très nette en l'albumine de sérum bovin et le collagène de type 1 chez les personnes génétiquement prédisposées à la polyarthrite[146]. L'albumine bovine n'est peut-être pas l'unique cause de la maladie, mais il est très possible qu'elle y joue un rôle : continuer à manger de l'albumine bovine en cas de polyarthrite reviendrait à stimuler anormalement le système immunitaire et le pousser à détruire les articulations. En 1992, des chercheurs néerlandais ont assigné 9 personnes souffrant de polyarthrite rhumatoïde à suivre un régime sans protéines laitières ou un régime classique : l'alimentation sans produits laitiers a significativement diminué les douleurs et amélioré la mobilité. En revanche, la réintroduction de ces aliments a provoqué la rechute[147]. Un constat confirmé par deux autres équipes de recherche en 1994 et 1995[148, 149].

La xanthine oxydase

Quand on parle de maladies cardio-vasculaires, d'infarctus ou d'accident vasculaire cérébral (AVC), on parle souvent de cholestérol et de tabagisme mais rarement de la xanthine oxydase. Cette enzyme pourrait pourtant être impliquée dans l'apparition de ces maladies. Présente dans le lait, cette substance est également produite dans notre organisme au niveau du foie et circule dans le sang. Elle intervient dans la production des radicaux libres, nécessaires en cas d'inflammation pour enclencher une réponse de l'organisme. On sait ainsi que son activité augmente en cas de grippe, mais aussi dans les maladies chroniques comme les maladies inflammatoires, auto-immunes[150] et les maladies cardio-vasculaires[151]. La xanthine oxydase du lait résiste à l'acidité de notre estomac en étant protégée par le calcium du lait. Elle est donc capable de passer dans notre intestin puis dans notre sang[152, 153]. C'est cette constatation qui a poussé, dès le début des années 1970, de nombreux chercheurs à supposer que le lait de vache pouvait être un facteur causal des maladies cardio-vasculaires, en apportant de la xanthine oxydase qui accélérerait la production de radicaux libres dans les artères et les endommagerait. Malheureusement, par faute de soutien financier de la recherche, cette théorie est tombée aux oubliettes et la question du rôle exact de la xanthine oxydase en provenance des produits laitiers reste sans réponse. Il est important de signaler néanmoins que les quelques études ayant testé l'effet d'un inhibiteur de la xanthine oxydase sur la santé cardio-vasculaire ont montré des résultats positifs[154, 155].

Les casomorphines

Lors d'activités physiques intenses, d'excitation ou de rapports sexuels, notre organisme produit des molécules aux effets proches de ceux de la morphine : les endorphines. On sait que, lorsqu'elle est digérée, la caséine (la protéine principale du lait) donne naissance à des fragments de protéines qui ont un effet au niveau du cerveau proche de celui des endorphines : contrôle du stress, de la douleur et des émotions. Pour différencier les peptides dérivés de la caséine de nos propres endorphines, les chercheurs leur ont donné le nom d'exorphines (« endo » provient du grec ancien et signifie « dedans » alors qu'« exo » signifie « hors de »). Les exorphines dérivées de la caséine sont appelées les casomorphines. L'une d'entre elles, la bêta-casomorphine 7 a été découverte en 1979[156] et les chercheurs ont mis en évidence qu'elle exerçait des effets profonds sur le système immunitaire des bovins, sans en connaitre l'impact chez l'homme[157]. En 2007, des chercheurs polonais ont publié une synthèse des connaissances scientifiques actuelles sur les casomorphines. Ils relèvent que plusieurs études internationales ont montré un lien entre la consommation de caséine (et donc de casomorphines) et le risque d'infarctus du myocarde, d'athérosclérose et du syndrome de mort subite du nourrisson : « *le syndrome de mort subite du nourrisson est la principale cause de décès des enfants entre le premier mois de vie et la première année. Le point commun que présentent tous ces enfants est d'être nourris avec du lait maternisé, et uniquement cela. Après absorption au niveau de l'intestin, les casomorphines parviennent au cerveau qui n'est pas encore bien protégé par le système immunitaire. Chez les enfants dont le contrôle respiratoire est mauvais, ces peptides vont induire une dépression des centres nerveux de la respiration, provoquant la mort*[158] ».

Voilà ce que j'appelle une bonne raison de ne jamais donner une formule maternisée à base de lait de vache à un nourrisson. Enfin, plus récemment, plusieurs équipes de recherche pensent avoir découvert pourquoi de nombreuses personnes victimes d'asthme voient une amélioration de leurs symptômes en supprimant les produits laitiers : selon des travaux menés par des chercheurs néo-zélandais, la bêta-casomorphine 7 pourrait stimuler la production de mucus au niveau des organes respiratoires lorsque ces derniers sont déjà enflammés, comme c'est le cas dans l'asthme ou les allergies[159].

Les autres substances présentes dans les produits laitiers

Les phtalates et le bisphénol A

Les substances que nous venons de voir sont présentes dans l'ensemble des produits laitiers. Mais aujourd'hui, en raison des nombreuses pollutions environnementales, on y trouve aussi plusieurs substances chimiques inquiétantes. Les phtalates tout d'abord. Utilisés par les industriels pour fabriquer des plastiques souples, ils sont présents dans le lait de vache à une concentration de 12 000 ppm (part par milliard) et dans les fromages et crèmes glacées à une concentration de 200 000 ppm[160]. Pour comprendre ce que cela représente, il faut imaginer que l'agence sanitaire américaine a fixé un taux maximum de sécurité en ce qui concerne la teneur en phtalates dans les eaux de boissons à 6 ppm. Au-delà de ce seuil, l'eau est déclarée impropre à la consommation.

À côté des phtalates, on retrouve souvent du bisphénol A (BPA), une substance utilisée principalement comme antioxydant dans les plastiques et le revêtement interne des boîtes de conserve ou des canettes. Son utilisation est si massive (plusieurs millions de tonnes produites chaque année) qu'on en retrouve partout dans l'environnement. En février 2013, des chercheurs de l'université de Washington (Seattle, États-Unis) ont comparé l'exposition au bisphénol A et aux phtalates de 10 familles américaines. La moitié a suivi des consignes strictes visant à éviter ces deux composés, par exemple ne pas utiliser de récipients en plastique. L'autre moitié s'est vu remettre un panier pour 5 jours d'aliments bio, frais, d'origine locale, préparés sans le moindre contact avec des contenants en plastique. Les chercheurs ont ensuite relevé les concentrations urinaires des phtalates et du BPA chez les participants. Ils s'attendaient à voir les taux baisser dans les familles ayant reçu les aliments frais et bio. Et là, surprise : c'est le contraire qui est constaté. Les concentrations de ces substances chimiques sont apparues 100 fois plus élevées qu'avant le début de l'intervention. Les enfants présentaient des taux plus élevés que les adultes. Pour comprendre ce qui se passait, les chercheurs ont analysé les produits alimentaires qu'ils avaient donnés à consommer au groupe « bio » et ont constaté que les laitages (beurre, crème, lait et fromage) avaient des concentrations très élevées de phtalates et de bisphénol A. Avec de tels taux, les chercheurs estiment qu'un enfant américain de 3 à 6 ans est exposé chaque jour à 183 mg/kg de ces produits chimiques, alors que l'agence américaine de protection de l'environnement a fixé la limite de sécurité sanitaire à 20 mg/kg/jour[161].

Les conséquences de l'exposition aux phtalates et au bisphénol A sont maintenant bien connues : augmentation de la perméabilité intestinale, du risque de cancers, de diabète ou de surpoids.

Le lactose

Le lait est donc une bonne source de protéines, une source importante de calcium et nous venons de le voir une excellente source de produits chimiques. C'est aussi une source de sucre, principalement sous forme de lactose. Le lactose est un disaccharide, c'est-à-dire un sucre composé de deux molécules de sucre : le glucose et le galactose. Pour pouvoir être digéré correctement, le lactose doit d'abord être coupé en deux via une enzyme intestinale appelée lactase. Sur le plan de l'évolution, le rôle de la lactase est très clair : permettre au nouveau-né de digérer le lait maternel humain, riche en lactose. Généralement, une fois cette période terminée, la production de lactase dans l'organisme diminue naturellement et on ne parvient plus à digérer correctement le lactose. La consommation de lait ou de fromage blanc entraîne alors des ballonnements ou des troubles du transit, témoignant directement de la présence de lactose non digéré dans l'intestin.

Il existe néanmoins quelques exceptions à cette intolérance au lactose : alors que plus de 90 % des Asiatiques sont intolérants, seuls 5 % des Européens du Nord sont concernés (Finlande, Norvège, Suède, etc.)[162]. La raison est simple : les Nordiques ont introduit les produits laitiers dans leur alimentation courante à l'âge adulte depuis plusieurs milliers d'années. Il y a donc eu une pression sélective intense au sens de l'évolution pour favoriser la persistance de cette enzyme. Mais cela ne signifie pas pour autant que les Nordiques soient génétiquement adaptés à consommer beaucoup de produits laitiers : la Finlande détient le record du nombre de diabétiques de type 1 avec 35 personnes touchées pour 100 000 habitants alors qu'en Asie l'incidence peine à dépasser 1 personne pour 100 000 habitants[163]. Il y a donc bien eu une adaptation génétique chez certains hommes depuis l'introduction des produits laitiers dans l'alimentation humaine il y a environ 10 000 ans, mais celle-ci reste partielle et n'empêche pas des milliers de gens de tomber gravement malades.

Bon nombre d'articles diffusés sur Internet et parfois dans certains journaux font écho de ces problématiques. Elles sont immédiatement balayées d'un revers de main par les représentants des autorités de santé ou des nutritionnistes influents. À cette situation je réponds : même si on admet que certains dangers des produits laitiers ne sont pas considérés comme démontrés et universellement admis par l'ensemble de la communauté scientifique, il n'y a aucun risque pour la santé à ne pas boire de lait alors que les bénéfices de s'en abstenir sont potentiellement énormes.

SUBSTANCES TOXIQUES PRÉSENTES DANS LE LAIT	EFFETS NÉFASTES	MODE D'ÉLIMINATION
Insuline bovine	• Déclenche le diabète de type 1 chez les personnes génétiquement prédisposées	• Aucun
IGF-1	• Stimule la croissance des cellules cancéreuses	• Aucun
Estrogènes	• Impliquées dans la baisse du taux de testostérone chez l'homme et dans l'endométriose chez la femme	• Aucun
Albumine de sérum bovin	• Impliquée dans la polyarthrite rhumatoïde	• Aucun
Xanthine oxydase	• Pourrait endommager les artères	• Aucun
Casomorphines	• Perturbent le fonctionnement normal du cerveau et du système immunitaire • Impliquées dans l'asthme, les allergies, l'anxiété, la dépression	• Aucun
Phtalates et bisphénol A	• Impliqués dans les cancers hormonaux, le surpoids, l'infertilité, l'endométriose	• Aucun
Lactose	• Ballonnements, diarrhées Impliqué dans le syndrome du côlon irritable	• Via la consommation concomitante de lactase en complément alimentaire

CHAPITRE 4

LE DOUBLE VISAGE DES CÉRÉALES

Le terme « céréales » désigne les plantes cultivées pour leur grain et issues de la famille des graminées (nom scientifique *Poaceae* ou *Gramineae*).

On trouve principalement dans cette famille le blé, le seigle, l'orge, l'avoine, l'épeautre, le kamut (appartenant à la sous-famille des *festucoïdées*), le riz (sous-famille des *oryzoïdées*), le millet, le maïs (sous-famille des *panicoïdées*) ou le teff (sous-famille des *chloridoïdées*). En revanche, le sarrasin (famille des *polygonacées*) et le quinoa (famille des *chénopodiacées*) ne sont pas des céréales, mais sont consommées comme telles. Ceci étant dit, les graminées ne sont pas toutes des céréales ; par exemple le bambou ou la canne à sucre sont des graminées, mais pas des céréales. L'ensemble des graminées aurait un ancêtre commun qui se serait différencié au Crétacé, il y a 107 à 129 millions d'années[164].

La date exacte à partir de laquelle l'homme a commencé à consommer régulièrement des céréales n'est pas parfaitement connue. En 2010 des anthropologues américains ont pu mettre en évidence la présence de résidus de céréales dans la dentition de squelettes d'hommes de Néandertal retrouvés en Irak et en Belgique[165] avec un âge estimé par la datation au carbone 14 de – 44 000 ans. Les résidus de graines de céréales analysés s'apparentent à une variété d'orge très ancienne et indiquent deux points importants : d'une part l'homme de Néandertal décortiquait les céréales avant de les manger, et d'autre part il les faisait déjà partiellement cuire. Cette trouvaille fut confirmée la même année par une équipe de chercheurs italiens, tchèques et russes qui ont pu montrer que des meules de pierre étaient déjà utilisées il y a 30 000 ans en Europe pour transformer grossièrement des céréales en farine avant la cuisson[166]. Il est donc probable que la cuisson et la consommation sporadique de céréales remonte à plus de 40 000 ans dans certaines zones de peuplement. Cela peut paraître ancien, mais si on rapporte l'histoire de l'évolution de l'homme à l'échelle d'une année civile, alors nous mangeons des céréales depuis moins de deux jours !

LE PROBLÈME DES CÉRÉALES : LES ANTINUTRIMENTS

Une des clefs de l'évolution humaine a été la quête d'une alimentation plus riche en calories et plus pauvre en antinutriments. Les antinutriments sont présents dans les végétaux en quantité plus ou moins grande et sont une arme de défense des plantes contre les prédateurs. Ils agissent en bloquant l'absorption de certains nutriments comme les minéraux ou les protéines, provoquant des carences alimentaires, et en altérant la porosité de l'intestin : un intestin perméable peut laisser passer des molécules anormalement grosses et être ainsi à la base de l'apparition de nombreux problèmes de santé et tout particulièrement les maladies auto-immunes (comme avec l'insuline bovine, voir page 71). Cet accès, via la culture des céréales, à une alimentation abondante, calorique et facile à digérer est donc sans aucun doute un des événements les plus formidables dans l'histoire de notre évolution, car il nous a permis de nous consacrer à d'autres activités que la recherche constante de nourriture, comme les sciences ou l'art.

LES PRINCIPAUX ANTINUTRIMENTS DES CÉRÉALES

L'acide phytique

Les fruits, les légumes ou les céréales contiennent tous des fibres. Ces fibres sont de deux types : les fibres solubles (capables d'absorber jusqu'à plus de 100 fois leurs poids en eau, ce sont elles qui donnent cet aspect « visqueux » au porridge à base de flocons d'avoine) et les fibres insolubles (ce sont elles qui forment une écorce autour des céréales complètes ou des oléagineux). Les premières servent de nourriture directe aux bactéries intestinales, favorisent une bonne flore bactérienne, diminuent le taux de cholestérol sanguin et améliorent l'absorption intestinale des minéraux[167]. Les deuxièmes jouent plus un rôle mécanique : elles stimulent le déplacement du bol alimentaire puis des matières fécales dans l'intestin, ce qui les rend très utiles en cas de constipation. La plupart des fruits et légumes contiennent un mélange de fibres solubles et insolubles en proportions comparables, et les céréales complètes sont majoritairement pourvoyeuses de fibres insolubles. Problème : les fibres insolubles des céréales sont elles-mêmes pourvoyeuses de grandes quantités d'acide phytique. L'acide phytique joue un rôle primordial dans les céréales où il représente une forme de stockage de phosphore et d'énergie, mais c'est aussi un puissant fixateur du zinc et du fer et dans une moindre mesure du calcium. Cela signifie qu'après ingestion, les minéraux et les oligoéléments présents dans l'écorce des céréales complètes sont accrochés par l'acide phytique pour former du phytate de zinc, du phytate de fer ou du phytate de calcium qui ne pourront pas être absorbés et seront excrétées par les voies naturelles. On pourrait penser que cette petite réaction est sans grande conséquence, mais dans les pays en voie de développement où les céréales complètes représentent la majeure partie de l'alimentation, les habitants présentent des risques importants de développer des carences en minéraux aux conséquences potentiellement dramatiques sur la santé[168]. Les associations des diététiciens américains et canadiens considèrent d'ailleurs que c'est l'acide phytique qui est responsable des fréquents déficits en fer et en zinc chez les végétariens[169]. Les végétariens et les végétaliens, bien informés de cette problématique ont pour habitude de faire tremper les céréales complètes dans de l'eau, la nuit précédant la cuisson. En effet, les céréales contiennent aussi de la phytase dans leur enveloppe, une enzyme dont le rôle est de dégrader l'acide phytique : le trempage permet ainsi de libérer l'enzyme qui attaque l'acide phytique, si bien que sa teneur finit par diminuer, mais rarement plus de 60 %[170-172]. De plus cette technique n'est pas toujours efficace si la céréale ne contient pas suffisamment de phytase, et c'est notamment le cas du riz complet (ou riz brun). Néanmoins, et malgré tous ces éléments, les dangers de l'acide phytique pour la santé humaine dépendent grandement de la quantité que nous absorbons : de petites quantités telles que celles présentes dans les fruits, les légumes ou les oléagineux semblent bénéfiques pour la santé cardio-vasculaire. À l'inverse des apports importants via les céréales complètes sont antinutritifs.

Le gluten

Ce que l'on appelle communément le gluten est en fait un mélange de prolamines et de gluténines, deux familles de protéines. C'est la présence de gluten dans une farine de blé qui la rend panifiable : il confère sa résistance et son élasticité à la pâte à pain[173, 174]. C'est lui qui permet à la pâte de lever via la fermentation puis lors du passage au four. On trouve des prolamines dans de nombreuses céréales comme le blé (la prolamine du blé s'appelle la gliadine), l'épeautre (gliadine), le kamut (gliadine), le seigle (sécaline) et l'orge (hordéine). On sait aujourd'hui avec certitude que ces prolamines sont hautement toxiques chez certaines personnes prédisposées génétiquement (les « malades cœliaques ») chez qui elles forcent le système immunitaire à détruire l'intestin, entraînant troubles du transit, amaigrissement et dénutrition. La maladie cœliaque ou « **intolérance au gluten** » concernerait environ 3 Français sur 100 et la plupart sont malades sans le savoir en raison des symptômes souvent diffus de la maladie : fatigue chronique, ballonnements, maux de tête, eczéma, etc. La maladie peut être diagnostiquée par des prises de sang ou par un examen intestinal et entre spontanément en rémission à l'arrêt total de la consommation de produits contenant du gluten (la moindre protéine étant toxique). En l'absence de diagnostic, la maladie provoque une perméabilité intestinale marquée, ce qui permet à de nombreuses molécules issues de l'alimentation de passer dans le sang. Conséquence : celles-ci entraînent des réactions immunitaires qui pourraient à moyen et long termes déclencher des cancers, des maladies auto-immunes comme le diabète de type 1 (voir page 72), la sclérose en plaques (destruction auto-immunitaire de la gaine de myéline), la polyarthrite rhumatoïde (destruction auto-immunitaire des articulations), la thyroïdite de Hashimoto (destruction auto-immunitaire de la thyroïde) et bien d'autres pathologies encore.

À la différence de l'intolérance au gluten, la **sensibilité au gluten** touche beaucoup plus de monde, entre 6 et 35 % des Français selon les chercheurs, la disparité des chiffres s'expliquant par un manque d'études de populations à l'échelle internationale. Cette maladie dont les symptômes sont très proches de la maladie cœliaque ne peut pas être diagnostiquée par un examen médical classique. Seul un test de suppression totale du gluten pendant quelques semaines permet de savoir si on en est victime. Comment se déclenche-t-elle ? Il a été démontré que la gliadine du blé augmentait de manière marquée la perméabilité intestinale chez tous les êtres humains, sans distinction génétique[175, 176]. La raison pour laquelle le gluten est si toxique a été pour moi un sujet passionnant et l'objet d'une enquête que j'ai menée auprès de chercheurs du monde entier au cours de l'année 2012. J'ai pu découvrir que le blé moderne était en fait un OGM expérimental, tellement modifié qu'il est capable de provoquer eczéma, boulimie, crises d'épilepsie, maladies auto-immunes, migraines ou fatigue chronique. L'histoire de cette enquête passionnante est racontée dans mon livre *Gluten, comment le blé moderne nous intoxique* (Thierry Souccar Éditions, 2013). La suppression du gluten dans l'alimentation est pour moi sans aucun doute le « geste paléo » le plus simple et le plus porteur de bénéfices pour la santé.

Pourquoi est-il si difficile de détecter la sensibilité au gluten ?

Si la sensibilité au gluten ne peut pas être diagnostiquée par un examen médical classique c'est parce que les chercheurs ne sont pas encore parvenus à mettre en lumière le mécanisme biologique exact de la maladie. Néanmoins les preuves scientifiques s'accumulent et nous permettent de mieux comprendre cette maladie. En mars 2011, des chercheurs ont publié une étude très poussée sur les mécanismes immunitaires de l'intolérance au gluten et de la sensibilité au gluten. Ils ont mis en évidence que dans la sensibilité au gluten certains récepteurs du système immunitaire, dits Toll-like, s'activaient de manière excessive[177]. Ces récepteurs jouent un rôle important dans l'immunité innée, par opposition à l'immunité acquise qui se développe au contact de virus ou de bactéries. Lorsque les récepteurs Toll-like s'activent, le système immunitaire réagit sans produire d'anticorps, ce qui explique pourquoi une prise de sang classique ne montre rien d'anormal. La question était ensuite de savoir ce qui pouvait bien activer ces récepteurs Toll-like et il est probable que les coupables soient les inhibiteurs de trypsine [lire page 86].

Les inhibiteurs de trypsine

Pour se défendre face aux insectes, les céréales ont toutes des armes naturelles : les inhibiteurs d'alpha-amylase et les inhibiteurs de trypsine. L'alpha-amylase est une enzyme du tube digestif qui permet de digérer les glucides, quant à la trypsine son rôle est de permettre la digestion des protéines. Quand un insecte s'attaque au blé, il ingère des inhibiteurs d'alpha-amylase et de trypsine qui peuvent provoquer sa mort. Mais de récentes recherches ont montré que lorsqu'un homme avale ces inhibiteurs, nos récepteurs Toll-like peuvent s'activer, engendrant une inflammation et des effets systémiques[178] qui pourraient bien expliquer les symptômes liés à la consommation de blé et, plus largement, de céréales : fatigue, douleurs articulaires, ballonnements, troubles du transit, maux de tête, etc. Plus récemment, une collaboration internationale de chercheurs, à laquelle ont participé le Dr Bruno Bonaz (gastro-entérologue et neurophysiologiste au département hépato-gastro-entérologie du CHU de Grenoble) et le Dr Fasano (hôpital général du Massachussetts, États-Unis), a retenu cette hypothèse comme étant la piste la plus sérieuse pour expliquer la sensibilité au gluten[179].

De fait, les chercheurs pensent qu'un jour la sensibilité au gluten pourrait être redéfinie avec plus de précisions et changer de nom, devenant la « sensibilité aux ATI » (Amylase Trypsine Inhibiteurs). Il se trouve que toutes les céréales contiennent des ATI. Ces ATI ne sont que partiellement détruites à la cuisson[180]. Leur nocivité serait avant tout une question de dose[181] : les personnes sensibles au gluten tolèrent souvent une petite quantité occasionnelle de blé, mais pas une consommation régulière.

Les lectines

Les lectines sont des protéines retrouvées en grandes quantités dans les céréales, les légumineuses, les pommes de terre, mais aussi à la surface de certaines bactéries et en quantités infimes dans certains fruits et légumes. Malgré leur omniprésence, et après plus d'un siècle de recherches sur ces substances, leur rôle biologique exact chez les plantes n'est toujours pas parfaitement compris. On considère cependant qu'elles jouent un rôle dans la croissance de ces plantes et dans leur défense face aux pathogènes, agissant comme des insecticides naturels.

Les lectines ont commencé à intéresser la recherche lorsque l'on s'est rendu compte qu'elles pouvaient être toxiques : l'exposition à moins de 2 mg de ricine, la lectine du ricin (dont on tire l'huile de ricin) par inhalation ou injection provoque la mort chez l'homme, ce qui classe la ricine comme étant 6 000 fois plus toxique que le cyanure.

Bien qu'il s'agisse d'une toxicité exceptionnelle dépendant de la dose, la plupart des lectines sont préoccupantes, car il a été démontré que certaines d'entre elles n'étaient pas complètement détruites ni par la cuisson, ni par nos enzymes digestives et qu'elles pouvaient passer dans le sang[182]. Et lorsqu'elles ne passent pas dans le sang, elles peuvent perturber les villosités intestinales, augmenter la perméabilité de l'intestin et ainsi ouvrir la porte à de nombreuses maladies, en particulier auto-immunes.

D'une manière générale, les lectines semblent exercer des activités biologiques fortes au niveau de toutes les muqueuses : dans l'estomac elles peuvent stimuler la production d'acide et empêcher la régénération de la muqueuse ce qui peut favoriser les ulcères de l'estomac. Au niveau des voies respiratoires, les lectines rendraient les muqueuses perméables, ce qui faciliterait la survenue d'infections respiratoires (bronchites, sinusites, rhinopharyngites, etc.)[183].

Une deuxième propriété des lectines est d'avoir une affinité pour certains sucres complexes. Par exemple, l'agglutinine de blé, une lectine du blé, a une affinité forte avec le N-acétyl-D-glucosamine, un sucre retrouvé dans les tissus conjonctifs et les articulations. Quand l'agglutinine rencontre le N-acétyl-D-glucosamine, elle est désactivée et devient inoffensive mais au passage elle rend inutilisable ce sucre nécessaire au fonctionnement normal des articulations. Cet effet destructeur des lectines du blé sur les articulations pourrait expliquer les effets extraordinaires observés en cas de suppression du gluten dans certaines maladies rhumatismales comme la polyarthrite rhumatoïde[184]. Forts de ce constat, certains chercheurs ont eu l'idée de donner directement ces sucres particuliers à des volontaires dans le but de bloquer les lectines néfastes avant qu'elles n'atteignent les tissus cibles (lire encadré page suivante).

Mais cette stratégie prometteuse est encore balbutiante : mieux vaut donc tout simplement fuir les lectines dont les dangers sont avérés. De toutes les lectines connues, les plus pernicieuses sont l'agglutinine du blé et la gliadine, une protéine retrouvée dans le gluten du blé, de l'épeautre et du kamut[185].

Pour lutter contre la toxicité des lectines, de nombreux sites Internet végétariens recommandent de pratiquer la germination mais s'il est vrai que cette technique est efficace sur les lectines des légumineuses, elle semble peu efficace sur les lectines des céréales[186-188].

Bloquer les lectines avant qu'elles ne fassent leurs ravages

Dans une étude préliminaire, l'ajout de N-acétyl-d-glucosamine à l'alimentation de souris touchées par la sclérose en plaques (encéphalomyélite auto-immune expérimentale) a permis de bloquer totalement l'évolution de la maladie et même d'inverser la progression de la paralysie[189].
En 2000 des chercheurs londoniens ont donné 3,6 g par jour pendant 2 ans de N-acétyl-D-glucosamine à 12 enfants touchés par une maladie inflammatoire de l'intestin très sévère et résistante à tous les traitements médicamenteux (10 maladies de Crohn et 2 rectocolites hémorragiques). La supplémentation a amélioré de manière significative tous les malades et de manière spectaculaire 8 d'entre eux qui n'ont pas eu à subir d'ablation de leur intestin[190].

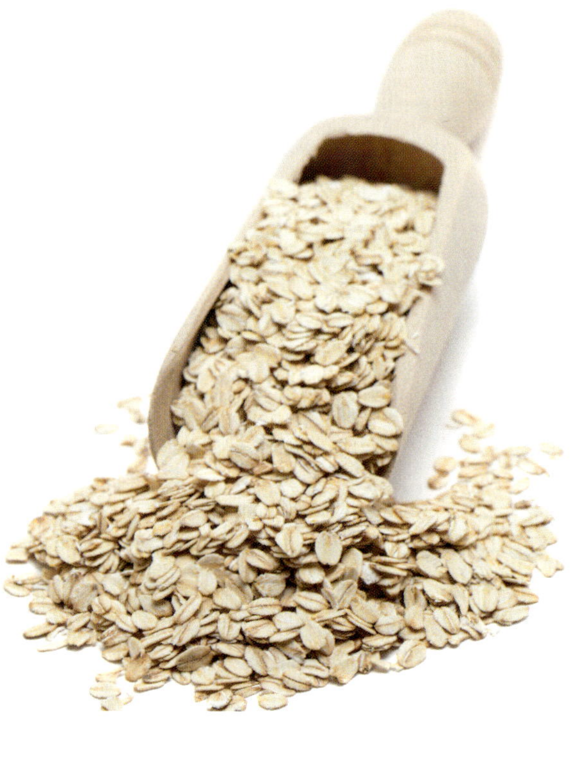

SUBSTANCES TOXIQUES PRÉSENTES DANS LES CÉRÉALES	EFFETS NÉFASTES	MODE D'ÉLIMINATION
Acide phytique (dans les céréales complètes)	• Fixateur du zinc, du fer et du calcium donc associé à des risques de carence, surtout chez les végétariens	• Trempage une nuit avant cuisson (n'élimine pas plus de 60 % de l'acide phytique présent) **Remarque :** l'acide phytique peut être favorable à petites doses
Gluten	• Toxique pour les malades cœliaques • Augmente la perméabilité intestinale • Impliqué dans les maladies auto-immunes (thyroïdite de Hashimoto, syndrome de Gougerot-Sjögren, etc.)	• Élimination partielle via la germination ou la fermentation
Inhibiteurs de trypsine	• Entraînent une inflammation et des Inflammation et effets systémiques (fatigue, douleurs articulaires, ballonnements, troubles du transit, maux de tête, etc.) • Pourraient être à l'origine de la sensibilité au gluten	• Destruction partielle à la cuisson
Lectines	• Perturbent les villosités intestinales, augmentent les perméabilités épithéliales (intestin, poumons, peau) • Favorisent les ulcères et les infections respiratoires Impliquées dans la polyarthrite rhumatoïde et les maladies inflammatoires de l'intestin (Crohn, rectocolite)	• Élimination partielle via la germination pendant plusieurs jours

Doré, grillé : le problème de la glycation

La glycation est une réaction naturelle et spontanée, favorisée par les hautes températures, qui a lieu entre une protéine et un sucre (glucose, fructose ou galactose). Elle donne naissance à des produits appelés composés de Maillard ou encore produits avancés de la glycation (AGE)[191]. Les AGE sont difficilement éliminés de notre organisme et s'accumulent dans nos tissus. Ils favorisent toutes les maladies du vieillissement comme la cataracte, la dégénérescence maculaire liée à l'âge[192], les rides[193] et bien sûr l'arthrose[194].

Le rôti tout juste sorti du four avec sa belle couleur caramélisée ? C'est la réaction de Maillard. L'arôme puissant du café torréfié ? Encore la réaction de Maillard. La belle croûte dorée du pain ? Toujours la réaction de Maillard. Tout ce qui stimule nos yeux, notre odorat et ravit nos papilles n'est donc pas toujours bon pour la santé !

Les AGE peuvent également se former spontanément dans notre organisme, généralement lorsque notre taux de sucre sanguin s'élève, comme par exemple après un repas ou l'on consomme beaucoup d'aliments à IG élevé comme les céréales ou les pommes de terre[195].

Une alimentation de type paléo accompagnée de cuissons douces est donc le moyen le plus efficace de diminuer notre production interne d'AGE et d'éviter ainsi un vieillissement prématuré.

CHAPITRE 5

POMMES DE TERRE : LE CRIME DE PARMENTIER

Antoine-Augustin Parmentier est un pharmacien et un nutritionniste ayant vécu en France au XVIIIe siècle. Après la guerre de Sept Ans, en 1769 et 1770, la France connaît deux famines.

En 1771, l'académie de Besançon demande à plusieurs scientifiques d'identifier quels végétaux pourraient être substitués en cas de disette à ceux que l'on emploie communément. Parmentier écrit un mémoire dans lequel il établit qu'un apport supplémentaire en amidon pourrait combattre la malnutrition. Il propose que cet amidon soit apporté par la pomme de terre, un tubercule facile à cultiver mais qui est considéré à l'époque comme toxique, capable de véhiculer la lèpre ou la peste et donc interdit à la culture depuis 1748. Après la parution du mémoire de Parmentier, les membres de la faculté de médecine de Paris se réunissent et réévaluent la toxicité de la pomme de terre. Sans aucun outil analytique moderne ils finissent par conclure que la culture et la consommation de pomme de terre ne présentent pas de danger. Parmentier lui-même en apporte une preuve formelle et rigoureuse, digne des plus grands scientifiques de ce monde : « *Nos soldats ont considérablement mangé de pommes de terre dans la dernière guerre ; ils en ont même fait excès, sans avoir été incommodés ; elles ont été ma seule ressource pendant plus de quinze jours et je n'en fus ni fatigué ni indisposé* ». Par la suite, Parmentier fait la promotion de la pomme de terre, épaulé par le roi, pour vaincre les vieilles réticences de la population envers cet aliment, dans ce qui s'apparente à du lobbying ancestral : il fait pousser ses pommes de terre dans un champ de la plaine des Sablons à Neuilly-sur-Seine près de Paris et fait garder le champ par des hommes en armes le jour, mais pas la nuit. Les effets de sa stratégie ne se font pas attendre : la rumeur court qu'il s'agit d'un mets de choix réservé au roi et aux hauts dignitaires et, rapidement, le peuple commence à voler des tubercules pendant la nuit. Cette tactique permet à la patate d'accroître sa popularité. Par la suite, Parmentier va devenir connu en faisant la promotion massive des farines de céréales, des produits laitiers et du sucre : on lui doit probablement une bonne partie de l'état de santé catastrophique des Français au début du XIXe siècle, avec une espérance de vie d'à peine 30 ans, c'est-à-dire inférieure à celle du Paléolithique[196]. Mais voyons ce qui caractérise exactement la pomme de terre.

UNE TOXICITÉ LIÉE À LA PRÉSENCE DE SAPONINES

Les pommes de terre sont, tout comme les céréales, une source de lectines, d'inhibiteurs de trypsine, mais aussi de saponines. Les saponines, qu'on appelle aussi glycoalcaloïdes, sont des substances toxiques. Quand des rongeurs ou des animaux mangent de la patate, les glycoalcaloïdes rendent l'intestin poreux, passent dans le sang et, lorsque leur concentration est suffisante, provoquent une destruction des globules rouges, inhibent l'acétylcholinestérase, une enzyme nécessaire au fonctionnement des nerfs puis entraînent la mort par paralysie ou hémolyse[197]. La pomme de terre contient deux glycoalcaloïdes toxiques : l'alpha-chaconine et l'alpha-solanine. La toxicité réelle de ces molécules n'est connue que depuis peu.

Les premières études sont apparues au début des années 2000 et ont démontré que, comme chez les rongeurs, les saponines de la patate provoquent des trous dans la barrière intestinale humaine et passent dans le sang pour y exercer leur toxicité[198]. Des chercheurs suédois ont montré que ces deux substances avaient une demi-vie dans notre organisme de 11 et 19 heures respectivement[199]. Cela signifie qu'en mangeant des patates tous les jours, ces molécules s'accumulent dans notre sang, ce qui les rend encore plus toxiques. La toxicité la plus préoccupante reste celle qui est observée au niveau de l'intestin : plusieurs études ont mis en évidence que les saponines de la patate aggravaient les maladies inflammatoires de l'intestin comme la maladie de Crohn ou la rectocolite hémorragique[200, 201]. Certains chercheurs estiment même que la consommation élevée de pomme de terre serait l'une des causes directes de ces maladies[202]. D'une manière plus générale, le maintien d'une perméabilité intestinale normale est une des clefs de la rémission des maladies inflammatoires chroniques de l'intestin, la pomme de terre devrait donc être totalement proscrite dans ces cas-là[203]. Il est probable que si vous questionnez un nutritionniste sur les saponines de la pomme de terre, il ne sache rien en dire. Pourtant il existe dans la littérature médicale des centaines de cas d'intoxication aiguë rapportés à la suite de la consommation de pommes de terre[204, 205]. La législation a donc fixé une limite pour la teneur en saponines des pommes de terre : 200 mg par kilo de chair fraîche. Certaines variétés, comme la *Magnum bonum*, qui en contenaient beaucoup plus, ont d'ailleurs été interdites.

Les saponines se retrouvent dans l'ensemble de la pomme de terre, mais c'est la peau qui en concentre le plus. Le vieillissement ou l'exposition à la lumière augmentent significativement la concentration en saponines dans la patate, probablement car il s'agit avant tout d'un mécanisme de défense, tant et si bien que lorsqu'une pomme de terre prend une couleur verte, sa teneur en saponines peut atteindre plus de 1 000 mg par kilo, bien au-delà de la limite de sécurité. Par ailleurs la cuisson ne détruit pas les saponines avant 170 °C, signifiant que seules les frites ont une très faible teneur en saponines, mais dans ce cas la toxicité vient de l'acrylamide produit par la friture qui est aussi hautement toxique pour l'intestin[206].

Mais cette limite légale de la concentration en saponines n'a été fixée qu'en rapport avec l'intoxication aiguë car les études sur la toxicité chronique sont trop récentes et trop parcellaires. Ainsi, le ministère de la Santé du Canada écrit à propos des pommes de terre : « *Il n'existe que peu de données sur lesquelles fonder l'évaluation des effets d'une exposition à long terme à de faibles concentrations de glycoalcaloïdes. Cependant, le fait que les pommes de terre soient consommées régulièrement par des millions de personnes à l'échelle planétaire permet de présumer que les faibles concentrations de glycoalcaloïdes normalement présentes dans les pommes de terre correctement conservées et manipulées ne suscitent pas de préoccupations*[207]. » Autrement dit : personne ne connait les réels effets des saponines à long terme sur la santé et la fréquence croissante des maladies chroniques, et en particulier des maladies inflammatoires de l'intestin, ne semble pas être un facteur préoccupant pour les autorités de santé. De la vraie science digne de Parmentier !

Pomme de terre, tomates, aubergines... : une seule et grande famille

Les solanacées sont une famille de plantes à laquelle appartiennent la pomme de terre mais aussi la tomate, l'aubergine, le poivron et les piments. Ces végétaux contiennent tous des glycoalcaloïdes. La tomate contient également des saponines et les piments contiennent de la capsaïcine qui irrite l'épithélium et augmente la perméabilité[208, 209]. À la lumière des données actuelles, tant issues de la théorie que de la pratique, les solanacées autres que la pomme de terre ne posent pas de problème grave pour la santé, mais elles sont déconseillées en cas de maladie auto-immune. Le piment est déconseillé en cas de maladie inflammatoire de l'intestin.

QUE PENSER DES AUTRES TUBERCULES ?

La pomme de terre fait partie de la famille des tubercules dans laquelle on retrouve aussi d'autres aliments très courants : le manioc, le tapioca, l'igname, le taro, le navet, la carotte, le panais, la patate douce, le topinambour ou la betterave. Ces tubercules présentent-ils la même toxicité que la pomme de terre ? On sait que le manioc et le tapioca contiennent du glycoside cyanogène qui, une fois dans l'organisme, peut se transformer en acide cyanhydrique (cyanure), qui est toxique pour les humains. Le glycoside cyanogène peut être détruit à la cuisson, mais pour donner des thiocyanates, des substances qui sont reconnues pour interférer avec le fonctionnement normal de la glande thyroïde en empêchant la captation de l'iode[210]. Ceci est particulièrement préoccupant pour les femmes enceintes, car les hormones thyroïdiennes sont nécessaires au développement normal du cerveau du fœtus.

En 2007, des chercheurs de l'université du Texas aux États-Unis ont postulé que le manque temporaire d'hormones thyroïdiennes pendant les semaines 8 à 12 de la grossesse empêchait la migration des cellules neuronales dans le cerveau du fœtus, provoquant des changements morphologiques irréversibles retrouvés dans l'autisme. Parmi les causes de ce déficit temporaire en hormones ils citent l'exposition aux herbicides, au tabac, au mercure ou aux PCB qui ont pour propriété de bloquer les enzymes de la thyroïde, mais aussi les aliments riches en thiocyanates au premier rang desquels les légumineuses, les pommes de terre, le millet, le fonio et en dernier les légumes de la famille des crucifères (choux, brocolis, etc.)[211]. On évitera donc ceux-ci pour se concentrer sur la patate douce, le topinambour, le navet, la carotte et le panais. Il existe aussi d'autres sources intéressantes de féculents dans l'alimentation paléo comme les châtaignes ou le potimarron, bien qu'il ne s'agisse pas de tubercules. Tous ces féculents ont plusieurs caractéristiques intéressantes comparativement aux céréales. La première est d'avoir un index glycémique bas. C'est ce que nous verrons page 106.

CHAPITRE 6

LES LÉGUMINEUSES LOIN D'ÊTRE EXEMPLAIRES

La place des légumineuses dans l'histoire de la nutrition humaine s'est faite plus tardivement que celle des céréales, il y a environ 9 000 ans[212]. Les légumineuses sont aujourd'hui considérées comme faisant partie des aliments les plus sains qui puissent exister : elles sont riches en fibres, en vitamines, en protéines et ont un index glycémique bas.

Elles sont également considérées comme d'excellentes sources de minéraux, et notamment de fer et de zinc, deux éléments qui ont tendance à faire défaut dans les alimentations végétariennes et végétaliennes. Leur teneur élevée en protéines est aussi fréquemment mise en avant pour couvrir les besoins d'une alimentation exclusivement végétale. Il faut savoir que la carence en fer est la carence alimentaire la plus fréquente à travers le monde, touchant environ 15 % de la planète, avec une grande majorité dans les pays en voie de développement[213]. Pourtant, c'est dans ces pays que l'on consomme le plus de légumineuses. Alors, comment expliquer ce paradoxe ? C'est très simple : les légumineuses sont peut-être riches en nutriments mais elles sont également riches en antinutriments !

UNE RÉPUTATION USURPÉE ?

Comme pour les céréales, les antinutriments des légumineuses servent à protéger la plante des prédateurs : oiseaux, rongeurs, bactéries, mammifères... Parmi ces antinutriments, on trouve en particulier de l'acide phytique, une substance qui réduit de manière très significative l'absorption du fer, du zinc et du calcium présents dans l'aliment[214, 215]. Finalement, il faut bien le reconnaître, les légumineuses sont de très mauvaises sources de micronutriments !

Sont-elles malgré tout des sources intéressantes de protéines comme l'affirment la FAO et l'OMS ? Pas vraiment non plus ! Cette caractéristique se base sur un indice appelé *Protein Digestibility-Corrected Amino Acid Score* (*PDCAAS*) qui évalue la qualité d'une protéine en tenant compte à la fois de sa capacité à répondre aux besoins en acides aminés de l'organisme humain et de sa digestibilité. Le problème, c'est que cette mesure ne tient pas correctement compte de la présence des antinutriments des aliments. Ainsi, en 2005, des chercheurs canadiens en santé publique ont démontré que si on tient compte de l'effet des antinutriments sur la digestion, alors le PDCAAS des légumineuses est diminué... de 50 %[216] !

ALIMENT	PDCAAS
Blanc d'œuf	100
Bœuf haché	100
Hot dog	100
Protéine du lait (caséine)	100
Poudre de lait écrémé	100
Thon	100
Protéine de soja	94
Pois chiches	69
Haricots rouges	68
Petits pois	67
Saucisse de porc	63

ALIMENT	PDCAAS
Haricots pinto	61
Flocons d'avoine	57
Haricots noirs	53
Lentilles	52
Blé complet	40
Protéine de blé (gluten)	25

LES SUBSTANCES POTENTIELLEMENT NOCIVES PRÉSENTES DANS LES LÉGUMINEUSES

On retrouve dans les légumineuses des lectines, des inhibiteurs de trypsine et de l'acide phytique (comme dans les céréales), mais aussi des saponines, des glycosides cyanogènes, des bêta-glycosides (vicine et convicine), des isoflavones et des oligosaccharides.

Les légumineuses comprennent plus d'une dizaine de sous-familles identifiées par un nom latin :

- la famille *Lens* comprend les lentilles,
- *Lupinus* comprend le lupin,
- *Glycine max* comprend le soja,
- *Cicer* comprend les pois chiches,
- *Arachis hypogaea* comprend les cacahuètes (qui ne sont donc pas des noix !),
- *Phaseolus* comprend la plupart des haricots.

Ce sont les légumineuses du genre *Phaseolus vulgaris* qui contiennent le plus d'antinutriments. On retrouve dans cette catégorie les haricots rouge et noir, le haricot pinto, le haricot blanc ou le flageolet.

Les lectines

La principale lectine des légumineuses est la phytohémagglutinine. Elle est capable d'augmenter la perméabilité de l'intestin et représente donc une menace importante pour les personnes touchées par une maladie auto-immune ou une maladie inflammatoire

de l'intestin[217-219]. Cette molécule est également capable de passer dans le sang et d'engendrer une réaction inflammatoire néfaste à la santé en général. Pour ces raisons, il y a à peine 20 ans, en Afrique du Sud, la culture et la commercialisation de haricots rouges était interdite. L'interdiction finit par être levée lorsque des chercheurs du Cap mirent en évidence que cette lectine était présente de manière similaire dans toutes les légumineuses et qu'il devenait dès lors difficile de toutes les interdire[220].
Malgré tout, la dangerosité des lectines des légumineuses reste bien inférieure à celle des céréales. Elles peuvent être détruites soit par cuisson sous pression (les légumineuses en conserve industrielle ou cuites à la cocotte-minute n'en contiennent donc généralement presque pas), soit par cuisson après un trempage de 12 heures environ[221]. La germination a également un impact positif puisqu'elle fait disparaître les lectines (tout en augmentant la biodisponibilité des minéraux[222]) mais le processus est lent. Pour la plupart des légumineuses une germination pendant 6 jours ne diminue leur concentration que de 30 %[223, 224]. Et pour certaines variétés de lentilles, la germination n'a aucun effet, même au bout de 6 jours[225]. Les légumineuses germées, que l'on consomme généralement crues et seulement 2-3 jours après le début du trempage, sont donc particulièrement toxiques pour l'intestin et devraient être évitées en cas de mauvaise santé intestinale. Une lectine en particulier doit attirer notre attention, c'est la lectine de la cacahuète (PNA). En effet, jusqu'à ce jour toutes les études menées en laboratoire sur des animaux (rats, souris, lapins, primates) ont démontré que la consommation d'huile d'arachide provoquait l'athérosclérose, c'est-à-dire endommageait les artères[226].

Pour les chercheurs, ce serait la PNA qui stimulerait la prolifération des cellules vasculaires, y compris à faible concentration, ce qui générerait l'apparition de plaques fibreuses dans les artères[227]. Cette information est d'autant plus troublante qu'une étude de 1998 et publiée dans la revue médicale prestigieuse *The Lancet* a montré que la PNA passait dans le sang de l'homme après consommation de cacahuètes[228]. Cet effet stimulant de la PNA a aussi été observé sur d'autres facteurs de croissance, ce qui en ferait un agent capable d'induire le cancer et en particulier le cancer du côlon[229]. Le problème c'est que les légumineuses ont une image saine et que nous en consommons depuis suffisamment longtemps pour n'avoir jamais pensé à les soumettre à des analyses toxicologiques plus poussées. La cacahuète est de plus un aliment phare des régimes alimentaires des sportifs de force depuis les années 1980 dont tous les magazines sportifs ont dû faire la promotion.

Les saponines

Tout comme les saponines de la patate, les saponines des légumineuses augmentent la perméabilité intestinale[230, 231]. Là encore, en l'absence de maladie auto-immune ou inflammatoire de l'intestin, une consommation occasionnelle n'aura pas grande conséquence, l'intestin ayant le temps de se réparer lui-même, mais dans le cadre d'une consommation quotidienne ou d'une maladie, le risque de détériorer nettement son intestin et son état de santé est réel. Comme pour la pomme de terre, la cuisson, même pendant plus de deux heures, et même après trempage préalable dans de l'eau pure, avec de l'acide citrique ou du bicarbonate de sodium, n'a quasiment aucun effet sur la teneur en saponines des légumineuses[232].

LÉGUMINEUSES	TENEUR EN SAPONINES (en g/kg d'aliment)
Pois chiches	50
Fèves de soja	39
Haricots verts	3,8
Haricots blancs en sauce	1,1
Lentilles	3,7
Fèves	3,9
Petits pois	2,5
Haricot de Lima	1

Les glycosides cyanogènes

Les glycosides cyanogènes des légumineuses sont les mêmes que ceux de la patate et se transforment en acide cyanhydrique après ingestion. C'est cette substance qui est responsable de la toxicité majeure des légumineuses lorsqu'elles sont mangées crues. Les symptômes sont la diarrhée, les vomissements, les douleurs musculaires, la rhabdomyolyse (destruction massive du tissu musculaire pouvant entraîner une destruction des reins), la myocardite et éventuellement la mort[233, 234]. Fort heureusement les glycosides cyanogènes sont détruits par la cuisson et personne n'aurait l'idée de manger des légumineuses crues. Toutefois, les glycosides cyanogènes se transforment à la chaleur en thiocyanate, un antinutriment qui bloque le fonctionnement normal de la thyroïde avec des conséquences inquiétantes comme nous l'avons vu en page 94.

La vicine et la convicine

Ces deux molécules sont des bêta-glycosides qui entraînent chez des personnes prédisposées génétiquement, la survenue d'un syndrome hémolytique, c'est-à-dire une destruction massive des globules rouges. Cette prédisposition porte le nom de favisme et peut tuer n'importe qui et à n'importe quel âge. Le facteur génétique prédisposant est le déficit en glucose-6-phosphate déhydrogénase (G-6-PD), une enzyme indispensable à la survie des globules rouges[235]. Ce déficit enzymatique touche principalement la population masculine qui a des origines dans les pays du bassin méditerranéen (Italie, Grèce), en Afrique subsaharienne, au Proche et au Moyen-Orient, en Asie du Sud-Est et en Amérique du Sud, mais également aux Antilles. Du fait des migrations de population et de la mixité, on estime que plus de 250 000 personnes sont concernées, mais la plupart l'ignorent. Les symptômes surviennent suite à la consommation de fèves ou après avoir pris des médicaments contenant notamment de la quinine.

Les isoflavones

Quand on parle de soja, tout le monde s'inquiète de l'effet des isoflavones. Ces substances sont en effet des phyto-œstrogènes : elles agissent dans le corps humain au contact des récepteurs aux estrogènes, des hormones féminisantes, majoritairement présentes chez la femme. Ce qui préoccupe le plus le grand public est le risque de cancer. En 2006 des chercheurs américains en santé publique de l'université Loma Linda (Californie, États-Unis) ont passé en revue la littérature médicale et l'ensemble des études existantes pour essayer de répondre à cette question. Leur conclusion fut qu'il n'y avait pas assez de données scientifiques actuellement pour pouvoir dire avec certitude si les isoflavones du soja diminuent le risque de cancer du sein ou l'augmentent[236]. Cette incertitude constante qui existe depuis plus de dix ans permet au moins de conclure une chose : si un effet existe dans un sens ou dans l'autre il est probablement très faible ou nul, sans quoi il serait ressorti de manière statistique dans les études. Quand on pense « soja », on pense immédiatement à l'Asie, et on imagine tout un continent mangeant du soja depuis des millénaires. En réalité, les premières traces de la consommation régulière de soja remontent à 900 ans avant Jésus-Christ seulement[237, 238] et d'autres éléments sont plus préoccupants que la question du cancer. En 2009 par exemple, des chercheurs anglais ont publié une très large analyse de la littérature médicale, totalisant 47 études menées sur des femmes et concluant de manière formelle que le soja et ses isoflavones perturbent les hormones des femmes avant la ménopause en diminuant la production de LH et FSH au niveau du cerveau[239]. En 1991, des chercheurs japonais ont démontré que la consommation de 30 g par jour de haricots de soja *Glycine max* empêchait le fonctionnement normal de la thyroïde chez des adultes en bonne santé. La moitié des participants ont même développé un goitre au bout de trois mois[240].

Importation et consommation de soja en Chine (de 1964 à 2009)

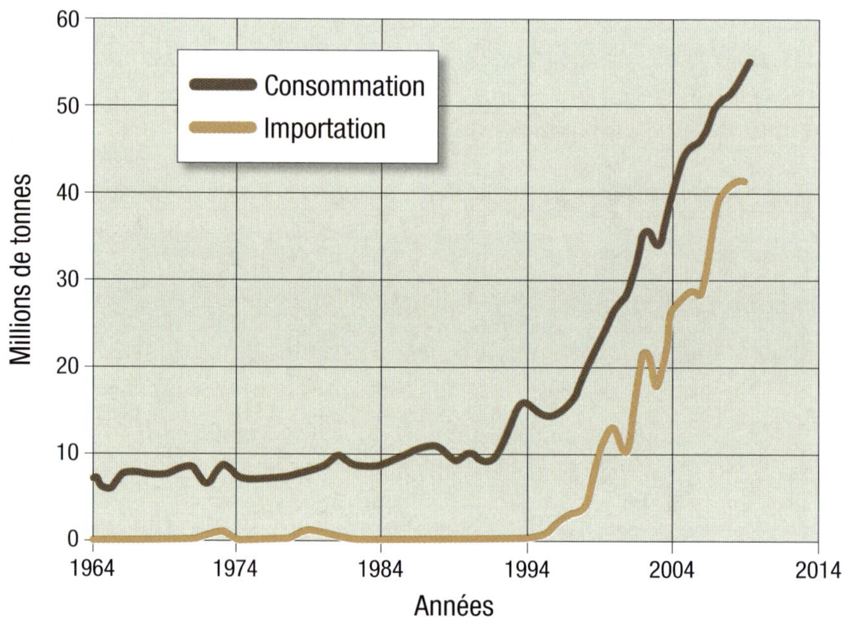

En réalité la consommation massive de soja est très récente et ses conséquences à long terme restent mal connues.

Les oligosaccharides

Il s'agit surtout du raffinose et du stachyose, deux glucides complexes inoffensifs présents en abondance dans les légumineuses. Ils ne sont pas digérés par l'être humain, qui ne dispose pas des enzymes nécessaires à leur hydrolyse (la découpe avant le passage dans le sang). Ils se retrouvent donc dans notre intestin où nos bactéries vont les fermenter, produisant du dioxyde de carbone, de l'hydrogène et du méthane qui vont provoquer des flatulences. Il ne s'agit donc pas de la manifestation d'une toxicité. La fréquence de cet événement dépend de la flore intestinale de chacun et de la fréquence de consommation des légumineuses : une consommation journalière va modifier la flore et favoriser la prolifération de bactéries qui fermentent mieux ces glucides, ce qui peut diminuer les flatulences.

SUBSTANCES TOXIQUES PRÉSENTES DANS LES LÉGUMINEUSES	EFFETS NÉFASTES	MODE D'ÉLIMINATION	REMARQUES
Lectines (phytohémagglutinine)	• Augmente la perméabilité intestinale • Effet pro-inflammatoire • Problématique en cas de maladie auto-immune, maladie inflammatoire ou de maladie chronique de l'intestin	• Germination pendant plus de 6 jours qui diminue les teneurs de 30 % (et qui augmente la biodisponibilité des minéraux) • Cuisson sous pression (légumineuses en boîte ou cuites à la cocotte-minute) • Cuisson après trempage de 12 heures	• Certaines variétés de lentilles ne voient pas leur teneur en lectines diminuer après germination • Éviter de consommer des légumineuses germées crues en salade car elles présentent généralement des teneurs élevées en lectines
Inhibiteurs de trypsine	• Entraînent une inflammation	• Partiellement détruits à la cuisson	
Acide phytique	• Fixateur du zinc, du fer et du calcium donc associé à des risques de carence, surtout chez les végétariens	• Trempage une nuit avant cuisson (n'élimine pas plus de 60 % de l'acide phytique présent)	• L'acide phytique peut être bénéfique mais seulement à petites doses

SUBSTANCES TOXIQUES PRÉSENTES DANS LES LÉGUMINEUSES	EFFETS NÉFASTES	MODE D'ÉLIMINATION	REMARQUES
Saponines	• Augmentent la perméabilité intestinale À éviter en cas de maladie auto-immune ou de maladie inflammatoire de l'intestin	• Aucun	
Glycosides cyanogènes	• Provoquent diarrhée, vomissements, destruction massive du tissu musculaire et destruction des reins si consommés crus	• Cuisson	• La cuisson entraîne la transformation des glycosides cyanogènes en thiocyanates qui perturbent le fonctionnement normal de la glande thyroïde
Vicine et convicine	• En cas de favisme (maladie génétique), survenue d'un syndrome hémolytique (destruction massive des globules rouges)	• Aucun	• Le favisme touche principalement les hommes qui ont des origines méditerranéennes (Italie, Grèce), en Afrique subsaharienne, au Proche et au Moyen-Orient, en Asie du Sud-Est et en Amérique du Sud, mais également aux Antilles. La plupart de ceux qui en souffrent l'ignorent
Isoflavones	• Stimulation de certains récepteurs aux estrogènes avec des conséquences toujours controversées (cancers ?) Pourraient perturber le fonctionnement normal de la thyroïde	• Aucun	

SUBSTANCES TOXIQUES PRÉSENTES DANS LES LÉGUMINEUSES	EFFETS NÉFASTES	MODE D'ÉLIMINATION	REMARQUES
Oligosaccharides (raffinose et stachyose)	• Produisent des ballonnements et des flatulences par fermentation	• Via la consommation concomitante d'alpha-galactosidase (une enzyme) en complément alimentaire	• En fonction de la fréquence de consommation des légumineuses, les ballonnements et les flatulences peuvent être plus ou moins gênants • Une consommation journalière va modifier la flore pour favoriser la prolifération de bactéries qui fermentent mieux ces glucides, ce qui peut diminuer les flatulences

CHAPITRE 7

DEUX NOTIONS FONDAMENTALES À CONNAÎTRE

Pour pouvoir évaluer l'impact des aliments sur la santé et la performance, il est indispensable de connaître les deux notions fondamentales que sont l'index glycémique et l'indice PRAL des aliments.

L'INDEX GLYCÉMIQUE

L'index glycémique (IG) est une mesure qui permet de classer les différents aliments contenant des glucides en fonction de leur capacité à élever le taux de sucre dans le sang (glycémie) : plus l'IG d'un aliment est important, plus l'aliment fait grimper fortement et rapidement la glycémie. Ce concept vise à remplacer la notion de « glucides complexes » et « glucides simples » (ou de glucides « lents » et « rapides ») qui distinguait autrefois les glucides selon qu'il s'agisse chimiquement d'un amidon (pain, pâtes, riz, etc.) ou d'une molécule plus simple (sucre de table, sucre des fruits, etc.). En réalité, certains amidons comme celui de la baguette ou la pomme de terre bouillie se digèrent particulièrement vite, à l'inverse du sucre des fruits qui se digère très lentement et ce, malgré le fait qu'il s'agisse d'un sucre simple.

L'index glycémique de référence est celui du glucose qui atteint la valeur maximale de 100. Les autres glucides ont un index glycémique compris entre 1 et 100. La patate, surtout lorsqu'elle est cuite au four ou sous forme de purée, a donc un IG élevé, proche de celui du glucose pur.

Pourquoi l'index glycémique est une notion importante

Lorsqu'on consomme des aliments à index glycémique élevé, notre corps produit de grandes quantités d'insuline, l'hormone responsable du stockage du glucose sous forme de graisses corporelles (pour utilisation ultérieure de l'énergie). Avec un repas à index glycémique faible, la production d'insuline est modeste et le glucose peut servir de source d'énergie plus longtemps sans être stocké.

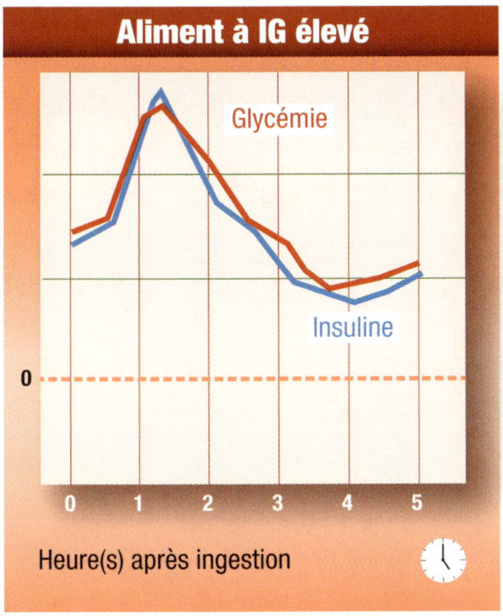

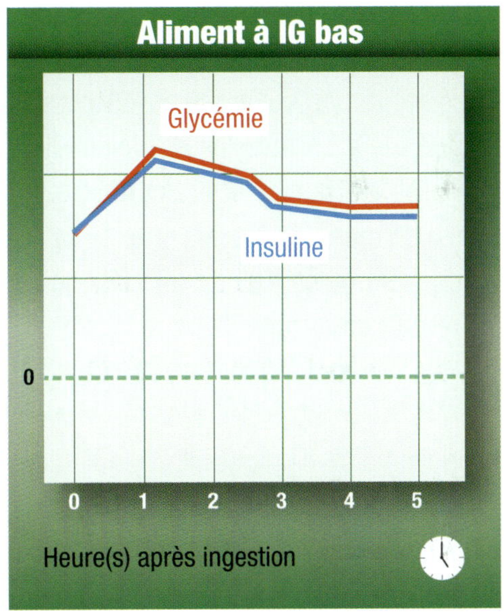

Plus un repas présente un index glycémique élevé, plus la glycémie s'élève et plus la production d'insuline est importante pour faire baisser cette glycémie. Conséquence : cette dernière chute rapidement et une hypoglycémie transitoire plus ou moins marquée peut apparaître. Ce phénomène d'hypoglycémie réactionnelle se produit typiquement avec le petit déjeuner traditionnel français (pain blanc, confiture, céréales raffinées, etc.) et se manifeste par « le coup de barre de 11 heures » ou une fringale dans la matinée, deux indicatifs d'une glycémie qui chute trop rapidement.

Pour connaître les IG des différents aliments, lire le *Guide des index glycémiques* (éditions Thierry Souccar, 2011) ou visiter le site internet lanutrition.fr.

L'impact des glucides à IG élevé sur la prise de poids

Les premières études qui ont observé les différences entre les aliments à IG haut ou IG bas ont été conduites sur des rats pour lesquels il est beaucoup plus simple de contrôler toute l'alimentation. Des chercheurs américains ont ainsi nourri deux groupes de jeunes rats adultes pendant 32 semaines avec un même apport calorique (45 % sous forme de glucides, 20 % sous forme de protéines et 35 % sous forme de lipides). Les glucides du premier groupe étaient apportés sous forme d'amylopectine, un amidon à index glycémique élevé qu'on retrouve dans le pain, alors que les glucides du deuxième groupe étaient apportés majoritairement (60 %) sous forme d'amylose, un amidon à index glycémique bas qu'on retrouve notamment dans le riz basmati. Aux termes de l'étude, le groupe qui avait reçu les IG élevés était 16 % plus gros que l'autre groupe, en particulier la masse graisseuse était supérieure de 40 %[241]. Depuis, de nombreuses études menées chez l'homme ont montré que la consommation d'aliments à IG modéré permettait de perdre du poids plus rapidement qu'avec des index glycémiques élevés et en particulier au niveau de la taille[242].

L'impact des glucides à IG élevé sur les performances sportives

Mais l'index glycémique n'a pas seulement des conséquences esthétiques ; elle perturbe également les mécanismes de stockage et de production de l'énergie musculaire. En stimulant constamment notre production d'insuline, la consommation d'aliments à index glycémiques élevés comme le pain, le riz blanc ou les pommes de terre, engendre en effet un flot constant d'insuline dans notre sang. À force d'être stimulés par cette insuline, les récepteurs des cellules musculaires finissent par ne plus répondre et avoir de plus en plus de difficultés à capter le glucose. On dit qu'elles deviennent résistantes à l'insuline. En conséquence elles stockent moins de glycogène, le carburant principal des efforts physiques qui est synthétisé à partir du glucose. Résultat : faute d'énergie, on ne peut soutenir l'effort que sur des courtes périodes. Les chasseurs-cueilleurs de Kitava ne consomment aucun aliment à index glycémique élevé et c'est pourquoi leur niveau d'insuline dans le sang est incroyablement bas (voir page 13). Mais les conséquences des index glycémiques sur la performance sportive sont aussi visibles à court terme. Début 2013 des chercheurs en science du sport de l'université de Hull (Cottingham, Angleterre) ont recruté 10 jeunes femmes sédentaires auxquelles ils ont fait avaler un repas contenant soit environ 165 g de glucides à IG élevé (2,5 g par kilo de poids corporel), soit environ 165 g de glucides à IG bas (2,5 g par kilo de poids corporel). Puis les scientifiques les ont fait pédaler jusqu'à épuisement à une intensité de 60 % de la VO2 maximale (consommation maximale d'oxygène). Résultat : l'ingestion des glucides à index glycémiques bas a permis de pédaler pendant 67,4 minutes en moyenne contre seulement 48,9 minutes avec les glucides à index glycémiques élevés[243]. Le mécanisme en jeu est simple : en stimulant moins la production d'insuline, les aliments à index glycémique bas favorisent l'utilisation des graisses corporelles pour fournir de l'énergie[244]. Cette stratégie est cruciale pour les sportifs d'endurance : plus l'organisme est capable d'utiliser les lipides plus il est capable de maintenir un niveau de performance élevé lors des efforts prolongés.

Toutefois les bénéfices des aliments à IG bas sur la performance sportive ne ressortent pas dans toutes les études scientifiques. Dans une très large analyse de l'ensemble de la littérature médicale, des chercheurs néo-zélandais ont fini par conclure que même si les aliments à index glycémique bas étaient modestement favorables à la performance, ils étaient associés à un métabolisme plus performant garant d'une meilleure santé[245, 246]. Il est d'ailleurs à noter qu'aucune étude n'a observé l'évolution des performances physiques après plusieurs années de nutrition avec des aliments à IG élevés. Or il est probable qu'en donnant constamment des aliments qui stimulent anormalement notre insuline, ces performances finissent pas se détériorer.

L'impact des glucides à IG élevé sur la santé

Voici ce que déclarent les chercheurs de l'école de santé publique de Harvard à propos des pommes de terre et des aliments à index glycémique élevé : « *Si les Américains pouvaient éliminer les boissons sucrées, les pommes de terre, le pain blanc, les pâtes, le riz blanc et les snacks sucrés, nous balaierions presque tous les problèmes que nous rencontrons avec le poids, le diabète et les autres maladies métaboliques.* » puis : « *Nous avons des études qui suggèrent que les glucides raffinés perturbent les mécanismes de contrôle de l'appétit. Après un repas riche en glucides rapides, on se sent rassasié dans un premier temps. Le sucre sanguin s'élève, mais sous l'afflux d'insuline, il descend ensuite à un niveau trop bas, et l'on a besoin de s'alimenter à nouveau. C'est l'un des mécanismes par lesquels les glucides rapides entretiennent la faim. Il est très possible que, selon qu'on consomme des glucides rapides ou lents on favorise ou pas la prise de poids.* » La notion de glucide rapide ou lent est ici synonyme de celle des index glycémiques. Un discours repris dans un éditorial récent publié dans la prestigieuse revue médicale *BMJ*, où les chercheurs expliquent que les produits céréaliers à index glycémique élevé nous font grossir et qu'ils sont une menace pour la santé[247]. Une conclusion bien naturelle : jamais au cours des millions d'années de notre évolution nous n'avons consommé aussi régulièrement des aliments à IG élevés !

L'ÉQUILIBRE ACIDO-BASIQUE

Pour fonctionner correctement, notre organisme doit se situer dans une zone de pH équilibré, ni trop bas, ni trop élevé – c'est-à-dire ni trop acide, ni trop basique (on dit aussi alcalin). Cet équilibre dépend en grande partie de l'alimentation.

Après la digestion, les aliments libèrent soit des substances – essentiellement des minéraux – qui acidifient l'organisme, soit des substances qui l'alcalinisent.

Dans l'alimentation paléo, les fruits et les légumes occupent une place centrale, ce qui crée un environnement intérieur légèrement alcalin et nous sommes génétiquement programmés pour nous y épanouir. Aujourd'hui, nos assiettes sont garnies de viandes, de céréales et d'une bonne dose de sel, qui acidifient notre organisme et perturbent notre équilibre acide-base, sans compter que la faible consommation de légumes et de fruits n'aide pas l'organisme à revenir à un état plus alcalin. Le problème de cette acidose chronique c'est qu'à la longue, elle favorise la survenue de nombreux problèmes tels qu'une déminéralisation des os, un affaiblissement des muscles, un risque de calcul rénal augmenté, une diminution de la sensibilité à l'insuline, une baisse des défenses immunitaires, l'apparition de fatigue, etc.

Au contraire, en ayant un organisme plutôt alcalin, on évite certaines maladies et surtout on lui permet d'être plus performant en termes de puissance musculaire et capacités cardio-respiratoires.

L'alimentation traditionnelle des Inuits étant riche en produits animaux, mais pauvre en produits végétaux, elle produit une charge acide nette qui est néfaste pour la santé des os, comme en témoigne leur densité minérale osseuse (voir page 23). À l'inverse, toutes les autres alimentations de type chasseur-cueilleur sont considérées comme étant nettement basifiantes alors qu'une alimentation industrielle classique est acidifiante[248].

La régulation du pH du sang

On sait depuis longtemps que notre sang a un pH d'exactement 7,40 +/- 0,02. Cette valeur précise de pH est nécessaire au fonctionnement normal de l'organisme. Lorsque l'on s'écarte de ce chiffre, le fonctionnement de l'organisme est complètement perturbé, ce qui peut mener à la mort. Pour maintenir le pH à 7,40, notre organisme dispose de trois systèmes de régulation différents : les systèmes tampons dans les milieux cellulaires (bicarbonate), la respiration (échanges gazeux) et enfin la fonction rénale qui peut changer pour laisser fuir certains minéraux (dont les acides) et en retenir d'autres. La capacité de neutralisation de ces trois systèmes est limitée et diminue avec l'âge. Elle devient parfois insuffisante, en particulier si l'alimentation est très acidifiante.

Équilibre acide-base et alimentation

L'utilisation des protéines dans notre organisme, qu'elles soient issues des céréales, des légumineuses ou des produits animaux, génère la production de déchets comme l'acide chlorhydrique, l'acide sulfurique, l'acide phosphorique ou encore l'acide urique. Pour que ces acides ne viennent pas faire chuter notre pH sanguin, notre corps doit donc les tamponner avec des minéraux basifiants. Ces derniers sont issus essentiellement des fruits, des légumes et éventuellement de quelques eaux minérales. Si la consommation de minéraux basifiants n'est pas suffisante, l'organisme doit à tout prix trouver une alternative pour ne pas se mettre en danger, il va donc puiser dans les réserves de minéraux basifiants de l'organisme : les os. Ainsi, il a été démontré qu'un déséquilibre acido-basique chronique dû à notre alimentation diminue la densité minérale osseuse mais aussi augmente le risque de calculs rénaux, diminue le fonctionnement de notre glande thyroïdienne, diminue notre production naturelle d'hormone de croissance et augmente le cortisol, une hormone qui provoque le catabolisme (décomposition des protéines du corps). Plusieurs études montrent qu'en rétablissant l'équilibre acido-basique (via par exemple des compléments alimentaires ou des mélanges de fruits), on annule ces effets[249-251]. Chez les sportifs, on obtient une amélioration significative de l'endurance et une accélération des gains de masse musculaire ou de force[252-256]. Il s'agit là d'un des avantages de l'alimentation végétarienne, qui oblige à avoir des apports élevés en fruits et en légumes[257].

Faut-il diminuer ou supprimer les protéines animales ?

Pas nécessairement car les études montrent que la simple absence du sel, de produits laitiers et de céréales, associée à une alimentation riche en fruits et légumes, suffit à conserver un bon équilibre acide-base. C'est le cas dans l'alimentation paléo qui est en effet une alimentation globalement basifiante, surtout si on y associe des boissons riches en bicarbonates de sodium telles que Quézac, Badoit ou Arvie (voir page 118) [258-260]. Une supplémentation en minéraux basifiants n'est donc pas nécessaire dans le cadre de l'alimentation paléo, sauf dans le cas d'un régime (voir page 251).

Comment savoir si un aliment est acidifiant ou basifiant ?

On trouve aisément sur Internet de longues listes d'aliments censés être acidifiants ou basifiants. Ces listes sont presque toutes fausses, car elles confondent « acide » et « acidifiant ». En effet certains aliments sont acides en bouche comme le citron, mais sont basifiants une fois digérés. Un bon moyen de connaître le potentiel acidifiant ou basifiant d'un aliment est de regarder son indice PRAL (charge acide rénale potentielle). Une valeur positive indique un aliment acidifiant et une valeur négative indique un aliment basifiant. Vous trouverez dans l'annexe en fin d'ouvrage (page 269) un tableau des indices PRAL de nombreux aliments.

Évaluer son statut acido-basique par la mesure du pH urinaire

L'indice PRAL est une valeur théorique. Si on désire mesurer avec précision son statut acido-basique, l'idéal est de mesurer son pH urinaire. Lorsque notre organisme est trop acide, nos systèmes tampons cellulaires ne sont plus suffisants pour rétablir l'équilibre. Dans ce cas les reins prennent le relais et accélèrent l'élimination des acides dans les urines. Ces déchets acides peuvent être mesurés de manière simple avec une petite bandelette de papier pH.

Les bandelettes de papier pH s'achètent en pharmacie et doivent être placées sous la deuxième urine du matin, la première étant toujours fortement acide en raison du travail d'élimination nocturne de l'organisme. Si la couleur de la bandelette révèle un pH urinaire acide, ceci indique soit que les apports alimentaires en éléments basifiants sont trop faibles, soit que les apports alimentaires en éléments acidifiants sont trop importants, soit que l'organisme est dans une situation de catabolisme intense (par exemple dans le cas d'une perte de poids trop rapide).

Comment corriger le déséquilibre

On pourra donc corriger ce déséquilibre en augmentant l'apport en fruits et en légumes, en diminuant l'apport en sel, en diminuant l'apport en protéines, en buvant une eau basifiante et en dernier recours, en prenant un complément alimentaire basifiant (voir page 251).

CHAPITRE 8

HYDRATEZ-VOUS COMME VOS ANCÊTRES

L'eau est indispensable au fonctionnement de l'organisme. Elle est le support de toutes les réactions biochimiques du corps et joue un rôle fondamental en véhiculant les substances bénéfiques (vitamines, minéraux...) vers les organes mais aussi en évacuant les produits chimiques dans les urines. Malheureusement aujourd'hui, l'eau de la planète Terre est de plus en plus polluée.

LE PROBLÈME DE LA POLLUTION DE L'EAU

L'état de santé excellent qui caractérisait les chasseurs-cueilleurs ancestraux ou leur équivalent moderne n'est pas uniquement le fruit de l'alimentation. Leur mode de vie dans son ensemble était bien différent du nôtre : alors que nous passons de plus en plus de temps enfermés, assis sur des chaises devant un écran d'ordinateur, l'homme paléo passait son temps en extérieur. Non seulement son niveau d'activité physique était largement supérieur au nôtre, il était aussi beaucoup moins exposé aux polluants de toutes sortes : pas de fumées d'échappement en sortant du travail, pas de vaccins au mercure, pas de PCB dans les graisses animales, pas de bisphénol A dans ses sacs de transport, pas de plomb dans ses canalisations et surtout, son eau n'était polluée ni par des médicaments ni par des pesticides.

Le 22 juillet 2011, le Commissariat général au Développement durable annonçait que la contamination des cours d'eau en France par les **pesticides** était « quasi généralisée », à 93 %. L'eau du robinet est aussi une source importante de **nitrates**. Au contact des bactéries de la bouche, de l'intestin grêle ou du côlon, le nitrate peut être transformé en nitrite. Dans l'estomac l'ion nitrite donne naissance à de l'acide nitreux qui génère du dioxyde d'azote qui réagit à son tour avec les amines, des substances abondantes dans l'alimentation. Cette réaction forme des nitrosamines, des substances cancérigènes reconnues. Plus on consomme de nitrates dans l'eau, plus on fabrique de nitrosamines, plus le risque de cancer (du côlon, du rein, des ovaires ou de l'utérus) s'élève, comme l'ont montré plusieurs études[261, 262]. Fin 2012, une enquête conduite par 60 millions de consommateurs et la Fondation Danielle Mitterrand-France Libertés révélait que l'eau du robinet qui coule dans près de 420 communes françaises dépasse les seuils limites en polluants comme les nitrates ou l'arsenic, et que cette situation perdure grâce à des dérogations.

L'eau du robinet est aussi source d'un grand nombre de **métaux lourds**, à commencer par le **plomb**, surtout dans les habitations construites avant 1948, date de son interdiction. Lorsque le plomb s'accumule dans l'organisme de manière chronique, à faibles doses, il endommage les reins et les vaisseaux sanguins, augmente le risque d'anémies et de cancers.

On y trouve également de l'**aluminium**. En 2000, des chercheurs français qui avaient suivi 3 700 volontaires pendant plus de 8 ans ont mis en évidence que les personnes dont l'eau de boisson contient plus de 0,1 mg d'aluminium par litre ont deux fois plus de risques de développer la maladie d'Alzheimer. Cette étude montrait aussi que lorsque la concentration de silice est supérieure à 11,25 mg/L, le risque d'Alzheimer est réduit de 27 %[263].

Reste le problème du chlore qui est ajouté à l'eau pour la désinfecter. Le chlore entraîne la formation de résidus halogénés (chloramines, trihalométanes, bromates) fortement suspectés d'être cancérigènes, même aux doses usuelles[264]. Et il pourrait y en avoir de plus en plus car, pour protéger le réseau d'eau d'une attaque bioterroriste, la France a augmenté le seuil maximal de chloration de l'eau : il est passé de 0,1 mg/L à 0,3 mg/L en 2009. Le dernier rapport de l'Institut national de veille sanitaire (InVS) sur la question date de mai 2007 et l'institut concluait qu'il n'était pas possible de démontrer l'effet cancérogène de la chloration de l'eau potable en raison d'un manque de preuves scientifiques puis ajoutait pour rassurer le public : « *la chloration de l'eau, par sa facilité d'utilisation, son efficacité vis-à-vis de la plupart des agents pathogènes et son faible coût d'exploitation, constitue un progrès majeur en terme de santé publique*[265] ». Ce discours est assez proche de celui de l'OMS qui estime que : « *les bénéfices de la chloration de l'eau sont supérieurs aux risques encourus.* » Mais pourquoi prendre des risques quand il est possible de faire autrement ?

Pour toutes ces raisons, il est préférable d'éviter l'eau du robinet si on veut préserver sa santé.

QUELLE EAU BOIRE ?

L'eau filtrée

Les carafes de type Brita se contentent de filtrer majoritairement le chlore et de petites quantités de métaux lourds, mais sont sans effet sur tous les autres polluants. Parmi tous les systèmes de filtrage connus, il en existe un qui est efficace : il s'agit de la filtration par osmose inverse, c'est le procédé utilisé par l'industrie pour obtenir de l'eau pure. Mais l'osmose inverse a d'autres désavantages : le système coûte cher, il nécessite de la place pour pouvoir être installé et surtout il est peu respectueux de l'environnement : il faut entre 6 et 10 litres d'eau pour obtenir un litre d'eau pure. Son installation implique une multiplication du coût de la facture d'eau d'autant.

L'eau en bouteille

Premier élément à connaître : le plastique utilisé pour fabriquer les bouteilles d'eau est du polyéthylène téréphtalate (PET). Ce dernier est très résistant et, si l'on en croit les experts toxicologues, ne libère absolument aucun produit chimique dans l'eau. En revanche, les bonbonnes d'eau en polycarbonate qui sont utilisées partout dans les entreprises renferment du bisphénol A. Mieux vaut donc éviter de boire à ces fontaines à eau.

Reste à choisir correctement son eau en bouteille. On en trouve deux types : l'eau de source et l'eau minérale naturelle dont les différences sont fixées par la législation.

- **L'eau de source** est une eau « naturellement conforme aux critères de potabilité » qui n'a subi aucun traitement chimique. Autrement dit, une eau de source peut contenir tout un tas de substances indésirables, à condition que les concentrations soient « conformes à la réglementation ». Et quand on voit avec quelle rigueur la réglementation est fixée, on se dit que les eaux de source ne sont pas idéales, même si elles sont globalement moins polluées et donc moins nocives que l'eau du robinet.
- **L'eau minérale naturelle** est une eau qui « provient de gisements souterrains » et dont « la composition chimique est stable ». C'est-à-dire que sa teneur en nitrates ou en minéraux ne varie pas significativement au cours du temps. Une eau minérale peut cependant avoir été renforcée en gaz carbonique (pour la rendre gazeuse ou plus gazeuse). La législation est donc plus stricte en ce qui concerne les eaux minérales comme en témoigne la nécessité d'obtenir une autorisation administrative avant de pouvoir exploiter et conditionner de l'eau minérale naturelle. Parmi les eaux minérales, on distingue ensuite les eaux très peu minéralisées (Evian, Volvic, Thonon, Valvert, Mont Roucous), les eaux riches en calcium et/ou magnésium (Contrex, Hépar, Courmayeur, Vittel) et les eaux gazeuses (Arvie, Quézac, Badoit, Perrier, Salvetat, Rozana, St-Yorre, Vichy Célestins).

QUEL DEGRÉ DE MINÉRALISATION CHOISIR QUAND ON MANGE PALÉO ?

À première vue il pourrait sembler intéressant de choisir une eau riche en magnésium ou en calcium. Mais dans la pratique je déconseille fortement l'utilisation d'eaux riches en calcium, l'alimentation paléo contient largement assez de calcium par rapport à nos besoins et des apports élevés semblent beaucoup plus néfastes que bénéfiques (comme nous l'avons vu page 69). Quant au magnésium, il est présent dans les eaux minérales sous forme de sulfate, un des sels les moins bien absorbés connus[266-268]. Résultat : le magnésium ne passe presque pas dans le sang, contrairement à celui présent dans l'eau du robinet, ce qui provoque des ballonnements ou une accélération du transit, expliquant le succès de ces eaux minérales auprès de ceux qui cherchent des solutions en cas de constipation. Généralement l'alimentation paléo, très riche en fibres et dépourvue de gluten qui se comporte comme une colle dans l'intestin, suffit à faire disparaître le problème.

Toutefois, même si les eaux riches en minéraux peuvent être consommées occasionnellement sans inquiétude chez les adultes, les nourrissons quant à eux devraient toujours bénéficier d'une eau minérale peu minéralisée. En cause : l'immaturité de la fonction rénale et intestinale qui peut peiner à filtrer tous ces minéraux excessifs. Pour l'enfant comme pour l'adulte, les eaux de consommation courante idéales sont donc : Evian, Volvic, Thonon, Valvert ou Mont Roucous.

Concernant les **eaux minérales gazeuses**, leur intérêt est surtout lié à leur teneur en bicarbonate, un minéral fortement basifiant. Elles sont donc toutes indiquées pour maintenir l'équilibre acido-basique, en particulier pour les sportifs qui sont en période de régime. L'apport de bases supplémentaires va accélérer la perte de masse grasse tout en facilitant la conservation de la masse musculaire. Mais attention, parmi les eaux minérales riches en bicarbonate, plusieurs sont très riches en fluor, un minéral qui ne joue aucune fonction biologique essentielle chez l'homme, dont le bénéfice pour la santé de l'adulte est totalement nul, qui s'accumule et qui est toxique en excès. On écartera donc les eaux St-Yorre et Vichy Célestins, qui contiennent trois à quatre fois plus de fluor que la dose journalière supposément bénéfique, ainsi que les eaux de Perrier, Salvetat ou San Pellegrino qui sont quasiment dépourvues de bicarbonate et ne sont donc presque pas basifiantes.

- **Pour les sportifs**, le meilleur choix pour obtenir un effet basifiant est l'eau d'Arvie, avec un indice PRAL de –23 environ.
- **Pour les culturistes** ayant un objectif de compétition il faut aussi tenir compte de la teneur significative de ces eaux en sodium (voir page 191) ; dans ce cas on s'orientera vers les eaux de Badoit, Quézac ou Vernière qui contiennent entre 100 et 150 mg par litre de sodium.

Il n'y a qu'une seule question dont la réponse est fondamentale c'est : quelle quantité d'eau exacte faut-il boire au quotidien pour être en bonne santé et performant lors d'un effort physique ? Nous démontrerons quelques idées reçues concernant l'hydratation et les performances sportives à la page 226.

Quelques idées fausses circulant sur l'eau

- **Il faut éviter les eaux acides**

Certains articles incitent à la prudence concernant le pH des eaux. En réalité, le pH d'une eau ou d'un aliment n'a que peu d'importance : ce qui compte est son caractère basifiant ou acidifiant [voir page 110]. Si l'on tient compte de l'indice PRAL, toutes les eaux sont basifiantes [même si certaines sont acides !] sauf San Pellegrino, Wattwiller, Contrex, Taillefine, Hépar, Gourmayeur qui ont un indice PRAL moyen de 3 seulement contre – 0,5 pour les autres eaux.

- **Mieux vaut boire une eau pauvre en minéraux**

On entend souvent dire : « *l'eau doit toujours être faiblement minéralisée, car elle sert plus par ce qu'elle emporte que par ce qu'elle apporte* ». Mais si on considère une eau de source modérément minéralisée comme Cristalline qui apporte environ 300 mg de minéraux par litre, il y a donc 0,03 % dans l'eau. Pourquoi les 99,97 % d'eau restants ne suffiraient-ils pas à véhiculer les déchets du corps humain jusqu'aux reins ?

- **Les minéraux de l'eau ne sont pas absorbés**

On entend souvent dire que « *le corps humain ne peut pas absorber plus de 1 % des minéraux contenus dans l'eau.* » Pourtant, une étude de l'Inserm publiée en 2004 a montré que le bicarbonate était très bien absorbé et impactait positivement la santé[269]. Le calcium des eaux minérales est aussi bien absorbé que celui des produits laitiers [ce qui n'est pas aussi bien que pour le calcium des végétaux, mais largement au-dessus de 1 %, plutôt autour de 30 %] et se dépose correctement au niveau des os[270, 271]. Quant au magnésium, bien que son absorption soit faible sous forme de sulfate dans les eaux en bouteille, elle est correcte dans l'eau du robinet. Une étude finlandaise a montré qu'une consommation régulière d'eau du robinet riche en magnésium peut amener des bénéfices cardio-vasculaires chez des adultes qui suivent une alimentation industrielle moderne souvent très carencée en magnésium[272]. En vérité ces deux affirmations ont été mises en avant il y a plusieurs années par des naturopathes travaillant de connivence avec des vendeurs de systèmes de filtrage par osmose inverse et ont été reprises depuis sur des sites Internet sans vérification de ces informations.

L'ALCOOL EST-IL PALÉO ?

La question de la place de l'alcool dans l'alimentation paléo amène à des constatations tout à fait surprenantes. Pour commencer, il faut regarder l'état de la recherche actuelle sur les effets de l'alcool sur le corps humain. On sait ainsi maintenant avec certitude que la consommation modérée d'alcool (pas plus de deux verres de vin par jour pour les femmes et pas plus de trois verres par jour pour les hommes ou l'équivalent en quantité d'alcool) :

- diminue le risque de diabète de type 2 de 25 %[273] ;
- diminue le risque de maladies cardio-vasculaires de 40 à 50 %[274] ;
- diminue le risque de polyarthrite rhumatoïde de 48 %[275] ;
- augmente la concentration en oméga-3 à longue chaîne (EPA et DHA) dans le sang[276] ;
- diminue le risque de fractures osseuses de 20 %[277] ;
- améliore les chances de survie après un cancer du sein[278] ;
- n'augmente pas le risque de cancer[279].

Dès lors, si on affirme que l'alimentation paléo est celle qui est la plus adaptée à l'être humain, cela implique que les bénéfices de l'alcool sur la santé sont le fruit de mutations et de sélections naturelles obtenues après des centaines de milliers ou des millions d'années d'évolution, or nos ancêtres ne consommaient pas d'alcool puisque le vin, la bière et le cocktail mojito sont arrivés tard dans l'histoire de l'homme. Il semble pourtant que son organisme soit génétiquement programmé pour en consommer et surtout pour en tirer des bénéfices. Alors, comment expliquer ce mystère ? La réponse à cette question nous vient de chercheurs en biologie de l'université du Texas (États-Unis). Ces derniers expliquent que l'homme mais aussi ses ancêtres ont consommé régulièrement de petites quantités d'alcool, obtenues via l'ingestion de fruits fermentés, c'est-à-dire trop mûrs. L'alcool est en effet obtenu par fermentation du sucre. Les chercheurs estiment que notre lignée a été habituée à des apports réguliers d'alcool depuis au moins 40 millions d'années[280] ! De petites quantités d'alcool sont donc tout à fait compatibles avec l'alimentation paléo et sont même recommandées.

Quels alcools favoriser ?

On préférera des alcools fabriqués à partir de fruits comme le vin rouge ou le vin blanc et on écartera ceux fabriqués à partir de céréales ou de pommes de terre comme la vodka ou la bière (la bière est aussi une source de gluten). Le rhum peut être consommé occasionnellement. Toutefois, la limite entre la dose bénéfique et la dose toxique de l'alcool est très faible : au-delà de deux verres par jour pour les femmes et trois pour les hommes, la mortalité augmente rapidement, toutes causes confondues.

Pour information, 1 verre, c'est 10 cl de vin à 12° ou 2,5 cl de rhum.

CHAPITRE 9

LE SEL

L'homme paléo ne consommait pas de sel. Mais quelles en étaient les conséquences et pourquoi devons-nous également le diminuer fortement, voire le supprimer ? Le meilleur moyen de répondre à cette question est de s'intéresser à la santé et au mode de vie des Indiens Yanomami, un des derniers peuples de chasseurs-cueilleurs, au cœur de la forêt amazonienne, à la frontière entre le Brésil et le Venezuela.

Les quelques chercheurs qui sont partis en exploration à cet endroit du globe ont pu rapporter des données édifiantes sur l'état de santé des Yanomami : aucun d'entre eux ne connaît l'hypertension artérielle, les accidents vasculaires cérébraux ou l'infarctus. Plus surprenant, ils ont découvert que leur pression artérielle moyenne était de 9,5/6 et que celle-ci ne s'élevait pas au cours du temps[281]. Il faut bien comprendre que ces chiffres sont tout à fait extraordinaires, un peu comme si nous découvrions demain matin que la lune est peuplée de nombreux hommes verts. En effet, la pression artérielle considérée comme normale en Occident est de 12/7. De plus celle-ci augmente presque toujours avec l'âge et à partir de 60 ans, près de la moitié de la population est concernée par l'hypertension (pression supérieure à 14/9)[282].

LES EFFETS NÉFASTES DE L'EXCÈS DE SEL

Aujourd'hui en France, on consomme en moyenne deux fois plus de sel que ce dont on a besoin. L'effet néfaste de l'excès de sodium (le sel de table est constitué de chlorure de sodium) était soupçonné dès les années 1980. Actuellement, les données scientifiques indiquent que l'ingestion répétée de chlorure de sodium provoque des changements morphologiques au niveau du rein : les reins deviennent malades, les hormones produites par cet organe ne sont plus produites normalement, notre organisme retient du sodium de façon excessive, ce qui pousse l'organisme à retenir de l'eau pour éviter que la concentration sanguine en sodium ne devienne trop élevée : la pression dans les vaisseaux sanguins augmente, c'est l'**hypertension artérielle**.

Il est donc aisé de comprendre que la diminution des apports en chlorure de sodium ou en sel de table est bénéfique pour la santé, mais le bénéfice va bien plus loin que la pression artérielle. Le sel de table est en effet très acidifiant, à cause de l'ion chlorure (*a contrario* du bicarbonate de sodium des eaux minérales gazeuses) ce qui le rend **néfaste pour l'équilibre acido-basique**, c'est-à-dire pour la masse musculaire ou osseuse.

Cette nocivité du sel sur notre équilibre acido-basique est supérieure à celle des protéines animales[283]. Tout récemment, des chercheurs danois ont suivi plus de 200 personnes et ont constaté un lien direct entre leur consommation de sel et leur composition corporelle, et ceci indépendamment d'autres facteurs : à chaque fois que l'on ingère 6 g de sel, on constate à terme une perte de 0,21 kilo de masse maigre (masse musculaire et masse osseuse) et un gain de 0,24 kilo de graisses corporelles[284].

Enfin, en mars 2013, des chercheurs en immunologie de l'université médicale de Yale (Connecticut, États-Unis) ont publié une étude dans la célèbre revue scientifique *Nature*, dans laquelle ils expliquaient comment ils étaient parvenus à mettre en évidence qu'une alimentation riche en sel est capable de modifier le fonctionnement du système immunitaire (et en particulier les cellules TH17) de sorte à favoriser grandement les réactions croisées, c'est-à-dire la survenue de maladies auto-immunes[285].

COMMENT SE DÉSINTOXIQUER DU SEL ?

D'une manière générale, il convient de diminuer son apport en sel très progressivement : sur plusieurs semaines ou plusieurs mois. Ce temps est nécessaire pour que les reins retrouvent une morphologie et un fonctionnement normal et optimal et qu'ils gèrent mieux nos niveaux de sodium et de potassium. À ce moment, la pression artérielle de repos aura tendance à s'abaisser.

Il est impératif de limiter au maximum, et pourquoi pas supprimer, le sel chez les sédentaires.

Les sportifs quant à eux peuvent consommer occasionnellement de petites quantités de sel comme je l'explique en page 231.

Les fruits et les légumes : une arme contre l'hypertension artérielle

Le ministère de la Santé américain mène depuis plus de 20 ans une étude d'intervention d'envergure, la plus grande jamais conçue à ce jour, pour évaluer les effets de l'alimentation dans la prévention et le traitement de l'hypertension. Dès 1992, des milliers de participants ont été assignés à suivre trois types d'alimentation, plus ou moins riches en fruits et légumes (entre 4 et 10 portions par jour) puis une alimentation plus ou moins riche en sel. Résultat : moins on mange de sel, moins on développe d'hypertension artérielle[286] et plus on mange de fruits et légumes, moins on développe d'hypertension artérielle[287]. Les fruits et les légumes apportent de grandes quantités de potassium, un minéral qui s'oppose aux effets néfastes du sodium contenu dans le sel de table.

PARTIE 3

QUELLE ALIMENTATION PALÉO EST FAITE POUR MOI ?

Selon Loren Cordain, le régime paléo n'était pas unique mais plutôt, selon les informations recueillies sur les chasseurs-cueilleurs qui ont été étudiés au cours de l'histoire, variable selon la saison, la localisation géographique, la latitude, la disponibilité alimentaire. Il n'y a donc pas une alimentation paléo mais plusieurs. Une alimentation paléo peut être plus ou moins riche en tubercules [donc en glucides], plus ou moins riche en produits animaux [donc en protéines]. On peut également, par choix éthique, vouloir manger paléo vegan… Dans ces conditions, lorsque l'on est sportif, comment optimiser son alimentation paléo ?

CHAPITRE 1

LA NUTRIGÉNÉTIQUE

La médecine prédictive est issue de ce qu'on appelle la médecine préventive, un concept énoncé par le prix Nobel de médecine Jean Dausset en 1970 : « *Depuis des siècles, la médecine a essayé de traiter et aujourd'hui son but ultime est de prévenir plutôt que de guérir. Mais pour prévenir, il est nécessaire de prédire ; c'est pourquoi la médecine prédictive, première étape de la médecine préventive, est née* ».

L'une des étapes suivantes de la médecine préventive est la *nutrigénétique*. Celle-ci consiste à adapter la nutrition au patrimoine génétique de chacun pour ainsi atteindre un meilleur état de santé et de meilleures performances physiques. Les différences génétiques entre les hommes sont en effet flagrantes : certains acquièrent en quelques mois d'entraînement la force musculaire que d'autres mettent des années à acquérir ; un même médicament n'occasionne pas les mêmes effets secondaires chez tout le monde ; certains grossissent à la vitesse grand V s'ils mangent des féculents à tous les repas quand d'autres y sont peu sensibles. Ces différences métaboliques sont d'ordre génétique.

S'il est bien clair que l'Évolution a façonné notre patrimoine génétique pour adapter notre organisme à notre environnement et permettre notre survie, on peut se poser la question : pourquoi ne sommes-nous pas adaptés au fast-food ? Probablement parce que nous n'avons introduit ces aliments que depuis soixante ans. Mais alors pourquoi ne sommes-nous pas génétiquement adaptés à une alimentation riche en céréales à index glycémique élevé, une alimentation que l'on consomme depuis plus de 10 000 ans ?

NOUS NE SOMMES PAS TOUS ÉGAUX DEVANT LES GLUCIDES

En 2013, 60 chercheurs à travers le monde ont collaboré pour étudier cette question. Partant du constat que les choix alimentaires diffèrent grandement selon des critères sociaux, religieux, culturels ou économiques, ils se sont demandé si la génétique ne pouvait pas également influencer ces choix. En effet, dès 2006, des études menées sur de vrais jumeaux mettaient en évidence une héritabilité élevée dans la consommation des macronutriments, c'est-à-dire la répartition des protéines, glucides et lipides dans l'alimentation[288]. Ces chercheurs ont donc analysé toutes les études ayant recherché un lien entre l'alimentation et le patrimoine génétique. Ils ont réussi à rassembler des données portant sur plus de 70 000 personnes, un record. Après des semaines de travail et d'analyse, ces chercheurs ont découvert qu'une variante du gène situé sur le chromosome 19 (locus rs838145) était associée à une consommation plus élevée de glucides et plus faible de lipides, sans qu'elle ait d'impact sur le poids corporel. Autrement dit, les porteurs de cette variante génétique sont plus adaptés à une alimentation riche en glucides que les autres. Par ailleurs, les chercheurs ont aussi montré que les porteurs du gène FTO situé sur le chromosome 16 (locus rs1421085) (déjà connu pour son rôle prédisposant au surpoids), sont plus adaptés à une alimentation riche en protéines[289].

Ces découvertes ont des implications fondamentales : une personne qui tolère des apports élevés en glucides et qui, paradoxalement, adopte une alimentation pauvre en glucides aura tendance à se sentir fatiguée, à perdre du poids et sera moins performante lors de la pratique d'un sport. Inversement, les personnes qui ne sont pas adaptées génétiquement à des apports élevés en glucides et qui pourtant en consomment beaucoup, auront tendance à prendre du poids, à développer une résistance à l'insuline et à devenir diabétiques. Pour notre santé, notre niveau d'énergie, notre ligne, nous aurions tous intérêt à connaître notre profil génétique. Malheureusement il est difficile de faire analyser son génome, alors comment savoir quelle alimentation est faite pour nous ?

REGARDEZ DU CÔTÉ DE VOS MUSCLES ET DE VOS PERFORMANCES

Toujours au niveau du même fragment du chromosome 19 (locus rs838145), on trouve un autre gène : le gène codant pour le facteur de croissance des fibroblastes 21 (FGF21). Ce facteur de croissance participe au contrôle du métabolisme du glucose et des lipides, c'est-à-dire qu'il régule la manière dont nous utilisons ces deux sources d'énergie[290]. Il se retrouve dans notre organisme au niveau du foie, mais aussi au niveau *des muscles*. Des chercheurs en biologie moléculaire ont pu mettre en évidence que FGF21 était impliqué dans la synthèse protéique et la croissance des fibres musculaires[291]. Il semblerait que les porteurs de la variante FGF21 soient naturellement doués pour les sports de force et la prise de masse musculaire[292]. Ils auraient aussi du mal à utiliser les glucides pour fournir de l'énergie. Bien que ces recherches soient préliminaires, elles vont dans le sens d'autres études.

Il découle de ces considérations génétiques un moyen simple de connaître l'alimentation qui convient à chacun de nous. En observant les aptitudes physiques d'un individu, il est possible, sans analyse génétique, de déterminer approximativement si une personne est adaptée à une alimentation riche en glucides (et pauvre en lipides) ou l'inverse.

Si vous avez des capacités évidentes pour les sports de force,
vous n'êtes probablement pas adapté à une alimentation riche en glucides
Si vous avez des capacités évidentes pour les sports d'endurance,
vous êtes probablement adapté à une alimentation riche en glucides

Cette approche figurait déjà dans mon premier livre dédié aux sportifs de force, *Nutrition de la force*. Pour comprendre pourquoi vos aptitudes physiques déterminent l'alimentation paléo qui vous convient, faisons une brève incursion au cœur de nos muscles.

FIBRES RAPIDES, FIBRES LENTES

Dans les années 1870, un anatomiste français, Louis-Antoine Ranvier avait observé que certains muscles du lapin étaient de couleur prédominante rouge et qu'ils se contractaient plus doucement et d'une manière plus soutenue que d'autres muscles d'une apparence plus pâle.

Ces observations amenèrent à penser que les muscles étaient constitués de « fibres blanches » et de « fibres rouges ». Plus tard on découvrit que c'était la myoglobine qui était à l'origine de la couleur rouge (une protéine transportant l'oxygène et qui contient du fer).

À partir des années 60, les fibres blanches ont été communément appelées « fibres rapides » et les fibres rouges « fibres lentes ».

Aujourd'hui on les appelle respectivement **fibres de type 2** et **fibres de type 1**.

Les sous-types de fibres

Chez l'homme, une subdivision des fibres de type 2 (type 2a et 2b) fut introduite dans les années 70. Certains auteurs parlent également d'un troisième type de fibres 2, les fibres 2ab (ou 2x) qui se situeraient entre les 2a et les 2b. Nous n'en parlerons pas ici en raison d'une absence de consensus, mais aussi parce que leur importance reste négligeable pour nous.

Ces deux types de fibres ont des propriétés différentes : elles utilisent l'énergie différemment, elles développent une puissance différente, pendant des temps différents. Mais ce qui est intéressant, c'est que chez l'homme, la répartition du type de fibres musculaires est ultra-hétérogène : on trouve toutes les combinaisons possibles ! Contrairement à ce que l'on peut observer chez le rat par exemple chez qui les proportions respectives des différents types de fibres sont très homogènes.

Dans le tableau page suivante, les caractéristiques principales des différents types de fibres musculaires sont répertoriées :

	FIBRES DE TYPE 1	FIBRES DE TYPE 2A	FIBRES DE TYPE 2B
Temps de contraction	lent	moyen	très rapide
Résistance à la fatigue	très élevée	modeste	très faible
Fibres actives dans les efforts	d'endurance	puissants prolongés	explosifs
Temps de sollicitation maximal	heures	jusqu'à 30 minutes	moins d'une minute
Puissance produite	faible	moyenne	très importante
Densité capillaire	élevée	intermédiaire	faible
Capacité à utiliser les graisses	élevée	intermédiaire	très faible
Capacité à utiliser les sucres	faible	intermédiaire	élevée
Réserve d'énergie principale	triglycérides	créatine et glycogène (sucre)	créatine et glycogène (sucre)

À la vue de ce tableau, on voit que chaque type de fibre musculaire a un métabolisme différent. Et on devine intuitivement que la prépondérance d'une fibre ou d'une autre favorisera des capacités physiques différentes. Mais cela correspond-il à une réalité ?

Dans les années 70 et 80, il était courant d'effectuer des biopsies musculaires afin d'analyser la répartition des fibres chez les athlètes. C'est ainsi que les chercheurs constatèrent que chez les sportifs d'endurance, les fibres de type 1 prédominaient alors que chez les sprinteurs, les fibres prédominantes étaient de type 2. Le type de fibres n'était toutefois pas suffisant pour prédire complètement la performance, celle-ci dépendant beaucoup d'autres facteurs comme la VO2max (consommation maximale d'oxygène en mL/min.kg), le rythme cardiaque maximum, etc.

D'autres études ont ensuite regardé les effets de l'entraînement sur le type de fibre musculaire et là l'effet est clair : avec l'entraînement (de force ou d'endurance), il est possible de transformer des fibres de type 2 en fibres de type 1, en revanche, l'inverse est impossible[293, 294] ! Ceci ne veut pas dire qu'on ne peut pas devenir fort si on est très endurant, mais on attend toujours d'un marathonien qu'il se révèle un bon culturiste.

Par ailleurs, de nombreux travaux de recherche ont montré un lien entre le type de fibres musculaires et le risque de développer certaines maladies.

- Par exemple, plus on a des fibres de type 1, plus la tension artérielle a de chance d'être normale ou normale-basse (ce qui est favorable à la santé du système cardio-vasculaire)[295].
- De même, plus vous avez de fibres de type 1, plus vous avez de chance d'avoir un taux de cholestérol HDL élevé et des triglycérides bas (deux marqueurs de la santé cardiaque et vasculaire importants)[296].
- Plus vous avez de fibres de type 1, plus vous êtes sensibles à l'insuline et moins vous avez de risque de devenir diabétique de type 2[297].
- Plus vous avez de fibres de type 1, moins vous avez de risque d'être en surpoids[298].
- Plus vous avez de fibres de type 1, moins vous perdez de muscle en vieillissant. Ceci explique pourquoi l'endurance peut rester très impressionnante à un âge avancé[299] alors que la force décroît si vite en vieillissant.

Bien sûr ces différences entre les fibres musculaires existent que vous voyez sportif ou non.

Selon les chercheurs en biochimie de l'université de Sydney (Australie), les personnes qui ont majoritairement des fibres de type 2 sont naturellement plus résistantes à l'insuline par nécessité biologique : alors que l'alimentation avant les débuts de l'agriculture était pauvre en glucides et riche en protéines, il fallait préserver le glucose sanguin pour assurer l'approvisionnement en énergie du cerveau, du fœtus ou des glandes mammaires. Cela fut rendu possible par une augmentation de la résistance à l'insuline des muscles[300]. Mais certains individus ont déjà commencé à s'adapter à cette nouvelle alimentation plus riche en glucides à index glycémique élevé ainsi qu'à un mode de vie plus sédentaire, nécessitant moins de force musculaire. Ce sont ces individus qui ont des fibres musculaires majoritairement de type 1 et qui possèdent la variante génétique du facteur de croissance FGF21 mentionnée page 128.

VERS UN TYPAGE NUTRITIONNEL

Ces différences métaboliques entre les individus sont validées dans la pratique dans le milieu de la préparation physique.

- En limitant les glucides (donc en favorisant les graisses), les individus qui ont majoritairement des fibres de type 2 limitent la prise de masse grasse, ils réduisent leur risque cardio-vasculaire tout en optimisant leurs performances.

• En favorisant les glucides, les individus avec des fibres majoritairement de type 1 peuvent améliorer leurs performances en endurance et les gains de masse musculaire.

Dans la suite de cet ouvrage, je désignerai les individus génétiquement adaptés à une consommation importante de glucides sous l'appellation « N1 », ceux plus adaptés à une alimentation pauvre en glucides, mais riche en lipides sous l'appellation « N3 », « N2 » représentant un individu aux caractéristiques intermédiaires.

Le tableau ci-dessous permet de déterminer votre type nutritionnel.

TYPE N1	TYPE N2	TYPE N3
• Capacité évidente pour les sports d'endurance (visible dès l'adolescence) • Difficulté à prendre de la graisse corporelle (en particulier à l'adolescence)	• Capacités équilibrées dans les sports d'endurance ou de force • Ne se reconnaît pas de manière flagrante dans le type N1 ni N3	• Capacité évidente pour les sports de force ou explosifs (visible dès l'adolescence) • Facilité à prendre de la graisse corporelle

Si ces critères ne vous permettent pas de définir votre type (par exemple si vous étiez sédentaire dans votre enfance), vous pouvez tenir compte des éléments suivants :

TYPE N1	TYPE N2	TYPE N3
• En musculation, votre écart de performance entre le 10RM et le 1RM[1] sur les exercices polyarticulaires (développé couché, squat, soulevé de terre) est faible • Tension artérielle normale ou basse. Pas d'antécédents d'hypertension des parents • Taux de triglycérides bas associé à un cholestérol HDL élevé • Rythme cardiaque de repos lent depuis toujours (< 70/min)	• Capacités équilibrées dans les sports d'endurance ou de force • Ne se reconnaît pas de manière flagrante dans le type N1 ni N3. En musculation, votre écart de performance entre le 10RM et le 1RM sur les exercices polyarticulaires (développé couché, squat, soulevé de terre) est modéré • Vous ne vous reconnaissez pas de manière flagrante dans les types N1 et N3	• Capacité évidente pour les sports de force ou explosifs (visible dès l'adolescence) • Facilité à prendre de la graisse corporelle. En musculation, écart de performance entre le 10RM et le 1RM sur les exercices polyarticulaires (développé couché, squat, soulevé de terre) élevé • Hypertension ou l'un de vos parents avait une hypertension • Taux de triglycérides élevé associé à cholestérol HDL bas

[1] Le 1RM est le poids maximal que vous pouvez soulever sans pouvoir répéter le mouvement (RM = Répétition Maximale). Le 2RM est le poids maximal que vous pouvez soulever pour 2 répétitions. Le 10RM est donc le poids maximal que vous pouvez soulever pour 10 et seulement 10 répétitions. Il existe des formules pour calculer les équivalences entre différents RM ; elles sont imparfaites, mais assez fiables. Voir : www.superphysique.org/articles/maxi_au_developpe_couche_squat_et_souleve_de_terre

Obésité et génétique

On sait depuis environ dix ans que certains gènes sont impliqués dans le surpoids : les gènes NEGR1, TMEM18, BDNF, FTO, MC4R et KCTD15. Autrement dit, on a constaté que les personnes qui possédaient certaines variantes de ces gènes avaient plus de risques de devenir obèses que les autres. Aujourd'hui de nouveaux travaux montrent que ça n'est pas automatique : aucun de ces gènes ne rend obèse, c'est l'alimentation qui influence en premier lieu l'activité de ces gènes. En 2012 des chercheurs de Harvard ont montré que plus on consomme de sodas, plus les gènes de l'obésité s'activent et contribuent au surpoids. Une consommation quotidienne de sodas multiplierait le risque d'obésité par 5[301]. L'activité physique aussi semble influencer ces gènes : une heure de marche quotidienne réduit l'influence des gènes de l'obésité à hauteur de 50 %. Inversement, être sédentaire et regarder la télévision 4 heures par jour augmente cette influence de 50 %[302]. La même année, une équipe internationale de chercheurs a défini une liste de paramètres permettant de prédire avec une grande fiabilité (environ 85 %) le risque qu'un nouveau-né devienne obèse[303]. Ces paramètres sont les suivants :

- l'indice de masse corporelle (IMC) des parents,
- le poids de l'enfant à la naissance,
- le gain de poids de la mère pendant la grossesse,
- le nombre de personnes qui vivent avec l'enfant,
- la catégorie socioprofessionnelle de la mère,
- le tabagisme pendant la grossesse.

Si un couple est en surpoids ou obèse alors ses enfants ont de fortes chances de le devenir aussi. Non pas à cause d'un gène qui serait transmis mais plutôt parce qu'un enfant mange toujours comme le lui inculquent ses parents pour des raisons économiques ou culturelles, et de telles habitudes perdurent en général très longtemps. L'obésité et le surpoids n'obéissent donc à aucune fatalité.

Malgré tout, certaines personnes peuvent avoir des difficultés à déterminer leur type. Dans ce cas, si, pensant que vous êtes du type N1, vous choisissez d'adopter une alimentation riche en glucides et que vous prenez de la masse grasse de manière significative, vous pouvez en déduire soit que votre apport calorique journalier est inadapté (trop important) soit que vous êtes en réalité de type N2.

Par ailleurs la nature des fibres musculaires prédominantes ne permet pas de définir à elle toute seule le métabolisme. D'autres facteurs interviennent. Les personnes qui ont des problèmes hormonaux (hypothyroïdie, insuffisance hypophysaire), qui ont suivi des traitements médicamenteux lourds (agonistes GHRH, corticoïdes, etc.) ou qui ont été en surpoids pendant l'enfance du fait d'une mauvaise alimentation peuvent avoir subi des modifications hormonales et biologiques si fortes qu'elles perturberont le métabolisme pendant des années et parfois toute la vie. Dans tous ces cas, **c'est l'alimentation de type N3 qui devra être retenue**.

Dans la suite du livre, les conseils alimentaires paléo seront donnés pour les différents types nutritionnels que nous venons de définir.

CHAPITRE 2

MANGER PALÉO AU XXIE SIÈCLE

Nous l'avons vu, manger paléo c'est révéler à votre corps son véritable potentiel, c'est le plus sûr moyen de préserver votre santé et d'améliorer vos performances. Ce régime alimentaire vous tente ? Vous avez raison. Mais passer à la pratique peut s'avérer complexe. Il est impossible de manger 100 % paléo au XXIe siècle. Comme il est impossible de vivre paléo.

COMPARATIVEMENT À L'ÉPOQUE OÙ L'HOMME ÉTAIT UN CHASSEUR-CUEILLEUR :

- Les viandes à notre disposition aujourd'hui sont presque toutes issues d'élevage. L'alimentation des animaux est très différente de celle disponible dans la nature, même dans la filière biologique. Notamment, les animaux mangent beaucoup plus de céréales et font beaucoup moins d'activité physique. Comme pour les hommes, l'alimentation influence leur état de santé et notamment leur masse grasse. Comparativement aux viandes du Paléolithique, les viandes des animaux d'élevage sont beaucoup plus grasses. Dans ces graisses, on retrouve beaucoup plus d'oméga-6 et beaucoup moins d'oméga-3 que dans les graisses des animaux sauvages, ce qui a des conséquences importantes sur la santé et la performance physique (voir page 53). Elles renferment beaucoup plus d'acides gras saturés et moins d'acides gras mono-insaturés[304].

• Nous consommons de grandes quantités de viande dans des préparations de charcuterie (saucissons, pâtés, bacon, etc.), industrielles ou non, qui sont riches en sel et en conservateurs, potentiellement cancérigènes.
• Les poissons sont en majorité issus d'élevage (il devient de plus en plus difficile de trouver du poisson sauvage, même chez un poissonnier). Ils peuvent maintenant être nourris avec des farines animales (volaille ou porc), ce qui n'a aucun sens sur le plan biologique. Et quand ils sont nourris avec des farines de poissons, ces derniers proviennent le plus souvent de la mer Baltique qui est une mer très polluée. Les polluants (principalement métaux lourds et PCB) passent donc dans la chair des poissons puis dans notre corps quand nous les mangeons.

Les poissons d'élevage ne peuvent pas se déplacer librement dans les bassins du fait de la surpopulation ce qui augmente anormalement leur teneur corporelle en graisses (ce phénomène est toutefois limité dans l'aquaculture biologique).
• Comme pour la viande, les œufs actuels sont plus riches en oméga-6 et moins riches en oméga-3 même si cette différence est apparemment atténuée dans certains œufs issus de l'agriculture biologique. Il ne semble pas y avoir de différence en ce qui concerne la teneur en cholestérol[305, 306].
• Les organes traditionnellement consommés au Paléolithique et denses nutritionnellement (foie, cervelle, gésiers, rognons, thymus, peau, etc.) sont maintenant des concentrés d'antibiotiques, de produits chimiques, de bactéries et de prions.
• Les oléagineux que nous consommons actuellement, comme les amandes, ont été sélectionnés pour privilégier ceux qui étaient les plus sucrés au goût, donc les plus riches en glucides[307].
• Tous les aliments étaient prélevés à proximité, aucun fruit et légume n'était importé par avion.
• Les fruits et légumes ancestraux étaient très différents des variétés actuelles qui ont été sélectionnées pour leur rendement, leur aspect visuel et aussi leur goût. À ce propos, saviez-vous qu'il est impossible de cultiver ou de vendre des végétaux qui ne sont pas répertoriés dans le *Catalogue officiel des espèces et variétés végétales*, sous peine de se retrouver dans l'illégalité ? L'objectif affiché de ce catalogue est « *de garantir à l'agriculteur et aux filières agroalimentaires des critères de qualité et une certaine standardisation et stabilité des produits* », mais il prive le consommateur de toute alimentation réellement ancestrale.

- Notre environnement est pollué par des dérivés du plastique, des métaux lourds, des PCB, des dioxines, des perturbateurs endocriniens, des nitrates et des pesticides qui n'existaient pas à l'époque et que nous inhalons ou que nous avalons via les aliments contaminés.
- Il nous est de plus en plus difficile de trouver de l'eau non polluée.
- L'air que nous respirons est chargé de toxiques et de microparticules, surtout dans nos villes.
- Notre niveau d'activité physique est beaucoup plus faible que celui de l'homme paléo.
- Nous utilisons des appareils technologiques émetteurs d'ondes aux effets encore incomplètement évalués sur la santé.

En rejoignant le mouvement paléo, l'objectif n'est pas de revenir au temps des cavernes, c'est impossible, il s'agit simplement de prendre conscience de ce que nos ancêtres nous ont légué afin d'optimiser notre état de santé et nos performances physiques. Les choix alimentaires que nous allons exposer dans les pages qui suivent ne sont pas forcément « paléo » ; ils correspondent aux meilleurs choix possibles parmi l'offre disponible au XXIe siècle, ceux qui permettent de se rapprocher au plus près de l'alimentation du Paléolithique.

Certaines personnes pourraient objecter que l'alimentation paléo est très contraignante ou trop coûteuse. Dans ce cas, rien ne vous oblige à suivre une alimentation 100 % paléo. Il faut garder à l'esprit qu'une alimentation à 70 % paléo et à 30 % industrielle moderne sera toujours meilleure pour la santé qu'une alimentation 100 % industrielle moderne. En revanche si vous êtes confronté à certains problèmes de santé, comme les maladies auto-immunes, une plus grande rigueur sera requise pour pouvoir en ressentir les bénéfices.

Manger paléo, ce n'est pas simplement adopter une nouvelle alimentation, c'est partir en quête d'une alimentation plus saine, c'est militer pour une alimentation de meilleure qualité. C'est être attentif à la qualité des produits que nous achetons, c'est rechercher et privilégier les viandes issues d'animaux correctement traités, nourris convenablement, rechercher et privilégier les fruits et légumes cultivés localement, ne plus subir la consommation, mais la vivre activement.

GUIDE ALIMENTAIRE PALÉO

Passer subitement d'une alimentation occidentale moderne à une alimentation paléo peut sembler difficile. Pour y arriver, il faut aborder la transition comme vous le sentez : si vous pensez qu'il sera difficile de vous passer des pâtes, des lentilles ou du lait, mieux vaut introduire les changements de manière progressive. À l'inverse si vous êtes motivé et peu attaché à ces aliments, mieux vaut mettre en place immédiatement les changements souhaités. Peu importe le nombre de changements que vous réussissez à introduire dans votre alimentation, soyez fier de vous : très peu de personnes sont capables de remettre en cause les habitudes alimentaires familiales et culturelles auxquelles nous sommes soumis depuis notre plus tendre enfance. N'oubliez pas non plus qu'une alimentation à 50 % paléo et à 50 % moderne vaut toujours mieux qu'une alimentation 100 % moderne. Mais faites au moins l'essai d'atteindre les 90 % paléo, les résultats seront à la hauteur de vos espérances.

Si vous avez l'une de ces maladies chroniques : polyarthrite, sclérose en plaques, arthrose, rectocolite, maladie de Crohn, thyroïdite de Hashimoto ou toute autre maladie auto-immune, les bénéfices de l'alimentation paléo seront très supérieurs si vous êtes rigoureux, c'est-à-dire si vous choisissez de manière très stricte les aliments dans la liste ci-dessous. En effet, on l'a vu avec l'exemple du diabète de type 1 (page 72), les maladies auto-immunes sont des réactions à des quantités même infimes de protéines. Cela signifie que même « des traces » de gluten ou de protéines de lait doivent être évitées. En revanche, en cas de diabète de type 2, de surpoids ou d'hypertension artérielle par exemple, une alimentation à 90 % paléo ou comportant des traces de gluten restera bénéfique.

Voici les changements en direction d'une alimentation paléo qui profiteront à votre santé et à vos performances, du plus important au moins important :

- suppression des graisses végétales trop riches en acides gras oméga-6,
- suppression du blé et de toutes les céréales contenant du gluten,
- suppression des produits laitiers,
- augmentation des apports en végétaux : légumes, tubercules, fruits, algues oléagineux,
- diminution des apports en sel,
- choix d'œufs uniquement issus de l'agriculture biologique,

- choix de poissons uniquement issus de la pêche,
- choix de viandes uniquement issues de l'agriculture biologique,
- suppression des légumineuses,
- choix de végétaux uniquement issus de l'agriculture biologique.

Si vous souhaitez adopter une alimentation paléo progressivement, je vous conseille de procéder par étape, dans l'ordre indiqué ci-dessus.

Voici les aliments que l'on peut consommer pour s'approcher au mieux d'une alimentation de type paléo, en dehors des questions quantitatives auxquelles nous allons nous intéresser plus loin (quantités de protéines, lipides et glucides pour la performance).

Matières grasses

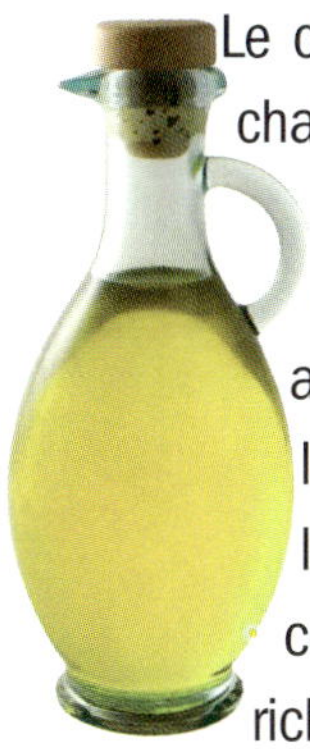

Le choix d'une matière grasse tient à son goût, sa composition et sa résistance à la chaleur. Les huiles de tournesol, de pépins de raisin ou de carthame doivent être écartées en raison de leur teneur démesurée en acides gras oméga-6. L'huile de colza provient d'une plante à fleur (famille des crucifères) et n'était pas consommée au Paléolithique. Elle contient naturellement de l'acide érucique, un acide gras dont la toxicité a été démontrée dans les années 1960[308]. À la suite de cette découverte, les agronomes ont sélectionné des variétés de colza très pauvres en acide érucique, ce qui la rend comestible, mais pour l'assaisonnement uniquement en raison de sa richesse en acides gras oméga-3, fragiles à la chaleur. Toujours uniquement réservées à l'assaisonnement, on compte l'huile de noix (à consommer avec modération car source d'oméga-3, mais aussi d'oméga-6) ainsi que l'huile de lin, qu'on conservera toujours au frais (l'huile ne contient plus les antinutriments et les hormones du lin). On trouve aussi de l'huile de cameline et de l'huile de chanvre dans certains magasins, elles se consomment et se conservent comme l'huile de lin et sont des huiles très riches en oméga-3. D'autres huiles représentent d'excellents choix : les huiles de macadamia, d'olive, de noisettes et d'avocat, pour la cuisson comme pour l'assaisonnement. Celles-ci ne contiennent ni oméga-6 ni oméga-3, mais des acides gras mono-insaturés, neutres pour la santé cardio-vasculaire. Plus spécifiquement réservés à la cuisson, on trouve la graisse de coco et l'huile de palme ; leur richesse en acides gras saturés en fait des graisses très stables à la chaleur mais leur impact écologique (déforestation) pose question. Aucune margarine ni le beurre (produit du lait de vache) ne sont compatibles avec une alimentation de type paléo. Par ailleurs, une huile doit toujours être choisie vierge et de première pression à froid ; cela garantit l'absence d'oxydation pendant le processus de fabrication.

Ce qu'il faut savoir sur l'huile de noix de coco

L'huile de coco qui est en réalité une graisse (solide à température ambiante) est très populaire dans le mouvement paléo aux États-Unis. Toutefois, certains éléments doivent inciter à ne pas en abuser :

- Les graisses de la noix de coco sont majoritairement des graisses saturées, principalement de l'acide laurique et de l'acide myristique. L'acide palmitique est très peu présent. Cette composition est très éloignée de celle des viandes consommées pendant des millions d'années : la graisse de la viande au Paléolithique était très riche en acide palmitique et pauvre en acides laurique et myristique.
- Historiquement, le début de la consommation de noix de coco est difficile à déterminer, cet aliment aurait pu n'être introduit que tardivement dans l'alimentation humaine[309].
- Les habitants de Kitava, qui consomment beaucoup de noix de coco, ont une cholestérolémie plus élevée que d'autres tribus de chasseurs-cueilleurs ; pour autant ils ne connaissent pas les maladies cardio-vasculaires.

La graisse de coco n'est probablement pas nocive, toutefois elle n'est pas consommée telle quelle dans les populations de chasseurs-cueilleurs mais avec le fruit et donc de l'eau, des fibres, des vitamines et des minéraux. Par conséquent, je ne recommande pas de l'utiliser exclusivement ni en grande quantité.

Céréales

Aucune céréale n'est compatible avec une alimentation de type paléo mais il est possible

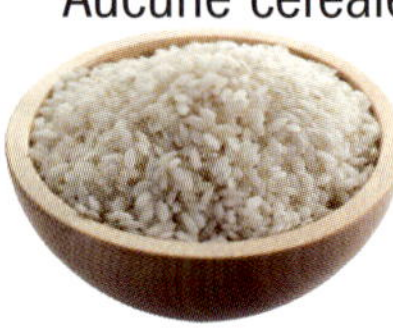

de consommer du riz qui ne contient pas de gluten. Le riz devra être choisi blanchi et non pas complet ou semi-complet car les lectines et l'acide phytique sont présents dans l'enveloppe. Pour éviter d'ingérer du riz à index glycémique élevé, il faudra choisir du riz basmati qui est le seul (en France) à avoir un index glycémique modéré même blanchi. Toutefois le riz ne doit pas devenir la base de l'alimentation car il ne contient ni vitamines ni minéraux. Il représente simplement une source alternative de glucides pour les sportifs qui doivent en consommer beaucoup (notamment en endurance).

Doivent donc être exclus : petit épeautre, épeautre, seigle, kamut, avoine, orge, blé, maïs, fonio, millet, sorgho.

Pseudo-céréales

On retrouve dans cette catégorie l'amarante, le quinoa, le sarrasin et les graines de Chia.

- Les **graines de Chia** sont à la mode en raison de leur teneur élevée en oméga-3 et en oligoéléments. Mais elles sont aussi très riches en phosphore, signe d'une grande concentration d'acide phytique qui gêne l'absorption des précieux nutriments. Les graines de Chia nécessitent une préparation identique à celle des oléagineux (voir page 144). Elles ne sont pas indispensables dans une alimentation paléo.
- Le **quinoa** est capable d'induire des réponses immunitaires similaires à celles provoquées par les céréales contenant du gluten[310] et il est très riche en saponines ; il n'est pas compatible avec une alimentation de type paléo.

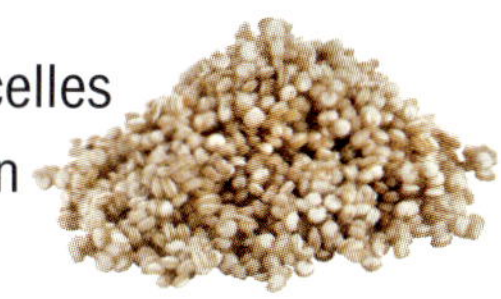

- L'**amarante** n'était pas consommée par les chasseurs-cueilleurs. Elle contient des saponines à une concentration comparable à celle des lentilles et une lectine, l'amarantine, qui semble être toxique dans des études préliminaires[311, 312]. Elle doit donc être écartée.
- Quant au **sarrasin**, il contient des inhibiteurs de trypsine détruits à la cuisson et c'est son seul défaut connu. Bien que le sarrasin ne fût pas consommé au Paléolithique, il est, avec le riz, la deuxième céréale (pseudo-céréale) que peuvent manger les sportifs dont les besoins en glucides sont importants. Il s'agit par ailleurs d'une des meilleures sources alimentaires de magnésium.

Produits laitiers

Aucun produit laitier n'est compatible avec une alimentation de type paléo (voir page 64). Toutefois, une exception est possible dans certains cas, c'est la whey protéine en poudre. Cette protéine, aussi appelée protéine de petit-lait, ne contient presque pas de calcium (qu'on retrouve accroché à la caséine, l'autre protéine du lait). Elle ne donne pas naissance à des exorphines et ne semble pas augmenter la perméabilité intestinale. Toutefois, par précaution, je déconseille son utilisation en cas de maladie auto-immune car elle contient de l'albumine bovine et des peptides impliqués dans des réactions immunitaires croisées. Pour les autres sportifs, elle représente un moyen pratique de consommer des protéines juste après un entraînement de musculation lorsque l'on n'a pas la possibilité de rentrer chez soi ou en collation lorsque l'on est en déplacement. Lorsque vous achetez de la whey dans un magasin de compléments alimentaires ou sur Internet, veillez à ce qu'elle soit composée uniquement d'isolat de whey (évitez les mélanges) : cela garantit un processus de filtration rigoureux et une absence de graisses contenant des polluants ou du lactose qui pourrait perturber la digestion.

Légumes

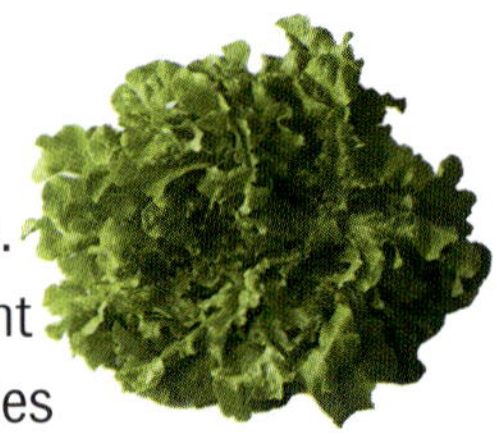

Indispensables, ils sont riches en vitamines, minéraux et antioxydants. Leur teneur en glucides est faible et ils sont tous alcalinisants. Ils apportent peu de protéines par unité de poids mais à apport calorique égal, les épinards contiennent autant de protéines que le fromage blanc. Ces protéines sont en outre d'excellente qualité. Essayez de varier au maximum vos légumes en variant les couleurs : chaque couleur est généralement pourvoyeuse de substances intéressantes pour la santé. Alternez entre légumes crus et légumes cuits sauf en cas de maladie inflammatoire de l'intestin où je conseille de toujours cuire les légumes pour adoucir les fibres. Accompagnez-les toujours d'une matière grasse qui augmente l'absorption de certains composés bénéfiques comme les caroténoïdes.

Tubercules

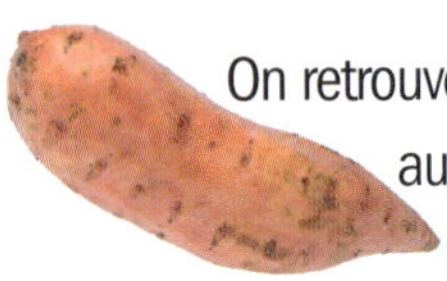

On retrouve dans cette catégorie la pomme de terre, à éviter absolument (voir page 91), mais aussi le manioc, le tapioca, l'igname, le taro, le navet, la carotte, le panais, la patate douce, le topinambour, la betterave. En dehors de la pomme de terre, seuls le manioc et le tapioca possèdent des glycosides cyanogènes qui interfèrent avec le fonctionnement de la thyroïde, même après cuisson. Bien entendu une consommation occasionnelle ne posera pas de problème et il s'agit dans tous les cas d'aliments plus nutritifs et moins toxiques que les céréales. Les autres tubercules cités représentent les meilleures sources de glucides dans le cadre d'une alimentation paléo et sont parfaitement adaptés à notre génome.

Fruits

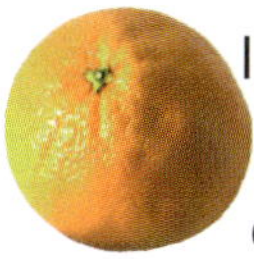

Ils possèdent un certain nombre de qualités communes aux légumes et sont notamment tous alcalinisants. Seul bémol, leur teneur en sucres qui peut être élevée. Les fruits sont donc parfois des pourvoyeurs de calories, ce qui doit être pris en compte. Préférez toujours les fruits frais, intacts ou surgelés. Éventuellement les compotes sans sucre ajouté (dites « purées de fruits »).

Le fructose des fruits consommés entiers ne pose pas de problème : plus vous mangez de fruits, plus vous réduisez votre risque de maladies cardio-vasculaires et de diabète[313]. En revanche, la consommation de fructose via les jus de fruits ou les aliments industriels (auxquels on a ajouté du fructose) augmente le risque d'obésité et de diabète[314]. Cette différence tient à la vitesse d'absorption du fructose : dans les fruits, le fructose est mélangé à de l'eau et des fibres qui ralentissent son assimilation, ce qui laisse le temps à l'organisme de l'utiliser pour fournir de l'énergie. Dans les jus de fruits ou les aliments industriels, le fructose se retrouve trop rapidement au niveau du foie où il est transformé en graisses (triglycérides) qui vont circuler dans le sang et diminuer la sensibilité à l'insuline, ce qui favorisera la prise de masse grasse et le diabète.

À noter que la noix de coco, l'avocat et la châtaigne sont des fruits (ce dernier est riche en glucides et peut se consommer comme un féculent).

Algues

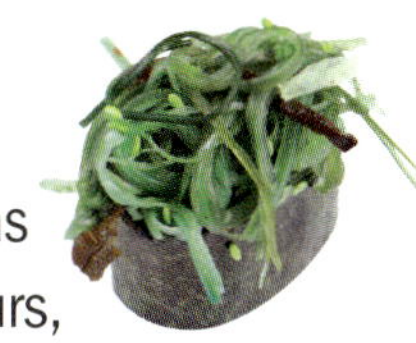

Les algues sont compatibles avec une alimentation paléo. Elles ne sont pas nécessaires et étaient rarement consommées par les chasseurs-cueilleurs, mais elles sont intéressantes pour compléter une alimentation paléo végétarienne, en particulier la *Chlorella* qui, contrairement à la spiruline, est une bonne source de vitamine B12 (voir page 153).

Oléagineux

Les noix et graines oléagineuses sont intéressantes pour augmenter l'apport calorique sous forme de lipides. Elles sont riches en fibres, en vitamines, en minéraux et en antioxydants. Néanmoins, elles sont aussi riches en acides gras oméga-6. Compte tenu de ces éléments, les noix à privilégier sont, par ordre de priorité : noix de macadamia, noisettes, noix de Grenoble, amandes, noix de cajou, pistaches, noix du Brésil, pignon de pin, noix de

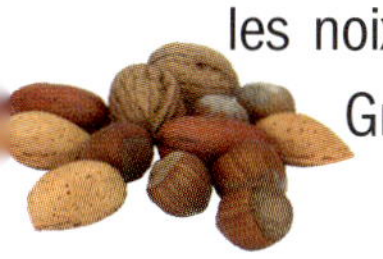

Pécan, graines de courge. Il est important de noter que les graines de tournesol, de lin ou de sésame n'étaient pas disponibles au Paléolithique. Compte tenu de leur apport significatif en acides gras oméga-6, les graines de tournesol doivent être exclues de l'alimentation paléo. Les graines de sésame contiennent des phyto-estrogènes qui peuvent interférer avec nos hormones, mais dans une mesure qui semble négligeable[315], on peut donc en consommer sans en abuser. Les graines de lin contiennent des glycosides cyanogènes[316] et des quantités significatives de phyto-estrogènes qui interfèrent avec nos hormones de manière beaucoup plus marquée que le soja[317]. Ces effets hormonaux semblent bénéfiques chez la femme et protecteurs contre le cancer du sein[318,319] mais semblent faire diminuer le niveau d'androgènes actifs chez l'homme, ce qui n'est pas souhaitable, sauf en cas de cancer de la prostate[320,321].

Préparation paléo des oléagineux

On ne sait pas à l'heure actuelle quelle est la manière la plus efficace de réduire l'acide phytique des oléagineux. Toutefois, il est recommandé de procéder comme suit :

- Faire tremper les noix dans de l'eau non chlorée (eau en bouteille ou filtrée) au minimum pendant 7 heures et jusqu'à 48 heures.
- On peut ajouter du sel dans l'eau de trempage pour accélérer un peu le processus. Rincer les noix.
- Faire sécher et déshydrater les noix dans un déshydrateur ou dans un four à basse température (pas plus de 120 °C) pendant au moins 24 heures.

Les oléagineux industriels bas de gamme ayant été traités par de multiples produits chimiques contre les moisissures, ils réagissent moins bien au trempage, ce qui fait que l'on élimine moins l'acide phytique.

Si vous consommez régulièrement des noix, il peut être judicieux d'investir dans un déshydrateur. Vous pouvez également préparer une grande quantité de noix une fois par semaine ou toutes les deux semaines pour gagner du temps.

À noter que les farines et purées d'oléagineux (par exemple farine d'amandes, purée d'amandes ou de noisettes, etc.) sont chargées en acide phytique, car elles n'ont pas été traitées.

Pour finir, rappelons que la cacahuète n'est pas un oléagineux, mais une légumineuse. Dans tous les cas, les noix doivent être choisies nature, non grillées et non salées. Restent deux éléments fondamentaux à garder à l'esprit : l'homme paléo ne consommait pas d'oléagineux toute l'année (la saison des noix étant principalement l'été ou l'automne) et il ne les mangeait pas crues, si l'on s'en réfère aux peuplades de chasseurs-cueilleurs modernes[322] ; l'homme paléo consommait ses oléagineux en les faisant tremper dans de l'eau puis en les faisant sécher au soleil, une technique qui permet d'éliminer les grandes quantités d'acide phytique présentes dans ces aliments (comparables ou supérieures à celles retrouvées dans les céréales). Ce mode de préparation est fortement recommandé car il augmente de manière très significative l'absorption des minéraux et des oligoéléments et empêche les troubles digestifs qui surviennent parfois avec la consommation d'oléagineux. Dans la catégorie des oléagineux, on trouve aussi les fèves de cacao qui sont riches en acide phytique lorsqu'elles sont crues[323]. La poudre de cacao subit en revanche un processus de fermentation puis de torréfaction qui élimine la majeure partie des antinutriments si bien que, même si le cacao n'est pas paléo *stricto sensu*, il peut être consommé régulièrement sans inquiétude. Si on décide de consommer du chocolat il faudra impérativement qu'il soit noir et le plus riche possible en cacao afin de limiter l'apport en sucre.

Œufs

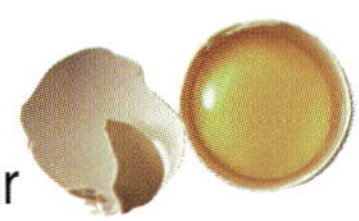

Privilégiez les œufs biologiques ou issus de la filière Bleu-Blanc-Cœur, pour leur plus grande richesse en oméga-3, les meilleures conditions d'élevage des poules et chez un certain nombre de personnes, pour leur meilleure digestion. Les œufs entiers peuvent être consommés à volonté en raison de leur richesse en cholestérol (qui compense le fait que l'on ne consomme plus de cervelle), leur teneur exceptionnellement faible en polluants (comparativement aux viandes, poissons ou fruits de mer) et leur prix attractif (à apport de protéines égal, l'œuf biologique est environ sept fois moins cher que la viande bio).

Poissons

Privilégiez les poissons pêchés, bien qu'ils soient de plus en plus difficiles à trouver (cela doit être explicitement indiqué sur l'emballage ou l'étiquette du poissonnier). Privilégiez les poissons gras qui se situent au début de la chaîne

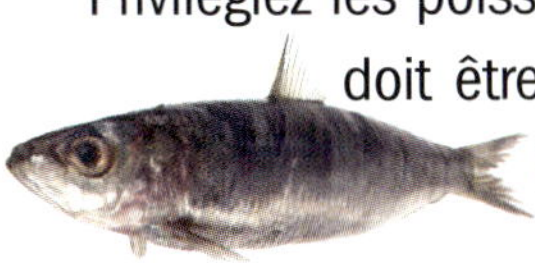

alimentaire (moins d'accumulation de métaux lourds dans les tissus), à savoir : sardines, maquereaux, anchois et harengs. Les poissons d'élevage devraient uniquement être consommés s'ils sont issus de l'agriculture biologique et devraient être limités au maximum.

Les fruits de mer sont parfaitement paléo, d'autant qu'ils sont riches en minéraux et oligoéléments (3 huîtres de taille moyenne apportent 100 % des apports journaliers recommandés en zinc et 35 % des apports recommandés en sélénium), mais il s'agit aussi d'excellents capteurs de polluants, ce qui est plutôt gênant, principalement le cadmium et dans une moindre mesure le plomb (assez peu le mercure). La moule concentre deux fois plus de plomb que l'huître, l'huître concentre quatre fois plus de cadmium que la moule. Les capacités à concentrer les métaux lourds varient selon les espèces avec, par ordre décroissant : les mollusques (moules, huîtres, escargots, limaces, patelles, poulpes, calmars, seiches), les crustacés (crevette, crabe, langoustine, homard) et les échinodermes (oursins, étoile de mer). On évitera donc d'en consommer trop régulièrement. Tous les produits transformés comme le surimi (qui ne contient presque pas de poisson en réalité), poissons panés, brandade de morue, etc., ne sont pas paléo.

Viandes

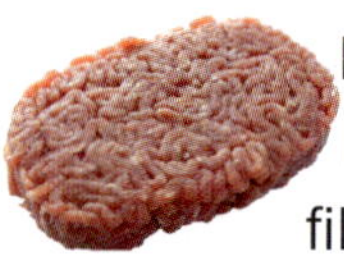

Privilégiez les viandes maigres (filet de poulet, dinde, viande de bœuf haché à 5 % de matières grasses) et les viandes blanches (lapin, veau, filet de porc). Adaptez votre consommation de viande rouge à votre activité physique : jusqu'à une portion par jour pour du sport intense (un entraînement par jour) ; deux à trois portions de viande rouge par semaine suffisent pour la plupart des sportifs. Privilégiez les viandes issues de l'agriculture biologique : la composition en acides gras est meilleure, la viande contient moins de résidus d'antibiotiques et les animaux ont vécu plus longtemps et dans de meilleures conditions. La moelle osseuse, le foie, la cervelle sont des aliments typiquement paléo mais peuvent être consommés uniquement s'ils proviennent de l'agriculture biologique. Je déconseille le foie de veau ou d'agneau par exemple issus de l'agriculture conventionnelle en raison des teneurs en polluants. Tous les produits à base de viande transformée comme le saucisson, le bacon, les tranches de poulet en barquettes, le jambon ou les saucisses ne sont évidemment pas paléo.

Légumineuses

Aucune légumineuse n'est compatible avec une alimentation de type paléo. Doivent donc être exclus : lentilles (quelle que soit leur couleur), haricots (quelle que soit leur couleur), pois (quel que soit leur type), soja, lupin, arachide (cacahuètes).

Épices et aromates

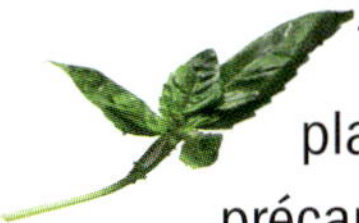

Trop souvent délaissés, ils améliorent les qualités gustatives et nutritives de nos plats, ce sont donc des ingrédients indispensables de la cuisine paléo. La seule précaution à prendre concerne le piment, qui appartient à la famille des solanacées (voir page 94) et qui fragilise la barrière intestinale, en particulier en cas de maladie inflammatoire de l'intestin.

Sel

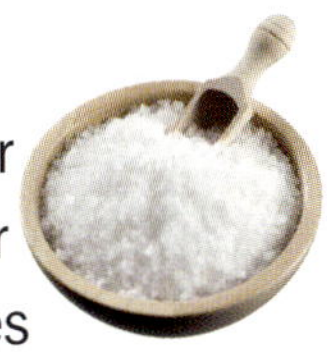

Le sel n'est pas paléo mais il n'est pas recommandé de le supprimer subitement, en particulier si vous souffrez d'hypertension artérielle traitée par un médicament. Il convient de réduire progressivement l'apport en sel. Les aliments risquent de paraître fades dans un premier temps, mais juste le temps que les papilles gustatives retrouvent une sensibilité normale.

Boissons

Privilégiez l'eau, en la choisissant selon les critères détaillés page 116. Pour savoir quelle quantité d'eau boire au quotidien, reportez-vous page 226. Le café et le thé ne sont pas paléo mais ils présentent des bénéfices certains pour la santé et sont donc autorisés.

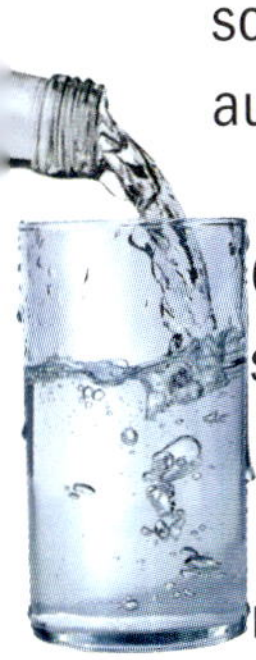

En 2012, un groupe de chercheurs suédois et norvégiens qui avait suivi plus de 60 000 femmes enceintes a montré que les femmes qui boivent plus d'une boisson sucrée aux édulcorants par jour durant la grossesse ont un risque légèrement plus élevé (+ 11 %) d'accoucher prématurément que celles qui n'en boivent pas. Ce risque augmente davantage (+ 25 %) si elles consomment des boissons sucrées naturellement[324]. Ni les boissons sucrées ni les boissons édulcorées ne sont paléo, mais les versions édulcorées semblent être préférables pour les personnes « accro » au sucre.

FAUT-IL CHOISIR SES FRUITS ET LÉGUMES BIO ?

La question semble toujours faire débat alors que pourtant la réponse est claire. En septembre 2012 une très large analyse de la littérature scientifique sur cette question a été publiée[325]. Les chercheurs y comparaient les différences potentielles entre les produits bio et les autres, puis évaluaient l'impact de ces différences sur la santé. Cette analyse regroupait les résultats de 17 études menées directement sur l'homme et 223 études sur la composition des aliments eux-mêmes (fruits, légumes, viandes, œufs, etc.). Les résultats mettent en évidence que les fruits et légumes bio ont un peu plus de vitamine C et de polyphénols que les produits conventionnels. Aucune différence n'est visible au niveau des autres vitamines ou des minéraux, à l'exception du phosphore, plus élevé dans les produits bio. Le phosphore est un minéral dont personne ne manque ; quant aux polyphénols ils jouent un rôle antioxydant dans notre organisme et nous protègent contre les cancers et les maladies cardio-vasculaires[326-328]. Par ailleurs il faut noter que la teneur en polyphénols contribue fortement aux qualités gustatives du produit. Les fruits et légumes bio présentent donc un léger avantage en ce qui concerne la qualité nutritionnelle.

Concernant les pesticides, les chercheurs constatent que 38 % des produits conventionnels renferment des niveaux détectables de pesticides, contre 7 % seulement des produits bio. Mais quelle conséquence sur la santé ? Mystère et boule de gomme ! Aucune étude ne répond à cette question même si des résultats préliminaires suggèrent par exemple que les femmes enceintes qui consomment le plus de pesticides ont plus de risque d'avoir un enfant avec un QI inférieur à la moyenne[329].

Le seul inconvénient des produits bio c'est leur prix : indéniablement, les produits bio coûtent plus cher. En revanche, en achetant des produits de saison cette différence peut vite s'estomper. Personnellement, je préfère dépenser quotidiennement un peu plus pour m'acheter des produits bio plutôt que de cotiser chaque mois auprès d'une mutuelle. Mieux vaut prévenir que guérir : en cas de maladie grave ou de cancer, aucun retour en arrière ne sera possible et jamais les entreprises qui fabriquent des pesticides comme Monsanto ne viendront à votre chevet prendre soin de vous et œuvrer pour vous rendre la santé perdue.

On essayera de limiter autant que possible la consommation de fruits et légumes en conserve : les boîtes de conserve sont enduites de bisphénol A (et bientôt de bisphénol S) qui joue le rôle d'antioxydant mais dont les effets sur la santé sont préjudiciables (l'exposition au bisphénol A a été associée à une augmentation du risque de surpoids, de diabète, de maladies cardio-vasculaires et de cancers). Il faudra privilégier les fruits et légumes frais, ainsi que leurs homologues surgelés (non cuisinés), qui conservent mieux les vitamines et les antioxydants[330], comme en atteste le tableau ci-dessous :

Frais ou surgelé : où trouve-t-on le plus de micronutriments ?

	VITAMINE C	POLYPHÉNOLS TOTAUX	LUTÉINE	BÊTA-CAROTÈNE	ANTHOCYANES
Brocoli	Surgelé	Frais	Surgelé	Surgelé	
Carotte	Surgelé	Surgelé	Surgelé	Surgelé	
Choux de Bruxelles	Surgelé		Surgelé	Surgelé	
Épinards	Frais	Frais	Surgelé	Surgelé	
Petits pois	Comparable	Surgelé	Surgelé	Frais	Surgelé
Haricots verts	Surgelé	Surgelé	Comparable		Surgelé
Chou-fleur	Frais	Surgelé			Surgelé
Maïs doux	Surgelé	Surgelé			Surgelé
Myrtilles	Surgelé	Surgelé	Frais	Frais	Surgelé
Framboises	Comparable	frais	Surgelé	Surgelé	Surgelé

Frais : aliment laissé à l'air, à température ambiante, pendant trois jours
Surgelé : aliment surgelé après récolte

CUISINER PALÉO

Une fois les aliments achetés, comment les cuire ? Les paléoanthropologues estiment que l'homme paléo faisait principalement cuire ses aliments en les enveloppant dans de grandes feuilles qui étaient ensuite exposées à la chaleur, par exemple des braises. Il s'agissait d'une méthode de cuisson douce, encore utilisée aujourd'hui en Asie, et qui génère très peu d'AGE (voir page 90). La méthode de cuisson qui s'en approcherait le plus aujourd'hui est la cuisson en papillote au four avec du papier de cuisson et non du papier d'aluminium (car l'aluminium peut migrer dans les aliments). Une autre méthode de cuisson à privilégier est la cuisson à la vapeur douce. Si vous décidez d'acheter un cuiseur vapeur, je vous recommande d'en choisir un en inox, un métal inerte qui ne relargue aucun polluant. Pour finir on peut évidemment faire cuire ses aliments à la poêle, mais on évitera les grillades. La friture et le barbecue ne sont pas paléo et génèrent des quantités importantes d'AGE et de divers composés cancérigènes, et surtout sont très toxiques pour les intestins.

Si vous utilisez des casseroles, je vous conseille d'investir dans de l'inox de qualité. L'inox est le seul matériau dont on soit certain qu'il n'est pas toxique et sa solidité justifie l'investissement au plan financier : des casseroles en inox de qualité se gardent toute une vie. Pour les poêles antiadhésives, vous trouverez différents modèles sur le marché : revêtement à base de téflon, revêtement à base de céramique ou en « pierre ». Les revêtements à base de téflon sont toxiques dès qu'ils sont endommagés, ce qui arrive généralement très rapidement. Ceux en céramique perdent rapidement leurs propriétés antiadhésives et vieillissent mal, ceux en « pierre » ne sont pas réellement en pierre, mais constitué d'un mélange minéral de composition inconnue (aucun fabricant n'a accepté de répondre à mes questions concernant leur composition exacte). Les poêles en fonte sont également populaires pour leur robustesse mais elles libèrent progressivement du fer, un minéral oxydant, toxique pour l'organisme lorsqu'il est en excès. En définitive, il n'existe aucune poêle antiadhésive dont on puisse dire que le revêtement est totalement inerte, je recommande donc ici aussi l'inox.

Pour les ustensiles comme les spatules, couverts, etc., là encore l'inox est le meilleur choix. Les différences de prix entre les différents produits s'expliquent par l'épaisseur du revêtement inox (plus il est épais et de qualité, plus la chaleur se répartit uniformément), la praticité (poignée amovible), la nature de l'alliage utilisé pour rendre l'acier inoxydable et donc la longévité de l'inox.

Quelques références haut de gamme pour votre batterie de cuisine :

- 3 casseroles en inox (16/18/20 cm), triple épaisseur + 1 poignée amovible (Cristel®) : environ 300 euros.
- 1 poêle en inox (2 cm) sans poignée amovible (Cristel®) : environ 140 euros.
- Cuit-vapeur en inox (24 cm) avec 2 anses pour casserole (Cristel®) : environ 100 euros. Ou Vitaliseur de Marion : environ 190 euros.

Quelques références de milieu de gamme pour votre batterie de cuisine :

- 4 casseroles en inox (14/20 cm) (gamme Suave de Beka®) : environ 200 euros.
- 1 poêle en inox (28 cm) sans poignée amovible (Beka®) : environ 65 euros.
- Cuit-vapeur en inox 2 bols 6 litres (Seb®) : environ 60 euros. Ou Vitaliseur de Marion : environ 190 euros.

Quelques références d'entrée de gamme pour votre batterie de cuisine :

- 4 casseroles en inox (14/20 cm) + 1 poignée amovible (gamme Move on de Beka®) : environ 90 euros.
- 1 poêle en inox (28 cm) avec poignée bakélite (Beka®) : environ 40 euros.
- Cuit-vapeur en inox 2 bols 6 litres (Seb®) : environ 60 euros.

Des exemples de menus adaptés à la pratique sportive seront proposés plus loin. Vous trouverez des idées de recettes dans le livre *Manger Paléo* de Marc-Olivier Schwartz & Thomas Renoult.

CHAPITRE 3

MANGER PALÉO QUAND ON EST VÉGAN

Nous l'avons vu, nos ancêtres étaient omnivores. Ils consommaient des produits animaux il y a déjà au moins 9 millions d'années et cette consommation s'est accrue depuis environ 2,5 millions d'années (voir page 27).

Néanmoins nos ancêtres ne gavaient pas les canards pour en manger le foie gras, ils ne parquaient pas les animaux dans des bâtiments sans fenêtre, ne leur injectaient pas d'antibiotiques, ne les tuaient pas à la chaîne, ne les laissaient pas souffrir… Bien au contraire, l'observation des tribus de chasseurs-cueilleurs montre qu'ils respectaient vraisemblablement profondément la vie animale. Lors de son voyage chez les Bushmen du Kalahari, une des dernières tribus de chasseurs-cueilleurs, Marylène Patou-Mathis a été surprise par tous les rituels qui entourent la chasse (voir page 43). Tuer un animal n'est pas un acte anodin, c'est arracher la vie d'un être vivant. Les animaux, comme les humains, doivent mourir un jour, mais cela peut se produire après une existence heureuse, en communion avec la nature et les êtres qui l'environnent et pas nécessairement en ayant connu uniquement les murs et les grillages d'un élevage.

Nous, hommes des pays riches, nous nous sommes peu à peu déconnectés de notre milieu naturel, nous avons perdu le lien avec la terre qui nous nourrit et les êtres vivants qui nous fournissent leur chair. La chasse et la cueillette pratiquées par nos ancêtres ont cédé la place à l'agriculture intensive et l'élevage industriel avec un seul objectif : produire plus pour moins cher. Aujourd'hui nous achetons de la viande emballée dans du plastique sans avoir à la chasser (ce dont peu d'entre nous seraient capables il faut bien le reconnaître). Nous avons perdu le respect de la vie animale. Pour être cohérent avec la théorie de l'évolution de Darwin, si nous ne sommes pas capables de chasser un animal (ou si nous ne nous en pensons pas capables), alors nous ne devrions pas en manger. Si nous ne sommes pas capables de pêcher un poisson, alors n'en mangeons pas.

Conscient de cette perte de contact avec la nature et les êtres vivants qu'elle abrite, le **véganisme** promeut un mode de vie fondé sur le refus de l'exploitation animale et de la cruauté envers les animaux. Le véganisme implique l'adoption d'une alimentation uniquement végétale et l'exclusion de tout produit issu des animaux, de leur exploitation ou testé sur eux (cuir, laine, soie, miel, etc.). Il s'agit donc avant tout d'un choix éthique et non d'un choix santé, car jamais, dans toute l'histoire de l'humanité nous n'avons été habitués à ne manger que des végétaux. Les études sur les végétaliens montrent d'ailleurs un moins bon état de santé que leurs homologues végétariens (voir page 29).

Si vous avez fait le choix d'une alimentation végane, il convient d'en limiter les conséquences néfastes pour la santé. La plupart des végans connaissent la problématique des antinutriments des céréales et des légumineuses. Ils pratiquent donc régulièrement la germination et/ou la fermentation pour diminuer la teneur en antinutriments de leurs aliments. Ces techniques sont très efficaces pour réduire la teneur en acide phytique, en revanche, elles sont peu efficaces sur les lectines. La germination peut également diminuer la teneur en gluten des céréales, mais elle ne peut pas le faire disparaître totalement[331]. Par conséquent, les personnes souffrant d'une maladie auto-immune ne devraient pas adopter une alimentation végétalienne qui contiendrait des céréales et des légumineuses.

Ceux qui envisagent une alimentation végétalienne entièrement paléo vont se retrouver à manger uniquement des fruits, des légumes et des oléagineux, ce qui correspond à une forme de frugivorisme. Dans ce cas, il peut être intéressant de renforcer cette alimentation par des algues pour leur apport en iode et en vitamine B12. Pour le sportif, se pose la question de l'apport calorique quotidien : un homme sportif peut aisément avoir besoin de plus de 3 000 calories par jour. Ceci est difficile à obtenir avec une alimentation de ce type et entraîne donc souvent un amaigrissement profond. Quel que soit le type de végétalisme envisagé, une supplémentation en vitamine B12 et en zinc est le minimum vital.

Le végétarisme reste beaucoup plus facilement compatible avec une alimentation de type paléo. En vérité il existe plusieurs tribus de chasseurs-cueilleurs quasi végétariennes : les habitants de Kitava par exemple ne mangent presque jamais de viande, uniquement du poisson (pesco-végétarisme) et les Indiens Yanomami mangent très peu de produits animaux : un peu de viande et des insectes principalement (le bétail, les cochons et les poulets sont des animaux domestiques qui ne sont pas mangés[332]).

L'alimentation paléo végétarienne s'obtient tout simplement en supprimant la viande au profit du poisson (pesco-végétarisme) ou en supprimant viande et poisson au profit des œufs (ovo-végétarisme). Dans ce dernier cas on n'hésitera pas à consommer jusqu'à 6 œufs entiers par jour voire plus (voir exemple de menu végétarien page 173).

Pour les végétariens, je recommande un certain nombre de compléments alimentaires pour limiter les déficits liés à l'absence de viande et de poisson et améliorer les performances sportives :

- la taurine,
- la créatine,
- la bêta-alanine,
- la vitamine B12,
- le zinc,
- les acides gras oméga-3.

Pour pallier la faiblesse des apports en acides gras oméga-3 à longues chaînes d'origine animale, on utilisera quotidiennement une huile de lin et/ou de cameline en assaisonnement. Il existe également maintenant des compléments alimentaires de DHA tirés de certaines variétés d'algues. Ces produits sont coûteux, mais utiles, en particulier pour les femmes enceintes ou qui allaitent. Enfin, une consommation occasionnelle d'algues est recommandée pour leur teneur importante en iode.

Vous trouverez plus d'informations sur les dosages et les formes optimales pages 234 à 268.

CHAPITRE 4

QUELS SONT VOS BESOINS EN PROTÉINES ET EN CALORIES ?

Les protéines sont les éléments constitutifs des muscles mais elles jouent aussi un rôle de structure important pour l'ensemble du corps : le collagène, constituant majeur de la peau et des os est une protéine. De plus, nos anticorps sont des protéines. Les conséquences d'un apport insuffisant de protéines alimentaires sont donc évidentes : fragilité osseuse, rides précoces, perte de masse musculaire et de tonicité, faiblesse immunitaire entraînant une vulnérabilité face aux infections.

Pour couvrir nos besoins essentiels en protéines, toutes les agences sanitaires dans le monde, y compris l'Organisation mondiale pour la santé (OMS), sont sur la même longueur d'onde : pour rester en bonne santé, un être humain doit trouver dans son alimentation *au moins* 0,8 g de protéines par kilo de poids corporel et par jour. Pour un homme de 70 kg, cela représente 56 g de protéines, soit l'équivalent de ce qu'on peut trouver dans 200 g de poisson. Exprimé différemment, pour un homme de 70 kg sédentaire ayant un besoin de 2 000 kilocalories par jour, cette quantité de protéines représente 11 % des apports caloriques totaux. Il s'agit là de la quantité minimale requise pour rester en bonne santé.

En revanche lorsqu'on se pose les questions : « de combien de protéines a besoin un sportif pour maximiser ses gains de masse musculaire ? », « de combien de protéines a besoin un sportif pour minimiser sa perte de masse musculaire lors d'un régime ? » ou « de combien de protéines a-t-on besoin pour optimiser sa santé ? », les réponses sont beaucoup moins claires. Chaque institution a ses propres recommandations. Pour le Collège américain de médecine sportive, un apport situé entre 1,2 et 1,7 g de protéines par kilo de poids corporel est idéal pour la performance. Pour la Société internationale de nutrition sportive, c'est plutôt un apport compris entre 1,4 et 2,0 g de protéines par kilo qu'il faut viser. Pour l'association des diététiciens américains ce serait plutôt entre 1,4 et 1,7 g, etc.[333]. Quant aux études scientifiques elles-mêmes, elles ne permettent pas non plus de répondre précisément à la question : il a été démontré qu'un apport au moins égal à 1,8 g par kilo permettait de mieux conserver la masse musculaire lors d'un régime[334], mais des recherches plus récentes suggèrent qu'un apport beaucoup plus élevé, jusqu'à 3 g par kilo pourrait améliorer les performances, sans danger pour la santé[335]. La fourchette couramment admise actuellement dans le milieu des sportifs de force (musculation, sports de combat, etc.) est de 1,6 à 2,2 g de protéines par kilo de poids corporel. Cette confusion autour des besoins en protéines a pour conséquence d'entretenir certains mythes sur les bienfaits des protéines aussi bien que sur leurs dangers, en particulier sur les sites Internet qui sont affiliés à des sites de vente de protéines en poudre et qui ont tout intérêt à promouvoir des besoins élevés pour augmenter leurs ventes. Si on admet que l'homme moderne est le fruit de son évolution, alors la quantité de protéines la plus favorable à la santé et à la performance est celle qu'il a mangée durant la majorité de son existence c'est-à-dire durant le Paléolithique lorsqu'il était chasseur-cueilleur.

QUELLE QUANTITÉ DE PROTÉINES CONSOMMAIT L'HOMME AU PALÉOLITHIQUE ?

Il existe un atlas des sociétés de chasseurs-cueilleurs, mis au point par des chercheurs en anthropologie qui détaille l'alimentation de 229 peuplades connues ; cet atlas révèle que pour 73 % des groupes de chasseurs-cueilleurs, plus de la moitié de leur alimentation provient de la chasse ou la pêche. Seules 14 % de ces peuplades obtenaient plus de 50 % de leur alimentation via les végétaux. La moyenne globale des apports alimentaires se répartit de la façon suivante : 56 à 65 % proviennent des produits animaux et 26 à 35 % des produits végétaux[336, 337]. Mais ces données sont des estimations issues pour la plupart de peuplades aujourd'hui disparues.

Si on souhaite des données très précises, il est nécessaire de s'intéresser aux populations de chasseurs-cueilleurs modernes qui vivaient ou qui vivent toujours à l'écart de la civilisation et qui ont pu être étudiées au cours de ces derniers siècles. La proportion des aliments d'origine animale ou végétale dans ces populations est illustrée dans le tableau suivant :

PEUPLE	PAYS	PRODUITS ANIMAUX (%)	PRODUITS VÉGÉTAUX (%)
Eskimos	Groenland	96	4
Aborigènes d'Anbarra	Australie	75	25
Gwi bushmen	Bostwana	33	67
Nunamiut	Alaska	99	1
Indiens Nukak	Colombie	41	59
Indiens Ache	Paraguay	78	22
Kung bushmen	Désert de Kalahari	33	67
Indigènes Onge	Îles Andaman	79	21
Kitavans	Papouasie	35	65
Hiwi	Venezuela	75	25
Hadza	Tanzanie	48	52
Efe	Congo	44	56
Aborigènes de la Terre d'Arnhem	Australie	77	23

Les chiffres précis de ces données modernes sont comparables à celles de l'atlas ethnographique. Si on écarte les cas extrêmes comme celui des peuples du Grand Nord qui n'avaient pas d'autre choix que de se nourrir de grandes quantités de produits animaux (faible végétation en raison du climat), on constate qu'en moyenne la part des calories issues des produits animaux dans l'alimentation est de 60 % et de 40 % pour celle des produits végétaux.

Les protéines sont-elles toxiques pour les reins ?

Le fait que les protéines soient toxiques pour les reins est l'un des plus grands mythes de la nutrition : aucune étude n'est parvenue à ce jour à montrer qu'une consommation élevée de protéines était dangereuse pour les reins (hormis chez les insuffisants rénaux). Les deux méta-analyses les plus récentes ont porté respectivement sur l'analyse de 74 et 15 études de l'effet d'une alimentation très riche en protéines sur la santé. La première méta-analyse a conclu qu'un régime riche en protéines était plus efficace pour perdre de la masse grasse, diminuer les niveaux de triglycérides sanguins (des graisses qui augmentent le risque d'accident cardio-vasculaire) et la pression artérielle sans aucun néfaste sur les reins[338] comparativement à une alimentation pauvre en protéines. La deuxième méta-analyse a conclu que les protéines n'avaient aucun effet néfaste sur la santé et, en particulier, aucun effet sur les reins[339]. Elle n'avait retenu que des études d'interventions randomisées contrôlées, c'est-à-dire dans lesquelles les participants ont été assignés de manière aléatoire à suivre une alimentation riche ou pauvre en protéines pendant une période donnée. Il s'agit du niveau de preuve le plus élevé en sciences médicales.

Même si les protéines ne sont pas dangereuses pour les reins, il existe quelques études qui suggèrent que le passage brusque à une alimentation riche en protéines peut être dangereux, car il faut plusieurs jours d'adaptation de la part des reins pour pouvoir filtrer les déchets des protéines[340]. La prudence incite donc à augmenter progressivement les apports en protéines, en particulier chez les personnes fragiles ou malades.

En revanche, il est important de souligner que chez les personnes touchées par une maladie rénale, les apports en protéines doivent être étroitement surveillés et revus à la baisse pour préserver les reins le plus longtemps possible[341].

Le Pr Loren Cordain, chercheur spécialiste du Paléolithique à l'université du Colorado (États-Unis) et ses collaborateurs ont extrapolé ces données à l'homme paléo. Ils ont pu déterminer la part des protéines (en calories) dans l'alimentation humaine au cours des deux derniers millions d'années. Cordain a ainsi estimé qu'à l'époque, sans doute entre 20 et 40 % des calories provenaient des protéines, ce qui représente un apport en protéines situé entre 1,7 et 3 g de protéines par kilo de poids corporel et par jour, des valeurs aujourd'hui considérées comme « élevées » voire « très élevées ». Mais il ne faut pas oublier la deuxième partie de l'équation : s'il est vrai que l'être humain est adapté à des apports élevés en protéines, il est aussi adapté à des apports conséquents en végétaux. Nos ancêtres obtenaient en moyenne 40 % de leurs calories via les fruits et légumes alors qu'actuellement ces aliments ne nous en apportent que 8 à 9 %[342]. Un apport élevé en protéines, s'il n'est pas associé à des apports suffisants en végétaux, se traduit par une charge acide nette qui déminéralise le squelette et fait fondre les muscles. Il devient donc paradoxalement plus difficile de progresser dans son sport si les apports en protéines augmentent sans que la part des végétaux augmente simultanément[343] !

LES PROTÉINES ONT-ELLES UN EFFET SUR LA PERFORMANCE ?

À l'heure actuelle, très peu d'études ont étudié les effets d'une alimentation aussi riche en protéines sur la performance. La dernière en date, publiée en juin 2011 par des chercheurs danois, a montré qu'un apport en protéines proche de 3 g par kilo de poids corporel permettait d'améliorer le temps de réaction, probablement en augmentant la synthèse de dopamine au niveau du cerveau[344]. Cette petite différence peut être suffisante à un boxeur pour éviter *in extremis* un coup qui aurait pu le mettre K.-O. et lui faire perdre le combat. De même, ces millisecondes gagnées grâce à l'alimentation peuvent faire la différence au départ d'un sprint de course à pied ou en natation.

Le type de protéines choisies a aussi un impact sur la performance : on sait maintenant depuis plusieurs années que trois acides aminés particuliers des protéines sont très importants : la leucine, l'isoleucine et la valine. Ces trois acides aminés forment à eux trois ce qu'on appelle les « acides aminés branchés » ou BCAA. Les BCAA sont des facteurs initiateurs et régulateurs de la synthèse protéique, c'est-à-dire que ce sont eux qui sont responsables de la croissance musculaire[345]. Contrairement à une idée reçue, les protéines d'origine animale comme la viande, le poisson, les crustacés ou les œufs ne sont pas particulièrement plus riches en BCAA qu'un légume comme les épinards par exemple. À apport calorique égal, 140 kilocalories de saumon apportent 3,5 g de BCAA et 140 kilocalories d'épinards apportent 3,7 g de BCAA. Mais pour obtenir 140 kilocalories d'épinards il faut en manger 700 g alors que 100 g de saumon sont suffisants. Par conséquent, les végétariens ont donc tout intérêt à consommer de très grandes quantités de végétaux pour maximiser les bénéfices de leur entraînement sportif.

Quelle est la limite de toxicité des protéines ?

Compte tenu des importantes capacités d'adaptation de l'être humain, il est très difficile de fixer une limite de sécurité pour les apports en protéines. Toutefois, il faut savoir qu'il existe une forme de toxicité des protéines qu'on appelle le « syndrome de la famine du lapin ». Ce syndrome a été observé chez les Nunamiuts d'Alaska. En période de disette, les Nunamiuts pouvaient être amenés à ne se nourrir que de lapin, une viande quasiment dépourvue de graisses. En absence de graisses pour couvrir les besoins essentiels, le foie cesse de fonctionner normalement : il n'est plus en mesure de métaboliser l'azote apporté par les protéines et c'est l'intoxication. Les symptômes de l'intoxication aux protéines sont des diarrhées, des maux de tête, de l'hypotension artérielle, une grande faim et une grande fatigue. Cette intoxication est rare mais elle peut se produire chez les personnes qui veulent suivre une alimentation très riche en protéines à base de poudres sans y associer d'autres aliments, pour maigrir rapidement. Les études les plus récentes estiment qu'une telle intoxication ne peut pas survenir tant que les apports en protéines ne dépassent pas 5 g par kilo de poids corporel[346].

QUELLE EST LA QUANTITÉ DE PROTÉINES QUI VOUS CONVIENT ?

Nous avons vu à la page 126 qu'il existait trois types nutritionnels selon la nature des fibres qui prédominent au sein des muscles.

Pour les sports de force…

- une personne de type N1 aura de meilleures performances, une meilleure santé et un physique plus avantageux si elle consomme des protéines à hauteur de 20 à 25 % des apports caloriques soit entre 1,7 et 2,2 g par kilo de poids corporel ;
- une personne de type N2 sera plus adaptée à des apports en protéines qui représentent 25 à 30 % des apports caloriques, soit entre 2,2 et 2,6 g ;
- et une personne de type N3 sera plus adaptée à des apports en protéines qui représentent 30 à 40 % des calories soit entre 2,6 et 3,0 g.

Si la question de la quantité de protéines est importante pour les sports de force c'est parce que les muscles utilisent de grandes quantités de protéines pour se reconstruire après les traumatismes provoqués par l'effort et pour mieux résister ensuite. À l'inverse dans les sports d'endurance la question des apports en protéines n'est pas primordiale, c'est celle des apports en glucides qui l'est (voir page 211).

COMMENT CONNAÎTRE VOTRE BESOIN CALORIQUE

Votre besoin calorique dépend de nombreux paramètres mais principalement de votre niveau d'activité physique.

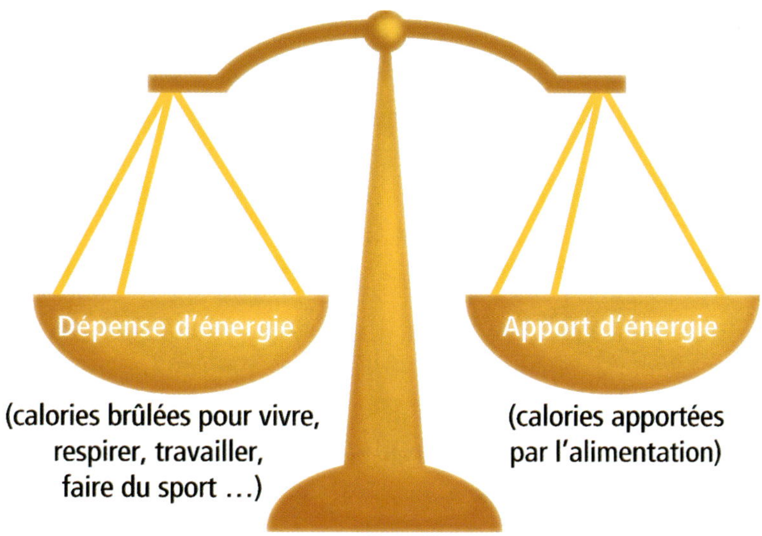

On trouve sur Internet de nombreuses formules censées estimer précisément le besoin calorique mais il s'agit d'équations complexes mises au point par des chercheurs (Black et al., 1996 et Bouchard et Bélanger, 2005). Ces formules sont des modèles mathématiques. Autrement dit, ce sont des approximations qui ne rendent pas compte de la réalité. On comprend qu'il soit commode de vouloir appliquer une formule, mais c'est ignorer les dizaines d'études qui ont montré que tous ces calculs ne tenaient pas la route et devenaient faux dans de nombreux cas : à la suite d'un régime[347], d'un séjour sportif prolongé en altitude ou d'injections d'EPO[348], dans le cas de certaines maladies[349], d'un manque de sommeil ou d'un sommeil de mauvaise qualité[350], dans le cas de variations hormonales temporaires ou permanentes (problèmes de thyroïde acquis ou induits par un régime, variations des niveaux d'estrogènes ou de testostérone)... En réalité il n'existe qu'un seul moyen de connaître parfaitement son besoin calorique quotidien individuel.

La démarche est très simple : si votre poids est stable depuis plusieurs semaines, notez approximativement tout ce que vous avez mangé sur deux ou trois jours qui vous semblent représentatifs de votre alimentation courante. Calculez ensuite le nombre de calories consommées chaque jour (utilisez un compteur de calories en ligne tel que celui proposé sur www.les-calories.com) et faites la moyenne. Cette méthode est un bon moyen d'estimer votre besoin calorique de maintien. Il s'agit bien entendu d'une estimation, tout comme celle obtenue via les équations, mais elle est beaucoup plus fiable selon moi. Bien entendu, si vous étiez en phase de perte ou de gain de poids, il faudra revenir à une alimentation normale pour pouvoir faire ce calcul.

Par la suite, il suffira d'ajuster le nombre de calories à vos objectifs : vous augmenterez les calories pour gagner de la masse musculaire, vous réduirez les calories pour perdre du poids.

Pour réussir cet ajustement et interpréter correctement l'évolution de votre poids, il est très important de garder à l'esprit que si vous gagnez du muscle tout en perdant du gras, votre poids peut rester le même (mais votre physique et vos performances être radicalement différents). Pour contourner cette problématique, certains coachs conseillent l'achat d'une pince à plis cutanés qui permet de mesurer la quantité de graisse sous-cutanée et d'observer son évolution conjointement à celle du poids corporel. Cette approche est meilleure mais pas parfaite non plus car la pince ne dit rien de la graisse viscérale. La solution que je préfère est celle des photos : on se prend en photo de face, de dos et de profil, en petite tenue, à intervalles réguliers (tous les mois par exemple). Il suffit ensuite de comparer les photos pour observer l'évolution de la silhouette au fil du temps. On peut compléter par la pesée sur la balance, en particulier si votre sport nécessite de rester dans une catégorie de poids. Les photos ont aussi l'avantage d'être très motivantes : elles permettent de voir le chemin parcouru au cours des derniers mois et de se rendre réellement compte de la puissance de la diététique pour transformer le corps.

Que penser des balances impédancemètre ?

Les balances impédancemètre mesurent le pourcentage de masse grasse. Ces balances fonctionnent en mesurant la résistance du corps humain au passage d'un courant électrique. Celle-ci dépend de notre composition corporelle. Séduisant sur le papier, ce concept est en réalité très peu fiable[351]. En effet, de nombreux facteurs faussent totalement les mesures : le simple fait de ne pas être parfaitement hydraté[352], le fait d'avoir mangé juste avant la mesure (erreur de 10 %)[353], le fait d'avoir fait un peu d'activité physique[354] et bien entendu, les prothèses comme les prothèses mammaires[355]. Les chercheurs ne recommandent donc pas ce genre d'appareil pour estimer le taux de masse grasse.

Les apports caloriques des différents macronutriments sont déterminés de manière approximative par les scientifiques comme suit :

- 4 kilocalories par gramme pour les protéines ;
- 4 kilocalories par gramme pour les glucides ;
- 9 kilocalories par gramme pour les lipides ;
- 7 kilocalories par gramme pour l'alcool.

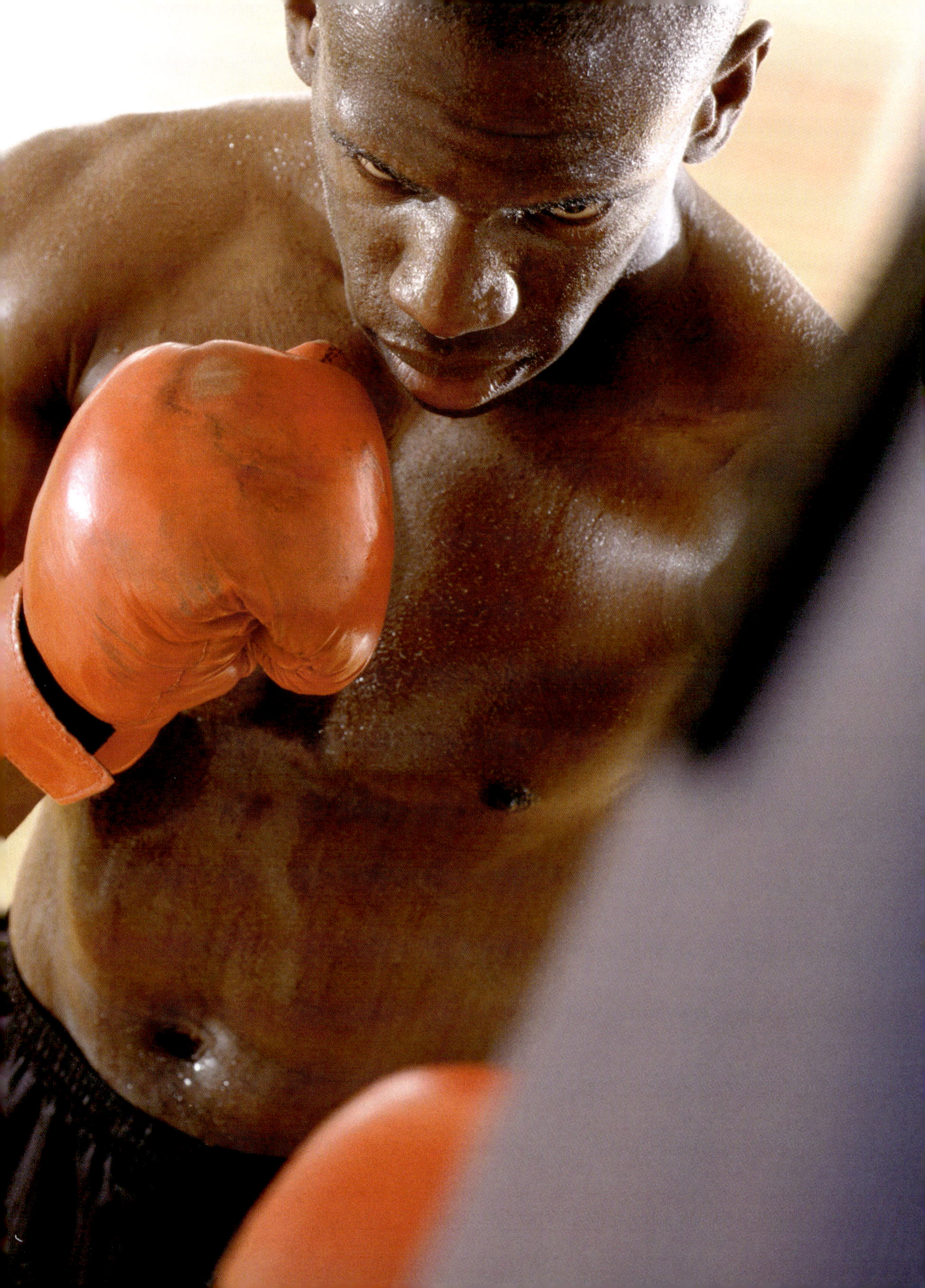

PARTIE 4

NUTRITION PALÉO POUR LA FORCE

Dans le milieu des sports de force, plus particulièrement la musculation, la force athlétique et, dans une moindre mesure, les sports à catégorie comme les arts martiaux, il est communément répété que le poids et l'alimentation d'un athlète fluctuent grandement entre les saisons et les compétitions. Il est fréquemment recommandé de pratiquer de longues périodes de suralimentation (période de « prise de masse ») dans le but d'accélérer la récupération et de faciliter les gains de masse musculaire ou de force, quitte à prendre simultanément de la masse graisseuse. Une fois cette période terminée, il est conseillé d'entamer un régime pour perdre la masse grasse accumulée.

L'alimentation de prise de masse « classique » est à l'origine de la production massive d'insuline (une puissante hormone anticatabolisante), ce qui permet généralement de faire d'importants progrès en termes de force et de masse musculaire. Pourtant, nous allons voir qu'à moyen et long terme, cette stratégie est dangereuse, contre-productive et inutile.

CHAPITRE 1

COMMENT LES PRISES DE MASSE RENDENT GROS ET MALADE

Lorsque l'on mange abondamment, notre organisme éprouve de grandes difficultés à ne stocker que des protéines de muscle, même chez un sportif. En effet, d'une manière générale, toute prise de poids ne s'accompagne malheureusement pas seulement d'une prise de muscle.

On constate généralement aussi :

- une prise de masse grasse,
- un stockage de glucides sous la forme de glycogène (dans les muscles et le foie),
- un stockage d'eau.

En ce qui concerne la prise de masse grasse, l'excédent calorique va remplir les cellules graisseuses (adipocytes) existantes puis, une fois que ces cellules sont pleines, notre corps va créer de nouveaux adipocytes pour pouvoir continuer à stocker les graisses. Jusqu'ici, rien de particulier.

Mais que se passe-t-il lorsque l'on arrête cette phase de prise de poids et qu'on rentre en période de régime ? La même chose mais à l'envers : nous perdons progressivement du gras, mais aussi des muscles, des réserves glucidiques et de l'eau.

QUAND LES MAUVAISES PRISES DE POIDS MARQUENT LE CORPS À VIE

Si cette période de régime est mal conduite (mauvaise alimentation), alors la perte de muscle peut être si grande qu'au terme du régime, tout le muscle gagné en période de prise de masse (ou presque) disparaît... En ce qui concerne les adipocytes créés précédemment au cours de la prise de poids, les études montrent qu'ils ne meurent pas et même qu'ils persistent toute la vie[356, 357].

Le premier problème c'est qu'en raison de la présence de ces adipocytes excédentaires, dès que l'on recommence à manger un peu trop, notre organisme stocke des graisses beaucoup plus rapidement : on augmente donc ici notre risque d'être en surpoids avec toutes les conséquences que cela implique : diabète, maladies cardiaques, etc. Le deuxième problème c'est que les adipocytes influencent la production de certaines hormones comme la leptine dont le rôle est fondamental dans le contrôle de l'appétit et de la dépense calorique. En somme, la prise de masse dérègle notre organisme à différents niveaux et, pour certains, de manière définitive.

Ce phénomène explique pourquoi la plupart des personnes qui ont connu le surpoids ou l'obésité et qui ont retrouvé un poids normal avec un régime restent à jamais plus sensibles que les autres aux écarts alimentaires et stockent beaucoup plus rapidement du gras. Il est également important de noter que ces nouveaux adipocytes, lorsqu'ils sont créés dans la jeunesse, peuvent perturber suffisamment le métabolisme au point de modifier le type nutritionnel. Autrement dit, quelqu'un qui était génétiquement de type N1 peut être obligé de suivre une alimentation de type N3 pour conserver la santé et ne pas regrossir (lire pages 131 et 132).

LA MEILLEURE FAÇON DE PRENDRE DE LA MASSE

Comme notre objectif est de prendre le plus de masse musculaire possible tout en prenant le moins de masse grasse et en préservant notre santé, cette approche des « prises de masse » doit absolument être abandonnée. Pour cela, rien de plus simple, il suffit d'augmenter l'apport calorique de manière moins importante qu'en prise de masse, c'est à dire en moyenne, de 250 à 500 kcal par jour par rapport à ses apports caloriques de « maintenance » (ceux qui permettent de conserver un poids stable). La valeur exacte est à ajuster en fonction des changements physiques observés et de la variation du poids sur la balance. Pour avoir un repère, 250 à 500 kcal c'est 50 à 100 g de noix, 100 g de sarrasin ou 500 g de patates douces.

Les partisans de la « prise de masse » affirment qu'il n'est pas possible de gagner de la masse musculaire tout en perdant de la masse grasse et que c'est pour cette raison que ces deux phases doivent être distinctes. C'est tout simplement faux ! Il suffit pour s'en rendre compte de commencer la pratique d'un sport, en particulier la musculation : si la nutrition est correcte, on constate rapidement que les muscles grossissent, mais aussi que l'on perd de la masse graisseuse, en particulier au niveau abdominal. Il ne s'agit donc pas d'une prouesse ! Vous remarquerez cependant que cela est d'autant plus difficile à réaliser qu'on est un sportif expérimenté avec un faible pourcentage de masse grasse corporelle. Il est vrai que plus votre niveau sportif est élevé, plus il vous faudra adopter une nutrition pointue.

CHAPITRE 2

PRENDRE DU MUSCLE ET DE LA FORCE SANS PRENDRE DE GRAISSE

Maintenant que nous avons défini quels aliments sont les plus adaptés à la performance et à la santé (voir page 138), il nous reste à déterminer dans quelle quantité et en quelles proportions il faut les consommer pour prendre de la masse musculaire.

La quantité de protéines nécessaire a été définie précédemment. La quantité de lipides est choisie pour permettre le maintien d'un fonctionnement hormonal normal : une alimentation trop pauvre en graisses fait chuter anormalement le taux de testostérone[358]. Quant aux glucides, leur rôle est de fournir de l'énergie aux muscles : cette variable doit simplement être ajustée en fonction du total calorique restant à atteindre.

Pour prendre du muscle, on l'a vu, l'apport calorique doit être augmenté de 250 à 500 kcal. La seule exception est celle du débutant qui devra commencer son entraînement physique en modifiant la qualité de l'alimentation (choix d'aliments paléo, dans des proportions paléo) sans changer l'apport calorique total, de façon à prendre de la masse musculaire tout en perdant du gras. Au bout de quelque temps (généralement quelques mois), lorsqu'on constate un ralentissement de la progression, c'est le moment d'ajouter entre 250 et 500 kcal à ses apports caloriques journaliers, comme pour les sportifs de niveau intermédiaire ou avancé.

Répartition des besoins caloriques pour une prise de muscles

BESOINS	TYPE N1	TYPE N2	TYPE N3
en protéines	20 à 25 % de l'apport calorique total	25 à 30 % de l'apport calorique total	30 à 40 % de l'apport calorique total
en lipides	25 à 30 % de l'apport calorique total	30 à 35 % de l'apport calorique total	35 à 40 % de l'apport calorique total
en glucides	Selon l'apport total calorique nécessaire	Selon l'apport total calorique nécessaire	Selon l'apport total calorique nécessaire

Attention : les valeurs données pour les protéines correspondent ici à des pourcentages de protéines quelle que soit leur origine, c'est-à-dire protéines d'origine végétale + protéines d'origine animale.

Précision des calculs : dans tous les cas pratiques des pages suivantes on constate que les apports en protéines, glucides et lipides ne sont pas toujours parfaitement identiques à ceux prédits par le calcul. Ceci est normal et ne doit pas vous inquiéter : les calculs sont de simples indicateurs et ne doivent pas être perçus comme une règle absolue. D'une manière globale c'est la qualité des aliments choisis, leur équilibre global (proportion entre protéines, glucides et lipides) et le total calorique qui importent vraiment pour la performance et les résultats. En général, les calculs ne sont utiles que pour mettre en place un premier programme alimentaire. Par la suite, la seule chose qui change véritablement au fil du temps est l'apport en glucides : celui-ci doit être augmenté si le poids corporel n'augmente pas ou pas assez rapidement et baissé si le poids corporel augmente trop ou trop rapidement.

Pour varier les menus : *vous trouverez en annexe, page 272, un tableau d'équivalences d'aliments qui vous permettra d'élaborer vos propres menus à partir des exemples proposés pour chacun des cas pratiques exposés aux pages suivantes.*

CAS PRATIQUE 1 : *Prise de muscles pour un type N1*

➜ **Christophe, 34 ans, 1,79 m, 76 kg**

➜ **Type nutritionnel : N1**

- Christophe a estimé son besoin calorique de maintenance à 2 700 kcal par jour.
- Il entame une prise de muscles à 3 200 kcal par jour.
- Son besoin quotidien en protéines est environ de (3 200 x 20 %) = 640 kcal soit 160 g.
- Son besoin en lipides quotidien est environ de (3 200 x 25 %) = 800 kcal soit 89 g.
- Cette quantité de protéines et de lipides représente un apport calorique d'environ : 800 + 640 = 1 440 kcal.
- Son besoin en glucides est donc de 3 200 – 1 440 kcal soit 1 760 kcal ou 440 g.

EXEMPLE DE MENU

7h :	• crêpes au sarrasin (2 œufs, 100 g de sarrasin, eau), 1 pomme, 1 thé **570 kcal (P : 27 g / G : 84 g / L : 14 g)**
10h30 :	• 1 orange, 30 g de chocolat noir à 70 % de cacao, 60 g de protéines de chanvre en poudre **364 kcal (P : 32 g / G : 23 g / L : 16 g)**
13h :	• 100 g de cabillaud, 300 g de brocolis à la vapeur avec une cuillère à soupe d'huile d'olive, 150 g de riz basmati blanc **801 kcal (P : 35 g / G : 127 g / L : 17 g)**
16h30 :	• 50 g de noisettes, 2 bananes **587 kcal (P : 10 g / G : 67 g / L : 31 g)**
20h00 :	• 200 g de filets de poulet au curry et lait de coco (100 mL), 100 g de cresson avec une cuillère à soupe d'huile d'olive et de vinaigre, 400 g de patates douces dorées au four **968 kcal (P : 52 g / G : 100 g / L : 40 g)**
	TOTAL journalier : 3 290 kcal (P : 156 g / G : 401 g / L : 118 g)

CAS PRATIQUE 2 : *Prise de muscles pour un type N3*

→ **Manuel, 20 ans, 1,84 m, 80 kg**

→ **Type nutritionnel : N3**

- Manuel a estimé son besoin calorique de maintenance à 2 500 kcal par jour.
- Il entame une prise de muscles sans gras à 3 000 kcal par jour.
- Son besoin quotidien en protéines est environ de (3 000 x 30 %) = 900 kcal soit 225 g.
- Son besoin en lipides est environ de (3 000 x 35 %) = 1 050 kcal soit 117 g.
- Cette quantité de protéines et de lipides représente un apport calorique d'environ : 900 + 1 050 = 1 950 kcal.
- Son besoin en glucides est de 3 000 – 1 950 kcal soit 1 050 kcal ou 263 g.

EXEMPLE DE MENU

7h :	• 4 œufs, 1 pomme, 1 thé **416 kcal (P : 28 g / G : 13 g / L : 28 g)**
10h30 :	• 30 g de chocolat noir à 70 % de cacao, 60 g de protéines de chanvre en poudre **332 kcal (P : 30 g / G : 17 g / L : 16 g)**
13h :	• 200 g de cabillaud, 300 g de brocolis à la vapeur avec une cuillère à soupe d'huile d'olive, 100 g de riz basmati blanc, 1 banane **801 kcal (P : 50 g / G : 112 g / L : 17 g)**
16h30 :	• 50 g de noisettes, 150 g de thon en boîte **517 kcal (P : 47 g / G : 8 g / L : 33 g)**
20h00 :	• 200 g de filets de poulet au curry et lait de coco (100 mL), 100 g de cresson avec une cuillère à soupe d'huile d'olive et de vinaigre, 400 g de patates douces dorées au four **968 kcal (P : 52 g / G : 100 g / L : 40 g)**
	TOTAL journalier : 3 034 kcal (P : 207 g / G : 250 g / L : 134 g)

CAS PRATIQUE 3 : *Prise de muscles pour un type N2 végétarien*

➜ **Alain, 32 ans, 1,71 m, 75 kg**

➜ **Type nutritionnel : N2**

- Alain a estimé son besoin calorique de maintenance à 2 200 kcal par jour.
- Il entame une prise de muscles sans gras à 2 700 kcal par jour.
- Son besoin en protéines quotidien est environ de (2 700 x 25 %) = 675 kcal (environ) soit 169 g.
- Son besoin en lipides quotidien est environ de (2 700 x 30 %) = 810 kcal soit 90 g.
- Cette quantité de protéines et de lipides représente un apport calorique d'environ : 675 + 810 = 1 485 kcal.
- Son besoin en glucides est d'environ 2 700 - 1 485 kcal soit 1 215 kcal ou 303 g.

EXEMPLE DE MENU

7h :	• 3 œufs, 1 pomme, 1 thé **325 kcal (P : 21 g / G : 13 g / L : 21 g)**
10h30 :	• 30 g de chocolat noir à 70 % de cacao, 80 g de protéines de chanvre en poudre **390 kcal (P : 40 g / G : 17 g / L : 18 g)**
13h :	• 300 g de brocolis à la vapeur avec une cuillère à soupe d'huile d'olive, 150 g de riz basmati blanc, 1 banane **850 kcal (P : 21 g / G : 151 g / L : 18 g)**
16h30 :	• 50 g de noisettes, 80 g de protéines de chanvre en poudre **545 kcal (P : 45 g / G : 8 g / L : 37 g)**
20h00 :	• 1 œuf, 100 g de cresson avec une cuillère à soupe d'huile d'olive et de vinaigre, 400 g de patates douces dorées au four **579 kcal (P : 17 g / G : 94 g / L : 15 g)**
	TOTAL journalier : 2 689 kcal (P : 144 g / G : 283 g / L : 109 g)

BOXE, JUDO : COMMENT GAGNER EN FORCE SANS GAGNER EN MASSE

Dans le cadre d'un sport de catégories, par exemple la boxe ou le judo, à moins de vouloir changer de catégorie il est délicat d'utiliser cette méthode car elle se traduit souvent par une prise de poids. Pour ces sports ou tout simplement si vous souhaitez gagner en force sans prendre trop de poids, il existe d'autres approches nutritionnelles. Premièrement il faut optimiser la nutrition autour de l'entraînement (nous traitons cette question plus loin à la page 194). Ensuite votre alimentation devra être celle décrite pour la prise de muscles, mais pour un total calorique égal à votre maintenance c'est-à-dire l'apport calorique qui vous permet de maintenir votre poids. Le changement sera donc qualitatif et non quantitatif, et c'est cette amélioration qualitative qui va optimiser le fonctionnement du corps humain et ainsi les gains de force, sans modification significative du poids.

Progresser sans prise de poids excessive avec la rotation des glucides

Si cette méthode ne vous fait pas progresser, il est alors possible d'utiliser une méthode dite de rotation des glucides. On parle d'« alimentation cyclique ». Cette méthode permet de consommer un total calorique plus élevé à certains moments et moins élevé à d'autres. Elle est idéale lorsque la fréquence des entraînements sportifs n'est pas trop importante : environ 3 entraînements par semaine ou moins.

Le principe est simple : les apports en glucides sont placés autour des jours d'entraînement pour garantir une bonne énergie, de bonnes performances et une bonne récupération. Les jours sans entraînements comportent moins de glucides, ce qui empêche la prise de poids.

La raison pour laquelle l'alimentation cyclique n'est pas la plus adaptée lorsque les entraînements sont fréquents est simple : les glucides alimentaires fournissent de l'énergie et permettent de récupérer grâce à leur stockage dans les muscles sous forme de glycogène musculaire. Le glycogène est une longue molécule fabriquée par une enzyme, la glycogène synthase, à partir du glucose circulant dans le sang : lorsqu'on mange beaucoup de glucides (par exemple un plat de riz), les glucides du riz passent dans notre sang sous forme de glucose. En réponse, notre corps produit de l'insuline dont le rôle est d'évacuer l'excès de sucre du sang pour qu'il soit stocké dans les cellules sous forme de glycogène.

Pourquoi il est important de bien gérer ses prises de glucides

En fait, l'insuline active la glycogène synthase qui permet ce stockage dans les muscles. Mais la glycogène synthase n'a pas de supers pouvoirs : si l'afflux sanguin de glucose est trop important, elle ne peut pas permettre de tout synthétiser sous forme de glycogène et une partie du sucre est stockée sous forme de graisses dans les adipocytes. À cause de cela, il faut un certain temps pour reformer tout notre glycogène musculaire qui a été utilisé au cours d'un exercice physique.

D'après de nombreuses études publiées par les chercheurs en physiologie du sport, le temps minimal nécessaire est de 24 à 48 heures[359, 360] (voir page 203 pour plus d'informations à ce sujet). Deux conclusions peuvent être tirées de ces travaux :

- Les méthodes qui consistent à consommer des quantités très importantes de glucides juste après un effort physique sont inefficaces et placent l'organisme dans des conditions favorables au stockage de graisses corporelles (seul moyen d'évacuer rapidement tout le sucre du sang).
- Pour maximiser les réserves énergétiques et la récupération, l'alimentation doit apporter des glucides tout au long de la journée pendant les 24 heures qui précèdent et pendant les 24 heures qui suivent un effort physique, au minimum. Ce dernier point a toute son importance, car pour une personne qui s'entraîne 4 fois par semaine, par exemple lundi, mardi, jeudi et samedi, cela implique que la récupération est maximale en suivant un programme alimentaire classique décrit précédemment. Une alimentation cyclique sera ici moins efficace, car elle ralentira la récupération ou la performance.

En pratique

Voyons en pratique ce que peut donner une alimentation cyclique. Supposons que Gérard s'entraîne trois jours par semaine : le lundi, mardi et jeudi. Nous pouvons programmer une alimentation en rapport direct avec l'entraînement. Par exemple :

- lundi sera un jour « haut » en glucides,
- mardi un jour haut,
- mercredi un jour haut,
- jeudi un jour haut,
- vendredi un jour bas,
- samedi un jour bas,
- dimanche un jour haut.

En fait, plusieurs combinaisons sont possibles, mais on peut s'orienter vers la stratégie à adopter en tenant compte de quelques principes de base. Voici l'exemple d'un jour bas et d'un jour haut pour Gérard.

CAS PRATIQUE 4 : *Prise de force sans prise de poids*

➜ **Gérard, 39 ans, 1,73 m, 76 kg**

➜ **Type nutritionnel : N1**

- Gérard a estimé son besoin calorique de maintenance à 3 000 kcal par jour.

EXEMPLE DE MENU POUR JOUR BAS EN GLUCIDES

7h :	• 3 œufs, 1 pomme, 1 thé **325 kcal (P : 21 g / G : 13 g / L : 21 g)**
10h30 :	• 1 orange, 30 g de chocolat noir à 70 % de cacao, 60 g de protéines de chanvre en poudre **364 kcal (P : 32 g / G : 23 g / L : 16 g)**
13h :	• 100 g de cabillaud, 300 g de brocolis à la vapeur avec une cuillère à soupe d'huile d'olive, 50 g de riz basmati blanc **461 kcal (P : 28 g / G : 49 g / L : 17 g)**
16h30 :	• 50 g de noisettes, 2 bananes **587 kcal (P : 10 g / G : 67 g / L : 31 g)**
20h00 :	• 200 g de filets de poulet au curry et lait de coco (100 mL), 100 g de cresson avec une cuillère à soupe d'huile d'olive et de vinaigre, 1 pomme **532 kcal (P : 44 g / G : 17 g / L : 32 g)**
	TOTAL journalier : 2 269 kcal (P : 135 g / G : 169 g / L : 117 g)

EXEMPLE DE MENU POUR JOUR HAUT EN GLUCIDES	
7h :	• crêpes au sarrasin (2 œufs, 100 g de sarrasin, eau), 1 pomme, 1 thé **570 kcal (P : 27 g / G : 84 g / L : 14 g)**
10h30 :	• 1 orange, 30 g de chocolat noir à 70 % de cacao, 60 g de protéines de chanvre en poudre **364 kcal (P : 32 g / G : 23 g / L : 16 g)**
13h :	• 100 g de cabillaud, 300 g de brocolis à la vapeur avec une cuillère à soupe d'huile d'olive, 150 g de riz basmati blanc **801 kcal (P : 35 g / G : 127 g / L : 17 g)**
16h30 :	• 50 g de noisettes, 2 bananes **587 kcal (P : 10 g / G : 67 g / L : 31 g)**
20h00 :	• 200 g de filets de poulet au curry et lait de coco (100 mL), 100 g de cresson avec une cuillère à soupe d'huile d'olive et de vinaigre, 500 g de patates douces dorées au four **1 090 kcal (P : 54 g / G : 124 g / L : 42 g)**
	TOTAL journalier : 3 412 kcal (P : 158 g / G : 425 g / L : 120 g)

Pour varier les menus : *vous trouverez en annexe, page 272, un tableau d'équivalences d'aliments qui vous permettra d'élaborer vos propres menus à partir des exemples proposés pour chaque cas pratique.*

Dans le cas où on aurait peur de se tromper dans un programme cyclique, il suffit de calculer la moyenne des calories apportées sur la semaine : le résultat doit être très proche de la valeur calorique de maintenance.

Autre point important : pour obtenir un gain de force musculaire sans gain de masse musculaire (sans augmentation de poids), privilégiez un entraînement qui ciblera bien les facteurs nerveux du muscle, c'est-à-dire avec des poids lourds et un faible nombre de répétitions.

CHAPITRE 3

MAIGRIR

Dans la langue française, le mot « régime » désigne en fait une « manière de s'alimenter ». Il ne s'agit en aucun cas d'une question de poids. On peut faire le régime Dukan ou un régime sans gluten, le premier a pour objectif de maigrir, mais pas le deuxième.

Dans les sports de force, quand on parle de régime on parle en fait de « régime amaigrissant ». Le régime consiste ici à essayer de perdre de la graisse, et uniquement de la graisse. Cette période régime est souvent appelée « sèche », mais il s'agit là aussi d'un abus de langage, comme nous le verrons plus loin, au chapitre dédié à la sèche (voir page 190).

Avant tout, il faut savoir que lorsque l'on cherche à perdre du poids, on place l'organisme dans un état de catabolisme. En effet, perdre du poids nécessite une balance calorique négative : le total des calories que vous absorbez doit être inférieur au total des calories que vous brûlez. Le corps n'ayant pas assez d'énergie à sa disposition pour pouvoir fonctionner correctement, il va se « digérer » lui-même pour continuer à fonctionner. Ce sont donc nos propres protéines (muscles), glucides (glycogène) et lipides (graisse corporelle) qui vont fournir cette énergie. Nous aimerions que notre organisme n'utilise que les graisses, car c'est le seul élément qui est inutile, mais malheureusement l'organisme puisera toujours dans ces trois réserves de nutriments simultanément, et dans des proportions différentes en fonction de l'activité physique, de l'alimentation et du climat hormonal.

L'objectif de ce qui suit est de vous guider afin de maximiser la perte de graisse en minimisant la perte de muscle, qui est inévitable chez le sportif qui n'utilise pas de dopants.

LES 5 COMMANDEMENTS POUR MAXIMISER LA PERTE DE GRAISSE ET LA CONSERVATION DU MUSCLE

1• Augmentez vos apports en protéines : de nombreuses études ont mis en évidence qu'une augmentation des apports en protéines pendant un régime permet de mieux préserver la masse musculaire, de perdre plus de gras et d'avoir moins faim[361]. Si les protéines permettent de conserver la masse musculaire, c'est tout simplement parce qu'elles sont utilisées pour reformer le muscle qui a été préalablement détruit pour fournir de l'énergie. Concrètement si votre apport en protéines représentait 25 % (ou 2,2 g/kg) de vos apports caloriques, passez à 30 % de vos apports caloriques (ou 2,6 g/kg) (voir le tableau page 170).

2• Évitez de diminuer vos apports en lipides, au contraire : les graisses sont nécessaires au fonctionnement normal de l'organisme. Au régime, elles permettent de stimuler la lipolyse (surtout si ce sont des oméga-3, voir page 55), de calmer l'appétit et de maintenir une production hormonale optimale.

3• Surveillez votre équilibre acido-basique : la perte de poids se traduit par un catabolisme musculaire qui génère de nombreux déchets acides. Cet effet est aggravé par l'augmentation des apports en protéines. Le maintien d'un bon équilibre acido-basique permet de perdre plus facilement de la masse grasse et de mieux conserver sa masse musculaire[362, 363]. Les fruits et légumes sont suffisants, mais pour optimiser ses résultats on peut ajouter deux techniques : la consommation d'eaux riches en bicarbonate (voir page 118) et/ou les compléments alimentaires basifiants (voir page 246).

4• Faites des efforts de résistance : ceci va permettre de stimuler les muscles pour qu'ils reforment plus rapidement des fibres lorsqu'elles ont été détruites. Le meilleur moyen d'y parvenir est de pratiquer la musculation, le rugby, l'escalade ou les arts martiaux. À l'inverse, les efforts sans résistance ou avec une faible résistance comme la natation, la course à pied ou le vélo sont peu efficaces pour stimuler la synthèse protéique musculaire et donc pour conserver la masse musculaire. Si vous faites de la musculation, choisissez un entraînement avec charges modestes (permettant de faire au moins 15 répétitions par série) pour limiter le catabolisme tout en stimulant néanmoins l'anabolisme.

5 • Soyez patient : généralement, lorsque l'on veut maigrir vite, on adopte une alimentation avec un fort déficit calorique. Le problème, c'est qu'un fort déficit calorique provoque certes une perte rapide de gras, mais aussi une perte rapide de muscles, en tout cas trop rapide pour pouvoir être compensée par des apports plus élevés en protéines ou pour maintenir un bon équilibre acido-basique. Si on veut obtenir de meilleurs résultats, il convient donc d'être patient. Gardez à l'esprit que lorsque l'on veut perdre un kilogramme de masse grasse (sèche) par semaine, il faut mettre en place un déficit de 9 000 kcal (1 g = 9 kcal) par semaine soit un déficit de 1 285 kcal par jour ! C'est énorme, je dirais même : c'est beaucoup trop ! N'essayez pas de perdre plus de 0,5 kg par semaine, soit 2 kg par mois, sauf si vous êtes débutant ou en surpoids important.

VOUS ÊTES PRATIQUANT DÉBUTANT ET EN SURPOIDS

Comme nous l'avons vu précédemment, il est possible de gagner du muscle tout en perdant simultanément du gras. Il suffit pour cela d'adopter une alimentation suivant les conseils décrits au chapitre précédent. En revanche, si on est en fort surpoids, il est judicieux de suivre une alimentation avec un léger déficit calorique pour réussir à perdre progressivement l'excédent de masse grasse. Ce déficit calorique doit être faible : environ 250 kilocalories pour commencer. Puis, au bout de quelques semaines, si la perte de poids n'est pas assez rapide, on peut augmenter le déficit calorique à 500 kilocalories.

L'intérêt d'un faible déficit calorique est multiple, il permet :

- de fabriquer de la masse musculaire tout en perdant du gras ;
- de ne pas être fatigué pendant la perte de poids ;
- de continuer à améliorer les performances physiques à l'entraînement ;
- de limiter le ralentissement des hormones thyroïdiennes consécutif à une réduction calorique, un phénomène qui bloque la perte de poids à long terme.

Le meilleur indicateur pour savoir si votre déficit calorique n'est pas trop important est celui de vos performances physiques : si vous ne parvenez plus à progresser régulièrement au fil des entraînements, c'est que votre déficit calorique est trop fort. La répartition des apports en protéines, lipides et glucides doit aussi être la même que lors d'une prise de muscles.

CAS PRATIQUE 5 : *Perte de graisse pour un type N3*

➜ **Bachir, 32 ans, 1,75 m, 80 kg**

➜ **Type nutritionnel : N3**

- Bachir a estimé son besoin calorique de maintenance à 2 600 kcal par jour.
- Il entame une perte de poids à 2 300 kcal par jour.
- Son besoin en protéines quotidien est environ de (2 300 x 40 %) = 920 kcal (environ) soit 230 g.
- Son besoin en lipides quotidien est environ de (2 300 x 40 %) = 920 kcal soit 103 g.
- Cette quantité de protéines et de lipides représente un apport calorique d'environ : 920 + 920 = 1 840 kcal.
- Son besoin en glucides doit être de 3 000 - 1840 kcal soit 460 kcal ou 115 g.

EXEMPLE DE MENU

7h :	• 4 œufs, 1 pomme, 1 thé **416 kcal (P : 28 g / G : 13 g / L : 28 g)**
10h30 :	• 30 g de chocolat noir à 70% de cacao, 80 g de protéines de chanvre en poudre **381 kcal (P : 40 g / G : 17 g / L : 17 g)**
13h :	• 200 g de cabillaud, 300 g de brocolis à la vapeur avec une cuillère à soupe d'huile d'olive, 1 banane **452 kcal (P : 43 g / G : 34 g / L : 16 g)**
16h30 :	• 50 g de noisettes, 150 g de thon en boîte **517 kcal (P : 47 g / G : 8 g / L : 33 g)**
20h00 :	• 200 g de filets de poulet au curry et lait de coco (100 mL), 100 g de cresson avec une cuillère à soupe d'huile d'olive et de vinaigre, 100 g de patates douces dorées au four **602 kcal (P : 46 g / G : 28 g / L : 34 g)**
	TOTAL journalier : 2 368 kcal (P : 204 g / G : 100 g / L : 128 g)

CAS PRATIQUE 6 : *Perte de graisse pour un type N2*

➜ **Tristan, 37 ans, 1,78 m, 102 kg**

➜ **Type nutritionnel : N2**

- Tristan a estimé son besoin calorique de maintenance à 2 900 kcal par jour.
- Il entame une perte de poids à 2 600 kcal par jour.
- Son besoin en protéines quotidien est environ de (2 600 x 30 %) = 780 kcal soit 195 g.
- Son besoin en lipides quotidien est environ de (2 600 x 35 %) = 910 kcal soit 102 g.
- Cette quantité de protéines et de lipides représente un apport calorique d'environ : 780 + 910 = 1 690 kcal.
- Son besoin en glucides doit être de 2 600 - 1 690 kcal soit 910 kcal ou 228 g.

EXEMPLE DE MENU

7h :	• 3 œufs, 1 pomme, 1 thé **325 kcal (P : 21 g / G : 13 g / L : 21 g)**
10h30 :	• 30 g de chocolat noir à 70 % de cacao, 60 g de protéines de chanvre en poudre **332 kcal (P : 30 g / G : 17 g / L : 16 g)**
13h :	• 200 g de cabillaud, 300 g de brocolis à la vapeur avec une c. à s. d'huile d'olive, 100 g de riz basmati blanc, 1 banane **792 kcal (P : 50 g / G : 112 g / L : 16 g)**
16h30 :	• 50 g de noisettes, 150 g de thon en boîte **517 kcal (P : 47 g / G : 8 g / L : 33 g)**
20h00 :	• 200 g de filets de poulet au curry et lait de coco (100 mL), 100 g de cresson avec une c. à s. d'huile d'olive et vinaigre, 200 g de patates douces dorées au four **724 kcal (P : 48 g / G : 52 g / L : 36 g)**
	TOTAL : 2 690 kcal (P : 196 g / G : 202 g / L : 122 g)

Pour varier les menus : *vous trouverez en annexe, page 272, un tableau d'équivalences d'aliments qui vous permettra d'élaborer vos propres menus à partir des exemples proposés pour chaque cas pratique.*

VOUS ÊTES PRATIQUANT INTERMÉDIAIRE OU AVANCÉ

Le commandement numéro 5 est particulièrement important : si vous devez perdre 10 kilos pour une échéance (compétition de culturisme, de boxe ou de combat libre par exemple), vous devez démarrer la phase de régime environ 5 mois à l'avance. La plupart de vos concurrents n'auront pas cette rigueur : ils mettront en place un régime drastique quelques semaines avant la compétition. Résultat : ils se présenteront à l'échéance en étant fatigués et amoindris physiquement, ce qui ne sera pas votre cas. Dans tous les sports de combat, cette approche est décisive et peut suffire à remporter la victoire, même face à un adversaire initialement plus fort et plus puissant. En revanche, si vous avez 20 kg à perdre, vous serez obligé d'accélérer les choses. Si la quantité de graisse corporelle est assez importante (supérieure à 10 kg), la perte de masse musculaire pourra rester minime. Mais sachez que, dans tous les cas, un régime rapide même sur une courte période (3 semaines) fait perdre plus de masse musculaire qu'un régime lent.

Dans tous les cas, on procède comme suit :

- mise en place d'une alimentation paléo conforme au tableau page 170 et aux 5 commandements ;
- lorsqu'il devient nécessaire de diminuer les apports caloriques pour continuer à perdre du poids, on essayera simplement de diminuer les glucides (mais pas les protéines ni les lipides que l'on augmentera plutôt pour minimiser le catabolisme).
- au bout de quelques semaines ou quelques mois, si vous ne perdez plus de poids malgré une suppression quasi totale des glucides (alimentation constituée presque exclusivement de viandes, poissons, œufs, oléagineux et légumes), procédez à la mise en place d'un rebond (lire ci-dessous).

COMMENT RELANCER UN RÉGIME DEVENU INEFFICACE

Lorsqu'on fait un régime, notre corps est confronté à un véritable challenge : il sait que si les ressources alimentaires viennent à manquer pendant trop longtemps, c'est la mort qui survient. Pour parer à cette issue fatale, il met en place différentes stratégies qui ont toujours un même objectif : diminuer la dépense calorique pour pouvoir survivre malgré des apports alimentaires minimaux. La première chose va être de ralentir le fonctionnement de la glande thyroïdienne, dont les hormones modulent la vitesse à laquelle nos cellules brûlent leur énergie[364, 365]. Comme les hormones thyroïdiennes contrôlent également de nombreuses fonctions dans l'organisme, il est aisé de ressentir ce ralentissement : on a froid, on a faim et on est fatigué. Fréquemment la libido s'estompe considérablement et surtout : on ne perd plus de poids du tout, ou presque, malgré des apports caloriques quotidiens très faibles. Ce phénomène s'observe sans distinction dans tous les cas de régime prolongé et il n'existe qu'un seul moyen de le contourner naturellement, c'est la technique du rebond.

Le principe du rebond est simple : lors d'une période de régime prolongé avec stagnation, on va brusquement augmenter les calories, en particulier via l'apport de glucides. Ces derniers vont stimuler notre thyroïde qui va recevoir l'information suivante : « la période de famine est terminée, je peux relancer la production d'hormones thyroïdiennes pour que les cellules brûlent à nouveau l'énergie normalement ». Quelques heures plus tard, alors que les hormones thyroïdiennes circulent à nouveau normalement dans le sang, on diminue à nouveau drastiquement les calories : la thyroïde n'a pas le temps de réagir suffisamment vite à ce nouveau revirement de situation et nous perdons à nouveau du poids, au moins jusqu'à ce qu'elle ajuste à nouveau sa production. Il s'agit donc d'une opération très similaire à celle suivie lors d'une alimentation cyclique pour la prise de force sans poids : des jours très bas en glucides vont être alternés avec des jours très hauts. Généralement un rebond s'effectue une fois par semaine en introduisant des glucides sur une période de 24 à 48 heures, car c'est le temps nécessaire pour renflouer ses stocks en glycogène musculaire. La plupart des athlètes choisissent donc de faire le rebond le week-end, ce qui leur permet de maintenir une vie sociale en sortant et en mangeant un peu comme tout le monde pendant ces deux jours les plus actifs socialement.

Si ça ne marche pas…

Dans la majorité des cas, ce rebond hebdomadaire est suffisant pour relancer la perte de poids, mais il arrive dans certains cas que cette mesure soit insuffisante, c'est le cas de certaines personnes dont la glande thyroïde est hyper-réactive : dans ce cas la glande s'adapte si vite aux changements alimentaires qu'on ne parvient pas à la « leurrer » avec un rebond par semaine. La solution efficace pour ce cas particulier est la mise en place de rebonds plus fréquents :

- lundi : alimentation en déficit calorique et très pauvre en glucides
- mardi : alimentation avec des apports caloriques normaux-bas et riche en glucides
- mercredi : alimentation en déficit calorique et très pauvre en glucides
- jeudi : alimentation avec des apports caloriques normaux-bas et riche en glucides
- etc.

CAS PRATIQUE 7 : *Perte de graisse, pratiquant avancé*

➜ **Manuel, 24 ans, 1,86 m, 81 kg**

➜ **Type nutritionnel : N3**

- Manuel est au régime depuis 4 mois pour une compétition de culturisme.
- Il a régulièrement diminué les calories via les glucides, mais ne perd plus de poids depuis plus de deux semaines.
- Il décide de mettre en place un rebond le week-end.

EXEMPLE DE MENU PENDANT LA SEMAINE

7h :	• 4 œufs, 1 pomme, 1 thé **416 kcal (P : 28 g / G : 13 g / L : 28 g)**
10h30 :	• 40 g de protéines en poudres (whey ou blanc d'œuf) **165 kcal (P : 37 g / G : 2 g / L : 1 g)**
13h :	• 200 g de cabillaud, 300 g de brocolis à la vapeur avec une cuillère à soupe d'huile d'olive **348 kcal (P : 42 g / G : 9 g / L : 16 g)**
16h30 :	• 150 g de thon en boîte **178 kcal (P : 40 g / G : 0 g / L : 2 g)**
20h00 :	• 200 g de filets de poulet au curry et lait de coco (100 mL), 100 g de cresson avec une cuillère à soupe d'huile d'olive et de vinaigre **472 kcal (P : 42 g / G : 4 g / L : 32 g)**
	TOTAL journalier : 1 579 kcal (P : 189 g / G : 28 g / L : 79 g)

EXEMPLE DE MENU PENDANT LE WEEK-END (REBOND)	
7h :	• crêpes au sarrasin (2 œufs, 100 g de sarrasin, eau), 1 pomme, 1 thé **570 kcal (P : 27 g / G : 84 g / L : 14 g)**
10h30 :	• 1 orange, 80 g de protéines de chanvre en poudre **259 kcal (P : 38 g / G : 11 g / L : 7 g)**
13h :	• 200 g de cabillaud, 300 g de brocolis à la vapeur avec une cuillère à soupe d'huile d'olive, 100 g de riz basmati blanc **697 kcal (P : 49 g / G : 87 g / L : 17 g)**
16h30 :	• 1 banane, 150 g de thon en boîte **282 kcal (P : 41 g / G : 25 g / L : 2 g)**
20h00 :	• 200 g de filets de poulet au curry et lait de coco (100 mL), 100 g de cresson avec une cuillère à soupe d'huile d'olive et de vinaigre, 400 g de patates douces dorées au four **968 kcal (P : 52 g / G : 100 g / L : 40 g)**
	TOTAL journalier : 2 776 kcal (P : 207 g / G : 307 g / L : 80 g)
	MOYENNE calorique journalière sur une semaine : 1 906 kcal

Pour varier les menus : *vous trouverez en annexe, page 272, un tableau d'équivalences d'aliments qui vous permettra d'élaborer vos propres menus à partir des exemples proposés pour chaque cas pratique.*

VOUS PRÉPAREZ UNE COMPÉTITION DE CULTURISME

En culturisme l'objectif n'est pas simplement de perdre de la graisse corporelle. Les critères de note utilisés en compétition tiennent également compte de l'aspect visuel du compétiteur : les muscles doivent apparaître sculpturaux. Pour y parvenir, il faut passer par une étape qu'on appelle la sèche, qui sera décrite au chapitre suivant. Mais avant la sèche il faut éliminer un maximum de graisses corporelles. Il est donc préférable de suivre les conseils énoncés page 183, pour les sportifs de niveau intermédiaire ou avancé. Mais si on trouve que le rendu visuel n'est pas à la hauteur des espérances – en particulier si on est de type N3 – il est possible de mettre en place une alimentation dite « cétogène ».

Un régime cétogène est un régime riche en lipides, normalement riche en protéines et très pauvre en glucides (moins de 20 g par jour). En l'absence de glucides, le corps utilise l'énergie des matières grasses en les transformant en corps cétoniques – on dit que l'organisme est en état de cétose. Cette énergie issue des graisses permet au corps de fonctionner normalement, mais en utilisant une autre voie métabolique qui facilite la perte de gras et modifie le fonctionnement du cerveau : on ressent moins la faim et la fatigue. En revanche le régime cétogène ne doit jamais être suivi par les personnes diabétiques qui peuvent être victimes d'un coma. Par ailleurs il s'agit d'une alimentation déséquilibrée qui conduit à des déficits en potassium et qui ne doit donc pas être suivie toute l'année : c'est une technique avancée pour la compétition.

LES 6 COMMANDEMENTS DU RÉGIME CÉTOGÈNE

1• Ne mangez pas trop de protéines : pour qu'un régime cétogène soit le plus efficace possible, il faut maintenir l'organisme en état de cétose, c'est-à-dire faire en sorte qu'il utilise les corps cétoniques plutôt que le glucose pour fonctionner. Si les apports alimentaires en protéines sont trop élevés, notre corps transforme les protéines en glucose, ce qui interrompt la cétose. Il faut donc veiller à ne pas exagérer les apports protéinés. Les personnes de type N3 sont plus susceptibles d'être victimes de ce problème.

2• Choisissez bien vos sources de protéines : le régime cétogène est très acidifiant. Pour limiter l'acidose il faut limiter les apports en protéines au profit des lipides. Il est donc déconseillé de manger des sources de protéines « maigres ». De plus les lipides favorisent la satiété. Exit donc la viande à 5 % de matière grasse ou les blancs d'œufs qui seront remplacés par des viandes à 15 ou 20 % de matières grasses et des œufs entiers.

3• N'ayez pas peur des graisses : une fois les apports en protéines fixés, la majeure partie des calories de l'alimentation doit provenir des graisses. Faites donc la part belle aux huiles et aux graisses de coco.

4• N'oubliez pas les végétaux : les végétaux pauvres en glucides tiendront une place de choix dans l'alimentation car il faudra absolument maintenir un apport suffisant en fibres, sans quoi les risques de diarrhée et/ou de constipation sont importants. Les fibres vous aideront également à avoir moins faim.

5• Vérifiez la présence de corps cétoniques : vous pouvez vous procurer en pharmacie des bandelettes pour le dosage des corps cétoniques dans les urines. Ceci vous permet de savoir si vous êtes en état de cétose. Chaque personne qui suit un régime cétogène peut consommer de petites quantités de glucides chaque jour sans sortir de son état de cétose. Mais cette quantité est variable selon les individus, allant de quelques grammes à quelques dizaines de grammes. Le seul moyen de savoir ce qui vous convient est de mesurer vos corps cétoniques dans vos urines. S'ils sont absents après 3 jours d'alimentation cétogène c'est que le régime est trop riche en glucides et/ou en protéines.
6• Surveillez votre équilibre acido-basique : ce point est toujours très important, mais il l'est encore plus dans le cadre d'un régime cétogène. Un bon équilibre acido-basique vous évitera une fonte musculaire ou la survenue de calculs rénaux (lire page 110).

CAS PRATIQUE 8 : *Régime cétogène*

7h :	• 3 œufs, 100 g de salade verte avec une cuillère à soupe d'huile d'olive et de vinaigre, 1 thé **421 kcal (P : 22 g / G : 0 g / L : 37 g)**
10h30 :	• 100 g de thon + 2 cuillères à soupe d'huile d'olive **387 kcal (P : 27 g / G : 0 g / L : 31 g)**
13h :	• 100 g de steak haché à 15 % de MG, 300 g de salade verte avec une cuillère à soupe d'huile d'olive et de vinaigre **403 kcal (P : 22 g / G : 9 g / L : 31 g)**
15h00 :	• entraînement (eau plate)
16h30 :	• 100 g de filets de poulet au curry et lait de coco (100 mL), 100 g de cresson avec une cuillère à soupe d'huile d'olive et de vinaigre **376 kcal (P : 20 g / G : 2 g / L : 32 g)**
20h00 :	• 100 g de saumon, 300 g de brocolis vapeur avec deux c. à s. d'olive **536 kcal (P : 29 g / G : 6 g / L : 44 g)**
	TOTAL journalier : 2 123 kcal (P : 120 g / G : 17 g / L : 175 g)

Pour varier les menus : *vous trouverez en annexe, page 272, un tableau d'équivalences d'aliments qui vous permettra d'élaborer vos propres menus à partir des exemples proposés pour chaque cas pratique.*

SI ÇA NE MARCHE PAS...

Qu'il s'agisse de compétitions de sports de combat ou de musculation, il arrive que la perte de poids devienne très difficile malgré toutes les techniques mises en œuvre : régime cétogène, rebond, etc. Cette stagnation est souvent encore plus marquée chez les femmes.

Pour poursuivre la perte de poids, il mieux vaut ne pas de diminuer encore les calories, car celles-ci sont déjà très basses, ni baisser des apports en protéines, ce qui risquerait d'accélérer la fonte musculaire. Le seul moyen de stimuler la perte de poids à ce stade consiste à jouer sur l'autre aspect de la balance calorique : les dépenses. Mais comme on est généralement très fatigué à ce stade, une seule solution est possible : la pratique du cardio à basse intensité (vélo, marche soutenue, etc.). Ces séances de cardio peuvent être très fréquentes, parfois 4 à 5 fois par semaine lorsque c'est nécessaire. Enfin, lorsque cette période de perte de graisses est terminée, c'est le moment d'attaquer la période de sèche.

CHAPITRE 4

SÉCHER

La sèche désigne l'opération qui a pour effet d'éliminer la couche résiduelle d'eau qui se situe entre la peau et les muscles. Elle permet d'obtenir un rendu musculaire très sculptural en faisant ressortir les fibres musculaires et les veines.

La sèche ne présente aucun intérêt pour la performance sportive : on ne pratique une sèche que lors de la préparation à une compétition de culturisme ou pour une séance photo. La sèche est donc une méthode qui suit le régime puisqu'elle n'a pas d'effet sur notre masse grasse, mais uniquement sur les mouvements de l'eau. De nombreuses personnes désignent par le mot « sèche » ce qui est en réalité un simple régime : il s'agit d'un abus de langage.

En suivant des règles précises, l'alimentation va moduler certaines hormones, en particulier au niveau du rein, pour éliminer au maximum l'eau située entre la peau et les muscles.

Parallèlement on essayera de maximiser les réserves d'énergie dans les muscles (le glycogène) pour donner un aspect rond, plein et strié. Cette méthode est complexe, en particulier sans utilisation de produits dopants. Elle est temporaire et nécessite une grande précision horaire et alimentaire. Sa maîtrise nécessite généralement de précédents essais pour apprendre à connaître son organisme, la régulation hormonale variant sensiblement entre les individus. C'est pourquoi l'athlète confie généralement ce travail à un coach expérimenté qui lui prépare un programme alimentaire et hydrique à suivre avec précision pendant les derniers jours qui précèdent la compétition, mais il vous est tout à fait possible d'apprendre à faire une sèche de niveau international après quelques essais et la compréhension des mécanismes exposés ici.

LES PRINCIPES DE BASE DE LA SÈCHE

- Les mouvements d'eau dans le corps humain suivent les mouvements du sodium.
- Les mouvements de sodium dans le corps humain suivent le sens inverse des mouvements du potassium.
- L'équilibre entre le sodium et le potassium est contrôlé par un système hormonal situé au niveau des reins : le système rénine-angiotensine-aldostérone. Ce système contrôle également la pression artérielle.
- Le système rénine-angiotensine-aldostérone a une action lente (24 à 48 heures) sur les mouvements de sodium.
- L'organisme régule beaucoup plus rapidement les mouvements de l'eau que les mouvements de sodium et de potassium.
- Chaque gramme de glycogène nécessite 3 g d'eau pour être stocké dans les muscles.

À partir de ces informations, il devient possible de manipuler les apports alimentaires en sodium et en potassium pour forcer l'organisme à éliminer de l'eau. Pour parfaire le tout, on pousse l'eau restante à intégrer les muscles, en fabriquant du glycogène ; on parle de « rebond glucidique ». On obtient un rendu visuel très « sec » et « plein », idéal pour une séance photo ou une compétition.

CAS PRATIQUE 9 : *Mise en place d'une sèche sur 7 jours*

➜ Jour 1

- **Objectif :** vider le glycogène progressivement.
- **Mode d'emploi :** consommez entre 50 et 100 g de glucides par jour. Buvez beaucoup (eau plate adaptée aux nourrissons : Evian, Volvic, etc.) : vous devez avoir envie d'uriner fréquemment dans la journée et vos urines doivent être claires à tout moment. Rajoutez du sel dans tous vos plats, modérément.

→ **Jour 2**

- **Objectif :** continuer à vider le glycogène progressivement.
- **Mode d'emploi :** consommez entre 50 et 100 g de glucides par jour selon votre gabarit. Buvez beaucoup, autant qu'au jour 1. Rajoutez du sel dans tous vos plats comme au jour 1.

→ **Jour 3**

- **Objectif :** continuer à vider le glycogène progressivement.
- **Mode d'emploi :** consommez entre 50 et 100 g de glucides par jour selon votre gabarit. Toutefois si vous avez une masse musculaire importante ou que vous avez commencé le régime tardivement, vous pouvez diminuer votre consommation de glucides et éventuellement les supprimer de votre alimentation. Buvez beaucoup, autant qu'aux jours 1 et 2. Rajoutez du sel dans tous vos plats comme aux jours 1 et 2.

→ **Jour 4**

- **Objectif :** commencer à recharger très progressivement les muscles en glycogène.
- **Mode d'emploi :** commencez à introduire les glucides après l'entraînement en comptant environ 50 g de glucides par repas (pour un maximum de 300 g dans la journée). Divisez par deux vos apports en sel. Ne buvez pas plus de 2 litres d'eau dans la journée. Vous pouvez débuter une supplémentation légère en potassium (400 à 500 mg par jour environ) sous surveillance médicale.

→ **Jour 5**

- **Objectif :** continuer à recharger les muscles en glycogène progressivement.
- **Mode d'emploi :** augmentez l'apport en glucides en comptant de 50 à 100 g de glucides par repas (pour un maximum de 500 g dans la journée). Diminuer encore un peu votre apport en sel. Ne buvez pas plus d'1,5 litre d'eau dans la journée. Si une supplémentation en potassium a été initiée, poursuivez-la au même dosage.

→ **Jour 6**

- **Objectif :** continuer à recharger les muscles en glycogène.
- **Mode d'emploi :** attention si vous voyez que vous êtes déjà visuellement « plein », diminuez la quantité de glucides ! Sinon, continuez comme au jour 5. Stoppez totalement le sel et diminuez vos apports alimentaires en sodium en évitant les végétaux qui en contiennent beaucoup : carottes, betterave, céleri, oignons, persil, radis, épinards,

tomates, navets. Mais aussi en choisissant des sources de protéines pauvres en sodium : blanc de poulet naturel, blancs d'œuf. Buvez 1 litre d'eau dans la journée. Si une supplémentation en potassium a été initiée, poursuivez-la au même dosage. Vous pouvez éventuellement prendre des plantes diurétiques (queues de cerise, pissenlit ou bouleau).

➜ Jour 7 : jour J

- Ne buvez plus que de petites gorgées au fil de la journée, simplement pour éviter d'avoir la gorge trop sèche. Maintenez la même alimentation. Vous pouvez introduire des glucides à index glycémiques élevés (maltodextrine par exemple) dans les heures qui précèdent.

REMARQUES

Cette méthode s'appuie sur le fonctionnement hormonal et rénal, elle marche donc pour tout le monde, mais donne de meilleurs résultats lorsqu'elle est adaptée à chacun. En effet certains obtiendront le meilleur rendu visuel à J-1, d'autres à J+1. Le seul moyen de le savoir reste de faire un essai en notant précisément tout ce que l'on mange ou boit. Le deuxième essai est souvent une réussite.

À noter également que pour de bons résultats, l'entraînement doit vider efficacement les réserves de glycogène et placer les muscles dans de bonnes conditions pour la synthèse de nouvelles réserves. Des recherches ont mis en évidence que les contractions excentriques endommagent le muscle et diminuent la capacité de stocker correctement le glycogène de 25 %[366]. Pour constituer efficacement ses réserves glucidiques, il convient donc d'éviter de prendre des poids trop lourds qui traumatisent le muscle à l'étirement et de privilégier toujours les séries longues et légères (25 répétitions ou plus).

CHAPITRE 5

NUTRITION SPÉCIFIQUE DE L'ENTRAÎNEMENT

Au cours d'un entraînement de force, qu'il s'agisse d'un entraînement de musculation, de rugby ou de boxe, le corps est soumis à un certain nombre de stress.

Ces stress ont plusieurs conséquences :

- diminution des niveaux de glycogène et de créatine musculaire (les deux sources d'énergie principales utilisées par les muscles au cours des efforts intenses) ;
- destruction des protéines musculaires (perte de muscle) ;
- déclenchement d'une réaction inflammatoire (qui sera responsable des courbatures ressenties 24 à 48 heures plus tard).

L'alimentation influence de manière considérable ces trois facteurs. En la modulant de manière très simple, il est possible d'améliorer les performances, d'accélérer la récupération, de diminuer les courbatures et d'accélérer les gains de masse musculaire.

LES CONSÉQUENCES DES STRESS LIÉS À L'ENTRAÎNEMENT DE FORCE

- **Premier effet :** avec l'entraînement, le taux de cortisol, une hormone catabolisante, va augmenter pour stimuler l'utilisation de nos réserves d'énergie (glycogène, créatine) et permettre l'effort physique. Les niveaux de glycogène et de créatine chutent, ce qui contribue à la baisse des performances et à la sensation de fatigue.

• **Deuxième effet :** les contractions musculaires provoquent des microdéchirures, ce qui entraîne une perte de muscle au cours de l'entraînement. De plus, le cortisol puise dans les réserves d'énergie sans distinction : les niveaux de glycogène et de créatine chutent, mais les protéines musculaires ne sont pas épargnées ; le moment de l'entraînement se traduit par un affaiblissement profond des muscles.

• **Troisième effet :** le catabolisme musculaire va engendrer une fuite d'ions calcium et une inflammation. Ce phénomène est progressif et se manifeste par les fameuses courbatures, qu'on ne ressent au plus fort que 24 à 48 heures après l'entraînement (contrairement à une idée reçue, l'acide lactique n'est pas responsable des courbatures).

QUE FAUT-IL EN DÉDUIRE AU NIVEAU ALIMENTAIRE ?

• **Avant l'entraînement**, il est nécessaire de prévoir une collation afin d'éviter d'être à jeun durant l'effort. Cet apport alimentaire va contribuer d'une part à donner de l'énergie et d'autre part à retarder l'apparition du catabolisme. Si l'entraînement sollicite fortement les muscles (c'est le cas lors d'une séance de musculation), la collation avant l'entraînement devra être assez riche en protéines (entre 20 et 40 g) et plus ou moins riche en glucides selon votre total calorique quotidien. Dans le cas d'un entraînement moins traumatisant, comme à la boxe par exemple, la quantité de protéines pourra être plus faible.

• **Pendant l'entraînement**, prévoir une boisson de l'effort destinée à avoir le même objectif que précédemment. On veillera simplement à ce qu'elle soit légère sur l'estomac pour ne pas gêner l'entraînement.

• **Après l'entraînement**, l'alimentation va conditionner la récupération et la progression. Elle doit permettre de reconstituer toutes les protéines musculaires et toutes les réserves énergétiques sans quoi il n'y a pas de progression possible (ou très peu). Dans les cas extrêmes, il peut même y avoir régression. Cette régression est incontournable en période de régime ou en sèche au fur et à mesure que le total calorique diminue. Après l'entraînement, l'objectif sera donc de maximiser la synthèse protéique pour bloquer le catabolisme et commencer la surcompensation, c'est-à-dire l'hypertrophie des fibres musculaires qui conduit à la progression.

Remarque : Je cite dans la suite de ce chapitre des compléments alimentaires. Bien entendu, ceux-ci n'étaient pas utilisés au Paléo. Pour comprendre pourquoi les compléments alimentaires sont compatibles avec un mode d'alimentation paléo et obtenir plus d'informations scientifiques sur ces substances, leurs doses et leurs effets, reportez-vous aux pages 234 et 246.

AVANT L'ENTRAÎNEMENT

Si on s'entraîne à jeun cela signifie que notre niveau de cortisol est déjà élevé, car cette hormone est nécessaire pour donner l'ordre à notre organisme d'utiliser nos réserves pour fournir de l'énergie. On entame donc l'entraînement dans une situation de catabolisme, ce qui est un gros désavantage. En effet, il est évident que, par rapport à un entraînement le ventre plein, l'entraînement à jeun permet de brûler plus de graisses corporelles. Mais il faut regarder la situation dans son ensemble : on brûle certes plus de graisses, mais on brûle aussi plus de muscle. Il n'y a en réalité aucun cas dans lequel un entraînement à jeun soit bénéfique pour la progression à long terme. Si l'on souhaite perdre du poids il est nettement plus efficace de se contenter d'un apport en protéines juste avant l'entraînement (par exemple 100 g de viande blanche), car celui-ci n'empêche pas significativement la fonte graisseuse, mais il préserve nettement mieux la masse musculaire, qu'on fasse de la musculation, de l'endurance ou des sports de combat[367].

Si l'on n'est pas au régime ou si notre apport calorique nous le permet, il est plus efficace d'apporter un mélange de protéines et de glucides avant l'entraînement, soit via un repas (moins de deux heures auparavant) soit via une collation (sans apporter trop de fibres ou de graisses qui pourraient entraver la digestion). Il est important de signaler que plus le temps qui sépare cet apport de l'entraînement est court, mieux ce sera, car des acides aminés et des glucides qui circulent dans le sang sont plus rapidement et plus aisément utilisés pour les muscles. Pour les personnes qui le peuvent, les compléments alimentaires protéinés en poudre (voir pages 264-265) représentent une bonne alternative au repas ou à la collation en raison de leur facilité de digestion.

La quantité de protéines et de glucides ingérée avant l'entraînement dépend strictement de l'ensemble du programme alimentaire et des besoins individuels tels que calculés dans les pages précédentes. Un bon apport protéiné se situe entre 20 et 40 g par repas alors que l'apport glucidique se situe entre 0 et plus de 150 g pour les gros gabarits. En cas de régime prolongé, les glucides peuvent être apportés sous forme de poudre à index glycémique élevée (voir page 259) de sorte à apporter un effet « coup de fouet », mais dans tous les autres cas les aliments classiques, à index glycémiques bas sont optimaux, car ils permettent un apport d'énergie stable sans ressentir de « coup de pompe ».

Les compléments alimentaires à l'efficacité prouvée qui peuvent être pris avant l'entraînement sont :

- **la L-carnitine :** en une prise de 3 g. Plusieurs études ont démontré que cet acide aminé améliorait l'endurance de force en contribuant à aider l'organisme à faire plus d'efforts répétés et à récupérer plus rapidement entre deux séries. Il diminuerait aussi le catabolisme musculaire. Ses effets sont plus remarquables si on la prend sur le long terme.
- **la L-citrulline :** en une prise de 6 à 8 g. Plusieurs études ont mis en évidence que la citrulline permettait d'augmenter les niveaux d'arginine et d'ornithine dans le sang, de manière plus efficace que si ces composés sont pris isolément. La conséquence est une augmentation de la production d'oxyde nitrique et de la vasodilatation, une meilleure endurance de force, une diminution de la fatigue et des courbatures et une augmentation des niveaux d'hormone de croissance après l'exercice. Un effet secondaire de la citrulline est d'améliorer la qualité des érections chez les hommes et les sensations physiques lors des relations sexuelles chez les femmes.
- **la caféine :** dose initiale de 200 mg (l'équivalent de deux cafés expresso) mais peut être augmentée selon la tolérance de chacun jusqu'à 500 mg. La caféine est un stimulant intellectuel qui améliore la contraction musculaire et le métabolisme énergétique. Boire du café avant l'entraînement est efficace pour augmenter la force, la capacité à soutenir des efforts cardio-vasculaires intenses (sprint, boxe, judo) et pour diminuer les temps de réaction.

PENDANT L'ENTRAÎNEMENT

L'entraînement est un moment particulièrement éprouvant physiologiquement pour l'organisme. La nutrition revêt donc une importance particulière pour permettre à l'organisme de se reconstituer. Les apports en protéines et en glucides qui ont lieu à cet instant devraient toujours être maintenus, même au cours d'une phase de régime. On pourra envisager de supprimer les glucides pris pendant l'entraînement lorsqu'on les a déjà supprimés à tous les autres repas et qu'on ne parvient pourtant plus à perdre du poids (lire page 178).

Cette période présente la même importance en termes d'alimentation que le pré-entraînement. En revanche, ici les protéines classiques ne sont plus d'aucune utilité. En effet, le catabolisme devient intense, à tel point que la prise simultanée d'un aliment protéiné (même la whey) ne parvient pas à bloquer ce processus. De plus, les protéines ingérées à ce moment sont peu digestes, car le système digestif est au repos, l'afflux sanguin étant redirigé vers les muscles. On risque donc des ballonnements ou la diarrhée. Le seul moyen de contourner ces deux problématiques est d'utiliser une protéine qui a été prédigérée par des enzymes : un hydrolysat. Lorsqu'on ingère un hydrolysat de qualité, les peptides (petites chaînes d'acides aminés) passent rapidement dans le sang et vont atteindre les muscles en concentration élevée, beaucoup plus élevée que via un aliment solide qui doit subir un lent processus de digestion. Ces deux propriétés font de l'hydrolysat la seule protéine capable de bloquer le catabolisme et d'engendrer l'anabolisme pendant l'entraînement et même lorsqu'on a mangé juste avant[368]. Autrement dit : on commence à fabriquer du muscle pendant l'entraînement. Il s'agit de loin de la stratégie nutritionnelle la plus efficace pour les sports de force, mais c'est aussi la plus coûteuse financièrement.

Pendant un entraînement, le catabolisme est certes musculaire, mais il est aussi énergétique. Le fait d'apporter des glucides facilement digestes à ce moment :

- diminue le taux de cortisol ;
- maintient des niveaux de testostérone normaux (qui ont tendance à chuter au cours d'un exercice physique intense)[369] ;
- limite la diminution des niveaux de glycogène dans les muscles, ce qui accélère considérablement la récupération et l'anabolisme après l'entraînement donc la progression[370, 371] ;
- augmente le tonnage (la quantité maximale de poids qu'il est possible de soulever pendant un entraînement de musculation) de 15 % environ[372].

Seuls les glucides à index glycémiques élevés offrent ces bénéfices ; des index glycémiques bas comme les fruits ou le miel sont totalement inadaptés, même s'il est clair que « c'est mieux que rien ».

Ces glucides et ces protéines seront mélangés dans une bouteille ou une gourde remplie d'eau. D'une manière générale il ne faut jamais s'entraîner sans avoir au moins une bouteille d'eau qui va contribuer à maintenir l'hydratation et ainsi la performance puis l'anabolisme. En effet si une déshydratation significative survient, cela se traduit immédiatement par une baisse de performance[373]. Votre boisson sera bue préférentiellement par petites gorgées entre les séries ou pendant les moments de repos. L'impact de la boisson de l'entraînement sur la performance sportive et la composition physique varie grandement selon l'exigence métabolique du type de sport pratiqué (intensité, fréquence, temps de repos) : capital en musculation, il est modéré en sports de combat et faible en escalade par exemple. *A fortiori*, plus les temps de repos sont longs entre les efforts, plus les aliments solides sont adéquats, car ils peuvent être digérés sans problème. Un grimpeur obtiendra d'excellents résultats en mangeant des fruits, en grignotant des oléagineux et en buvant de l'eau pendant son entraînement. La quantité d'eau idéale à boire pendant un entraînement est détaillée aux pages 226 à 231.

Comment préparer une boisson pour les sports de force à haute intensité

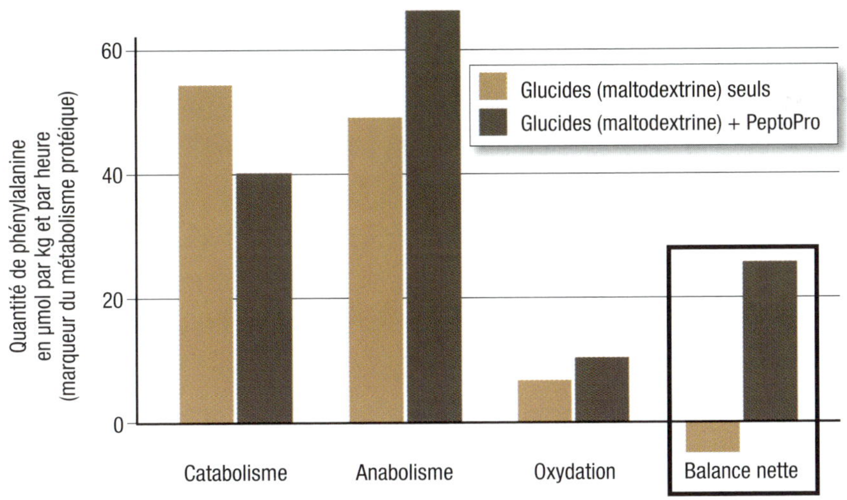

La balance nette correspond à la différence entre la synthèse d'une part et la dégradation + l'oxydation d'autre part.
Avec du PeptoPro en plus de la maltodextrine durant l'effort, la balance protéique est positive : il y a synthèse de protéines musculaires.
Sans le PeptoPro, cette balance est négative, ce qui signifie que les protéines musculaires sont dégradées.

Mélanger dans une bouteille :

- de la maltodextrine (glucide à index glycémique élevé) : 60 g par heure d'entraînement dilués dans 800 à 900 mL d'eau environ pour obtenir une solution facile à digérer ;
- du PeptoPro (un hydrolysat de bonne qualité issue de la caséine, lire page 262) : le dosage optimal est de 0,15 à 0,30 g par kilo de poids corporel et par heure d'entraînement.

L'effet bénéfique de ce mélange est représenté sur le schéma page précédente. Seul le mélange maltodextrine + PeptoPro permet d'atteindre une balance positive, c'est-à-dire de créer des tissus pendant l'entraînement.

Si votre budget est serré

Le PeptoPro coûte cher. Si vous ne voulez pas dépenser trop d'argent, mélangez la maltodextrine avec l'eau + une des deux substances suivantes (ou les deux) :

- **Acides aminés branchés (BCAA) :** entre 5 et 15 g selon le gabarit. Les BCAA naturellement présents dans l'organisme sont oxydés dans le muscle au cours de l'exercice, ce qui provoque la baisse du taux de glutamine avec pour conséquence un affaiblissement du système immunitaire et un catabolisme plus important. L'efficacité d'une supplémentation en BCAA est donc clairement démontrée pour diminuer le catabolisme musculaire chez les personnes qui ont des apports alimentaires faibles en protéines. C'est donc un supplément très utile pour les végétariens ou les végétaliens qui ont des difficultés à couvrir les leurs. Pour les personnes dont les apports alimentaires journaliers en protéines sont suffisants, les BCAA pris pendant l'exercice ont un effet anti-fatigue, augmentent l'utilisation des graisses pour fournir de l'énergie et préservent le glycogène musculaire, ce qui se traduit à long terme par une accélération de la récupération et une plus grande facilité à perdre de la masse grasse.
- **Taurine :** entre 6 et 10 g selon le gabarit. La taurine est un acide aminé naturel, présent en petite quantité dans les aliments et naturellement synthétisé dans le corps humain. De nouvelles études ont mis en évidence un effet de synergie entre les BCAA et la taurine pour diminuer l'inflammation et le catabolisme musculaire donc accélérer la récupération.

En cas de régime pauvre en glucides

Pour les personnes au régime dont l'apport glucidique devient si faible qu'il n'est plus possible de prendre des glucides pendant l'entraînement, trois solutions :

- Mélanger du PeptoPro, des BCAA et de la taurine dans une bouteille d'eau. Cette solution est parfaite si votre équilibre acido-basique est bon (voir page 110).
- S'hydrater avec un mélange d'eau et de bicarbonate de potassium (voir page 231) et ainsi basifier son organisme à un moment idéal. L'ingestion d'une boisson bicarbonatée ne peut pas se faire en même temps que des protéines, car les protéines stimulent la production d'acide chlorhydrique dans l'estomac qui va alors tamponner les ions bicarbonate qui deviennent inopérants. Ce phénomène se ressent par un dégagement gazeux : le rot.
- S'hydrater en buvant une eau gazeuse riche en bicarbonate (voir page 118). Le bénéfice est identique à celui du complément de bicarbonate de potassium.

Pour finir, il est important de signaler que, pour certains chercheurs, les apports en protéines qui ont lieu pendant l'entraînement ne sont pas pris en compte dans le calcul des besoins journaliers en protéines. Ils considèrent que ces éléments sont immédiatement utilisés sans effet néfaste sur la balance acido-basique. On peut donc choisir de les compter ou non, la différence concrète étant, de toute façon, peu signifiante.

APRÈS L'ENTRAÎNEMENT

À ce stade, il faut enclencher la reconstruction des muscles dans le but de surcompenser et donc de progresser. L'objectif consiste donc à maximiser la synthèse protéique qui lance la construction du muscle, mais aussi à renflouer les stocks de glycogène musculaire réduits.

Le conseil le plus souvent prodigué à ce moment est le suivant : « *il faut apporter une grande quantité de protéines et de glucides, si possible à index glycémique élevé et le plus rapidement possible après l'entraînement, pour maximiser simultanément la resynthèse du glycogène musculaire et la synthèse protéique dans les muscles.* » Cette période cruciale située juste après l'entraînement est désignée sur la plupart des sites Internet ou dans les vieux livres de nutrition par le terme « fenêtre anabolique ».

La fenêtre anabolique existe-t-elle réellement ?

Bien que cela puisse paraître de prime abord une question curieuse, de nombreux scientifiques se la sont posée. En juin 2001 une équipe de chercheurs américains apportait un début de réponse. Leur expérience s'est déroulée comme suit : 10 adultes en bonne santé (5 hommes et 5 femmes), âgés de 20 à 41 ans, ont été invités à suivre un entraînement de musculation des jambes à intensité modérée en deux occasions distinctes. La première fois ils ont tous reçu un complément alimentaire apportant 10 g de protéines et 8 g de glucides immédiatement après l'entraînement et la deuxième fois ils ont reçu le même complément, mais 3 heures après l'entraînement. Résultat : la synthèse protéique était accélérée de 300 % lorsqu'ils prenaient la collation juste après l'entraînement alors qu'elle n'était accélérée que de 12 % lorsqu'ils la prenaient 3 heures plus tard[374]. Autrement dit, prendre des protéines rapidement après l'entraînement accélère très significativement la récupération et la progression. En 2012 des chercheurs de l'université McMaster au Canada ont complété ces données en mesurant la synthèse protéique pendant 48 heures après un entraînement physique. Ils ont pu mettre en évidence que la synthèse protéique s'élève significativement juste après l'exercice, mais aussi qu'elle reste élevée pendant plus de 24 heures. L'apport en protéines immédiatement consécutif à l'entraînement est donc important, mais n'est pas suffisant pour optimiser les gains de masse musculaire : cette période de construction perdure pendant plus d'une journée[375].

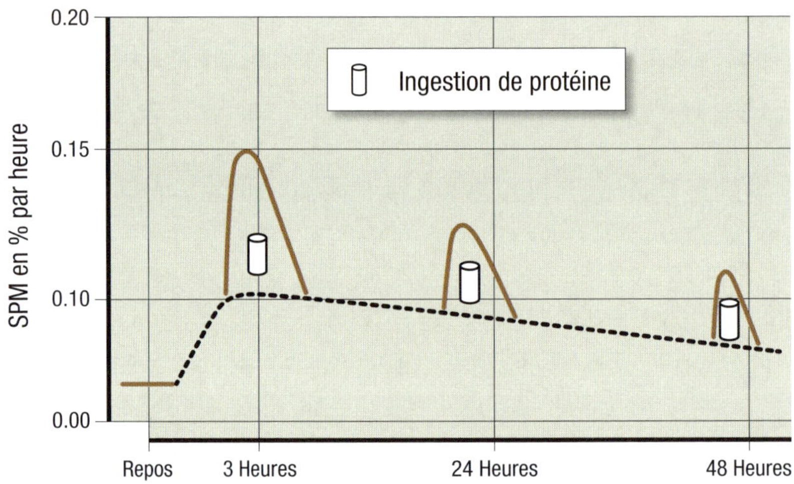

Les exercices de musculation stimulent la synthèse protéique musculaire (SPM) qui peut rester élevée durant plus de 24 heures. Chaque fois que l'on ingère des protéines durant cette période, on entraîne une augmentation supplémentaire de cette synthèse protéique (courbes marron).

Le meilleur moment pour consommer des protéines

Fin 2013 des chercheurs américains en physiologie du sport ont achevé de démêler ces informations : s'il est important de manger rapidement des protéines après le sport, il suffit en fait que l'écart entre le repas avant et après l'entraînement ne dépasse pas 3 à 4 heures pour maximiser les résultats[376]. Il n'y a donc pas forcément une nécessité absolue à se goinfrer dans la minute qui suit l'entraînement : l'urgence dépend principalement de la période écoulée depuis le précédent repas. Pour ce repas qui suit l'entraînement, l'apport en protéines doit être situé entre 20 et 40 g, via des aliments solides[377]. Si ce n'est pas possible pour des raisons techniques alors les compléments alimentaires en poudre sont utiles (voir page 264).

Concernant les glucides...

De nombreux experts se sont posés cette question : que faut-il manger et en quelle quantité pour maximiser la reconstitution du glycogène ? En effet, le niveau de glycogène joue un rôle majeur dans le ressenti de la fatigue, le contrôle de la synthèse protéique et la vitesse de récupération. L'étude la plus complète à ce jour sur l'ensemble de ces questions est sans aucun doute celle des chercheurs du laboratoire en performances humaines à l'université de Birmingham en Angleterre qui résume près de 200 expériences scientifiques sur ces questions. Les chercheurs y rapportent plusieurs expériences très intéressantes. L'une d'elles a été mise en place par des chercheurs écossais qui ont recruté de jeunes adultes en bonne santé qui ont été assignés à effectuer un effort physique maximal sur un vélo dans le but de vider le glycogène des muscles de leurs cuisses. Puis, ils leur ont injecté 60 g de glucides sous forme de glucose radioactif (un équivalent de la maltodextrine mais marqué de manière radioactive de manière à pouvoir suivre son devenir dans le corps), à la même vitesse que s'ils l'ingéraient par la bouche, et ils ont observé l'évolution des réserves de glycogènes. Résultat : seul 26 % du glucose sert effectivement à synthétiser du glycogène musculaire, le reste est utilisé par le foie et stocké sous forme de graisses corporelles. Parallèlement, d'autres études montrent que si on consomme encore plus de glucides après un entraînement on fabrique plus de glycogène... mais aussi plus de graisses[378] ! Ce phénomène s'explique probablement par le fonctionnement limité d'une enzyme : la glycogène synthase, qui stocke le glucose sous forme de glycogène dans les muscles à un rythme très modéré.

Le temps moyen pour reformer totalement son stock de glycogène après épuisement est de 24 à 48 heures, ce qui est assez comparable aux données connues pour la synthèse protéique, comme le montre le graphique suivant[379] :

Temps de reconstitution du stock de glycogène musculaire après épuisement consécutif à un exercice physique dans des conditions idéales

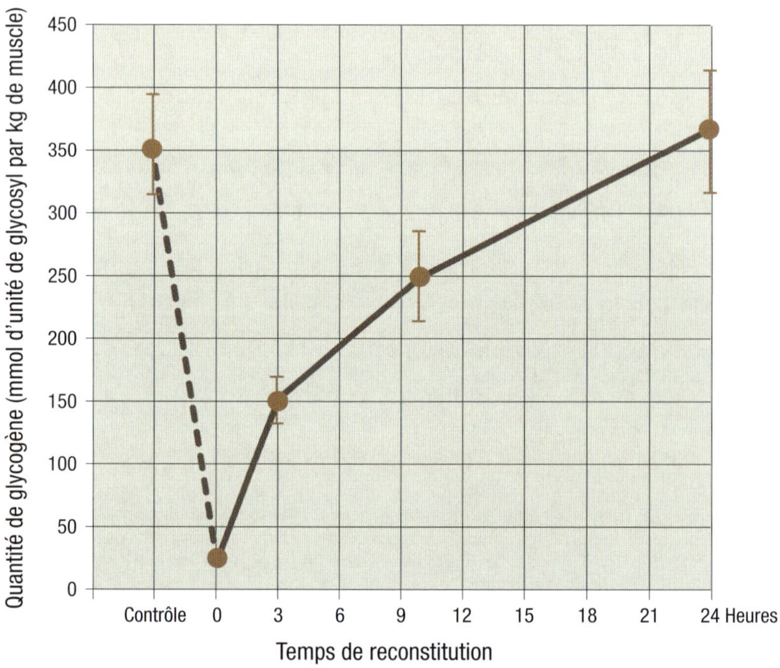

Par conséquent, la stratégie qui consiste à consommer de larges quantités de glucides après un entraînement doit être abandonnée, car elle est peu efficace pour augmenter le stockage du glycogène et place l'organisme dans des conditions favorables à la prise de masse grasse. À l'inverse il est judicieux de choisir des aliments à index glycémiques bas juste après l'entraînement et aux repas suivants, c'est-à-dire choisir les aliments entiers du régime paléo. De plus, si vous êtes au régime, il n'est pas nécessaire de prendre des glucides après l'entraînement, car les règles de nutrition exposées précédemment permettent de terminer la séance de sport tout en ayant encore suffisamment de glycogène pour maximiser la synthèse protéique[380].

CAS PRATIQUE 10 : *Jour d'entraînement « prise de muscle en boxe sans prise de poids » pour un type N3*

→ **Bertrand, 37 ans, 1,81 m, 74 kg**

→ **Type nutritionnel : N3**

- Bertrand a estimé son besoin calorique de maintenance à 2 500 kcal par jour.
- Il cherche à améliorer son endurance et sa réactivité en boxe sans changer de poids. Il entame une alimentation paléo à 2 500 kcal par jour.
- Son besoin en protéines quotidien est environ de (2 500 x 30 %) = 750 kcal soit 169 g.
- Son besoin en lipides quotidien est environ de (2 500 x 35 %) = 875 kcal soit 97 g.
- Cette quantité de protéines et lipides représente : 750 + 875 = 1 625 kcal.
- Son besoin en glucides est de 2 500 – 1 625 kcal soit 875 kcal ou 219 g.

EXEMPLE DE MENU

7h :	• 3 œufs, 1 pomme, 1 thé **325 kcal (P : 21 g / G : 13 g / L : 21 g)**
10h30 :	• 30 g de chocolat noir à 70 % de cacao, 60 g de protéines de chanvre en poudre **332 kcal (P : 30 g / G : 17 g / L : 16 g)**
13h :	• 100 g de cabillaud, 300 g de brocolis à la vapeur avec une cuillère à soupe d'huile d'olive, 100 g de riz basmati blanc **624 kcal (P : 33 g / G : 87 g / L : 16 g)**
16h30 :	• 50 g de noisettes, 60 g de protéines de chanvre en poudre **487 kcal (P : 35 g / G : 8 g / L : 35 g)**
18h30 :	• entraînement de musculation (1 h), 15 g de PeptoPro, 60 g de maltodextrine **300 kcal (P : 15 g / G : 60 g / L : 0 g)**
20h00 :	• 1 œuf, 100 g de poulet, 100 g de cresson avec une cuillère à soupe d'huile d'olive et de vinaigre, 200 g de patates douces dorées au four **504 kcal (P : 33 g / G : 48 g / L : 20 g)**
	TOTAL journalier : 2 572 kcal (P : 167 g / G : 233 g / L : 108 g)

CAS PRATIQUE 11 : *Jour d'entraînement en « prise de muscles » pour un type N2*

➜ **Guillaume, 32 ans, 1,73 m, 75 kg**

➜ **Type nutritionnel : N2**

- Guillaume a estimé son besoin calorique de maintenance à 2 200 kcal par jour.
- Il entame une prise de muscles sans gras à 2 700 kcal par jour.
- Son besoin en protéines quotidien est de (2 700 x 25 %) = 675 kcal soit 169 g.
- Son besoin en lipides quotidien est environ de (2 700 x 30 %) = 810 kcal soit 90 g.
- Cette quantité de protéines et de lipides représente un apport calorique d'environ : 675 + 810 = 1 485 kcal.
- Son besoin en glucides est de 2 700 – 1 485 kcal soit 1 215 kcal ou 303 g de glucides.

EXEMPLE DE MENU

7h :	• crêpes au sarrasin (2 œufs, 100 g de sarrasin, eau), 1 pomme, 1 thé **570 kcal (P : 27 g / G : 84 g / L : 14 g)**
10h30 :	• 30 g de chocolat noir à 70 % de cacao, 60 g de protéines de chanvre en poudre **332 kcal (P : 30 g / G : 17 g / L : 16 g)**
13h :	• 100 g de cabillaud, 300 g de brocolis à la vapeur avec une cuillère à soupe d'huile d'olive, 100 g de riz basmati blanc **624 kcal (P : 33 g / G : 87 g / L : 16 g)**
16h30 :	• 50 g de noisettes, 60 g de protéines de chanvre en poudre **487 kcal (P : 35 g / G : 8 g / L : 35 g)**
18h30 :	• entraînement de musculation (1 h), 15 g de PeptoPro, 60 g de maltodextrine, 5 g de taurine, 10 g de BCAA **300 kcal (P : 15 g / G : 60 g / L : 0 g)**
20h00 :	• 1 œuf, 100 g de poulet, 100 g de cresson avec une cuillère à soupe d'huile d'olive et de vinaigre, 200 g de patates douces dorées au four **504 kcal (P : 33 g / G : 48 g / L : 20 g)**
	TOTAL journalier : 2 817 kcal (P : 173 g / G : 304 g / L : 101 g)

CAS PRATIQUE 12 : *Alimentation avant, pendant et après un entraînement lors d'un régime*

➜ **Michael, 26 ans, 1,82 m, 87 kg**

➜ **Type nutritionnel : N2**

- Michael est combattant en free-fight.
- Il doit réussir à atteindre 84 kg pour ne pas changer de catégorie de poids lors de sa prochaine compétition.
- Il décide de stimuler la perte de graisses en faisant un entraînement en circuit-training le matin.

EXEMPLE

6h :	• 40 g de protéines de blanc d'œufs mélangés avec du lait d'amandes, 2 cafés
7h :	• entraînement en circuit training, 10 g de BCAA, 5 g de taurine
9h :	• 3 œufs entiers, 1 pomme, 1 banane, 1 thé vert
13h :	• 100 g de cabillaud, 300 g de brocolis à la vapeur avec une cuillère à soupe d'huile d'olive, 100 g de riz basmati blanc

Pour varier les menus : *vous trouverez en annexe, page 272, un tableau d'équivalences d'aliments qui vous permettra d'élaborer vos propres menus à partir des exemples proposés pour chaque cas pratique.*

Comme vous le voyez, différentes combinaisons sont possibles. À chacun aussi de les expérimenter en fonction de son niveau, de ses horaires et de son appétit.

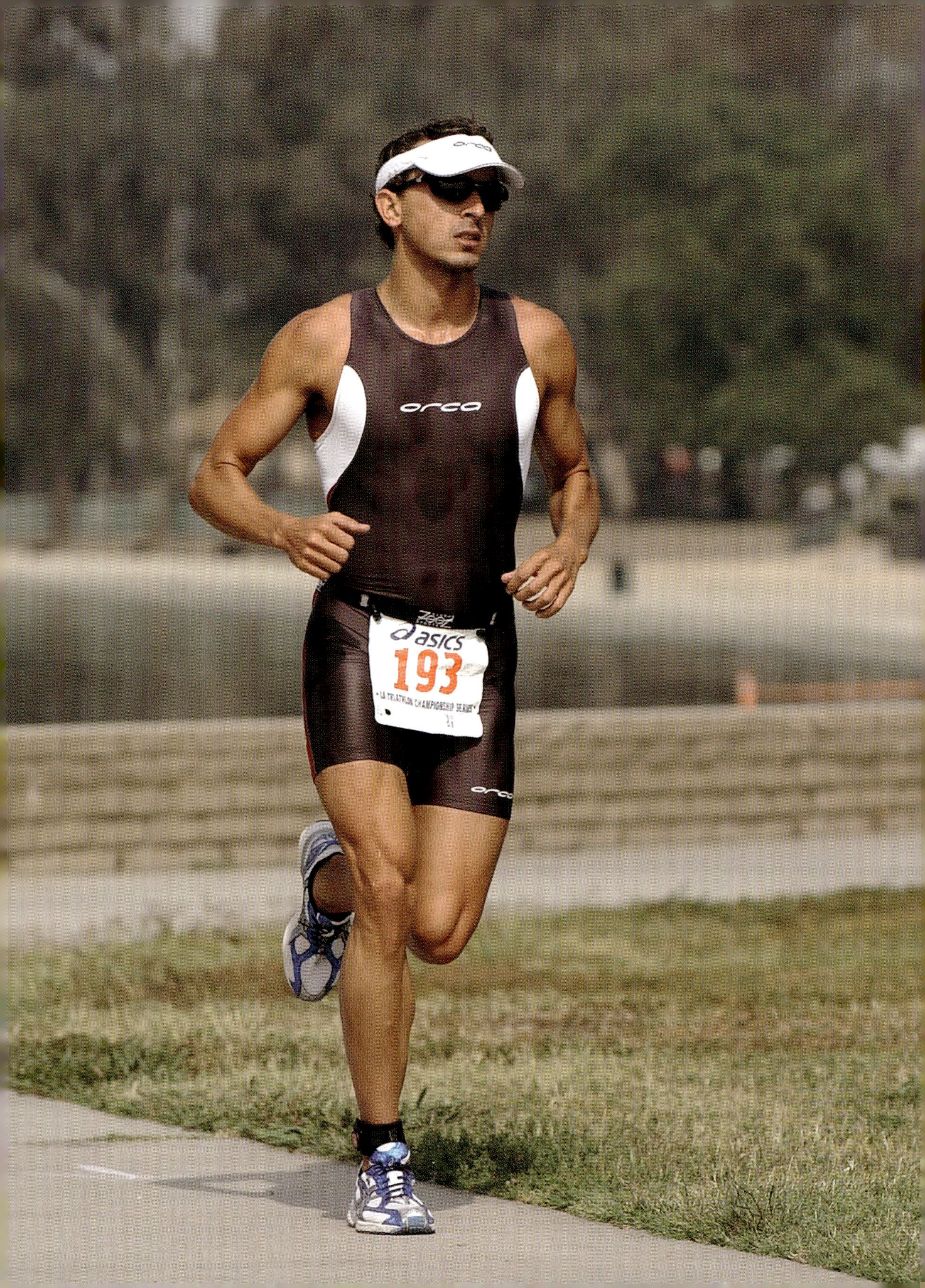
orca
orca
asics
193
orca

PARTIE 5

NUTRITION PALÉO POUR L'ENDURANCE

Même si on sait aujourd'hui que l'homme paléo utilisait la course à pied comme technique de chasse principale [voir page 33], il ne parcourait pas des distances aussi élevées que celles auxquelles nous soumettons notre organisme lors d'un marathon, d'un triathlon ou d'un ultramarathon [de 42 à plus de 200 kilomètres]. La difficulté dans ces épreuves physiques est de réussir à soutenir la dépense énergétique très importante puis à récupérer entre deux entraînements.

Ces entraînements à la limite de la physiologie humaine impliquent de trouver des solutions pour éviter les troubles digestifs pendant ou après ces efforts importants et pour fournir au corps suffisamment d'énergie pendant de très longues durées. L'alimentation paléo permet la mise en place de stratégies alimentaires efficaces pour répondre à ces défis.

CHAPITRE 1

SE NOURRIR AU QUOTIDIEN POUR ALLER LOIN

« *Si vous deviez faire un effort physique prolongé qui requiert 14 000 kilocalories, quelle source d'énergie votre corps devrait-il utiliser ?* ».

Cette simple question posée par le Dr Stephen Phinney, professeur émérite à l'université de Californie à Davis (États-Unis) spécialiste du métabolisme et des acides gras, résume toute la problématique de l'endurance et nous rappelle un élément important : pour aller loin, pour courir longtemps, pour repousser les limites du corps humain, la seule solution pour fournir de l'énergie à notre organisme est d'utiliser le plus possible les graisses corporelles.

En effet, même si notre pourcentage de masse grasse est très faible, celle-ci représente une réserve d'énergie considérable. Prenons l'exemple d'un homme pesant 65 kilos et qui aurait un pourcentage de masse grasse de 8 % (un chiffre qu'on ne trouve que chez des culturistes de très bon niveau) : sa réserve énergétique est de 25 000 à 30 000 kilocalories !

D'une manière très générale, un des facteurs les plus importants qui conditionne la performance d'endurance est la manière dont notre corps utilise l'énergie en provenance des graisses : plus on les utilise tôt et en grande quantité au cours de la préparation physique, plus on sera capable d'être endurant et de limiter la fatigue. Cette capacité à utiliser les graisses est très clairement améliorée par l'entraînement physique, mais pas seulement : l'alimentation joue un rôle au moins aussi important.

Le graphique suivant illustre l'utilisation des substrats énergétiques dans le corps humain au cours d'un effort physique d'endurance.

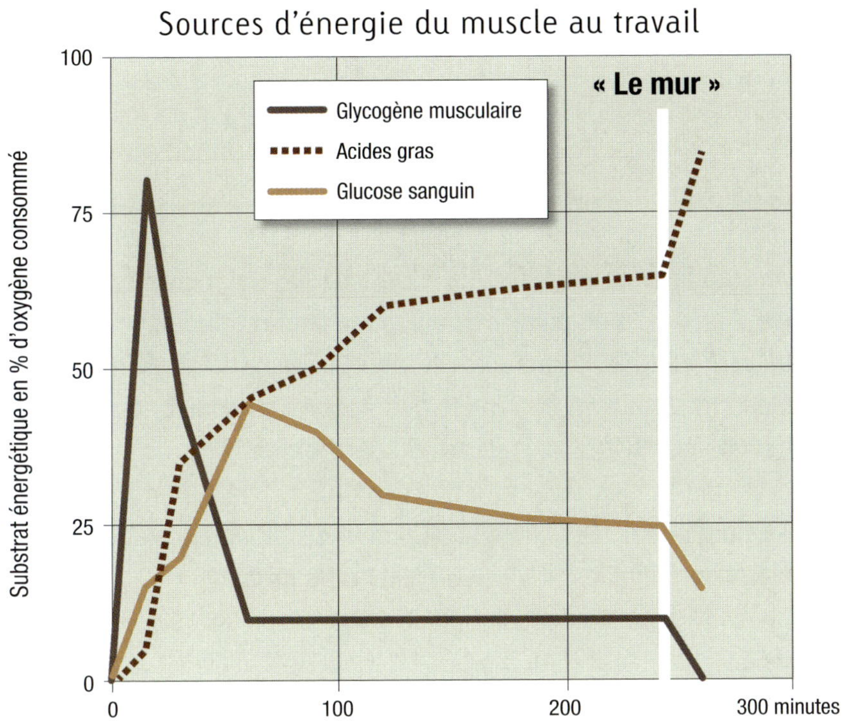

Ce graphique ne fait pas mention de la créatine phosphate, un autre substrat énergétique qui est utilisé pour les efforts explosifs dans les sports de force. On y constate plusieurs éléments importants : d'une part il est impossible de n'utiliser « que » des graisses ou « que » des glucides et d'autre part, lorsque le glucose sanguin et le glycogène musculaire chutent, un coup de fatigue violent apparaît, c'est « le mur »[381].

POUR L'ENDURANCE, LES GLUCIDES SONT FONDAMENTAUX

Depuis toujours, les Kenyans sont considérés comme les rois de l'endurance. En raison de leur couleur de peau, on pense toujours que cette supériorité est la conséquence d'un important déterminisme génétique. Pourtant, aucune étude scientifique n'est encore parvenue à mettre en évidence la moindre supériorité physiologique des coureurs kenyans. La consommation maximale d'oxygène, la masse totale d'hémoglobine, la composition et la taille des fibres musculaires ou des capillaires sanguins, le fonctionnement du système pulmonaire, tous les éléments ont été passés au crible, en vain : rien ne permet de les différencier de coureurs scandinaves[382] !

Et l'alimentation ? Pour l'instant, peu de chercheurs se sont penchés sur la question. En 1993, des chercheurs de l'université de Nairobi au Kenya ont suivi de jeunes coureurs kenyans pendant trois mois. Ils ont pu calculer que leurs apports alimentaires étaient environ de 8 g par kilo de poids corporel sous forme de glucides et environ 1,5 g par kilo de poids corporel sous forme de protéines[383]. En 2002 une équipe de chercheurs danois relève des apports en protéines de 1,6 g par kilo de poids corporel, des apports en glucides de 8,7 g par kilo de poids corporel et de faibles apports en lipides (15 % des apports caloriques)[384]. En 2004 une autre étude s'intéresse à l'alimentation de coureurs kenyans de niveau international et détaille des apports caloriques répartis à 10, 13 et 77 % pour les protéines, lipides et glucides respectivement[385].

Pour finir, l'étude la plus récente date de mai 2011 et a porté sur 10 Éthiopiens coureurs de très haut niveau. Les chercheurs notent des apports caloriques de 12, 23 et 65 % pour les protéines, lipides et glucides respectivement[386].

Ces données révèlent des éléments importants :

- **Les apports en protéines sont modérés :** deux fois plus élevés que les apports minimums conseillés, mais environ deux fois plus faibles que ceux nécessaires pour maximiser les gains de force ou de masse musculaire dans les sports de force.
- **Les apports en glucides sont très élevés :** ceci est cohérent avec les activités d'endurance qui sont musculairement moins « sollicitantes » mais énergétiquement beaucoup plus exigeantes.

CE QUE VA VOUS APPORTER L'ALIMENTATION PALÉO

L'alimentation traditionnelle des coureurs kenyans est très distincte de celle des coureurs européens ou américains : peu ou pas de produits laitiers, des céréales sous forme de maïs (peu d'apport en gluten), quelques légumineuses longuement cuites après trempage (peu d'antinutriments) et beaucoup de légumes. Pour répondre aux besoins énergétiques des sports d'endurance, l'alimentation paléo présente des avantages considérables :

- L'élimination du gluten et des lectines dans l'alimentation semble améliorer le métabolisme énergétique et la capacité à brûler les graisses pour fournir de l'énergie[387-389].
- La consommation d'aliments à index glycémiques bas permet d'éviter les variations de glycémie à l'origine de « coups de barre » qui compromettent fortement les performances.
- L'élimination des antinutriments permet d'améliorer la santé des intestins et de diminuer de manière importante les troubles digestifs qui touchent fréquemment les athlètes d'endurance ou d'ultra-endurance.
- Le meilleur équilibre des acides gras dans l'alimentation permet de mieux utiliser l'oxygène dans l'organisme, ce qui se traduit par une diminution du rythme cardiaque pendant l'effort[390, 391].
- Le meilleur équilibre des acides gras améliore l'utilisation des graisses pour fournir de l'énergie, ce qui repousse la survenue du « mur »[392, 393].

Comme on l'a vu page 132 chaque personne est différente et possède un métabolisme qui lui est propre. Ainsi, nous savons que les personnes de type N1 sont génétiquement plus adaptées à l'utilisation des glucides pour fournir de l'énergie, c'est le cas des coureurs kenyans. Les types N3 quant à eux doivent plutôt adopter une alimentation moins riche en glucides et plus riche en lipides pour être performants.

Protocole pour l'endurance

BESOINS	TYPE N1	TYPE N2	TYPE N3
en protéines	10 à 15 % de l'apport calorique total	15 à 20 % de l'apport calorique total	20 à 25 % de l'apport calorique total
en lipides	selon l'apport calorique nécessaire	selon l'apport calorique nécessaire	selon l'apport calorique nécessaire
en glucides	70 à 75 % de l'apport calorique total	65 à 70 % de l'apport calorique total	60 à 65 % de l'apport calorique total

Attention : les valeurs données pour les protéines correspondent ici à des pourcentages de protéines quelle que soit leur origine, c'est-à-dire protéines d'origine végétale + protéines d'origine animale.

CAS PRATIQUE 13 : *Endurance pour un type N1*

➜ Aymeric, 37 ans, 1,77 m, 61 kg

- Aymeric a estimé son besoin calorique de maintenance à 2 700 kcal par jour.
- Son besoin en protéines quotidien est environ de (2 700 x 10 %) = 270 kcal (environ) soit 68 g.
- Son besoin en glucides quotidien est environ de (2 700 x 70 %) = 1 890 kcal soit 473 g.
- Cette quantité de protéines et de glucides représente un apport calorique d'environ : 270 + 1 890 = 2 160 kcal.
- Son besoin en lipides est donc de (2 700 - 2 160) soit 540 kcal ou 60 g (minimum).

EXEMPLE

7h :	• porridge de riz (100 g de riz cuit dans 20 cL de lait d'amandes, 30 g de raisins secs), 1 pomme **616 kcal (P : 10 g / G : 135 g / L : 4 g)**
10h30 :	• 2 bananes **221 kcal (P : 3 g / G : 50 g / L : 1 g)**
13h :	• 100 g de saumon, de sardine ou de maquereau, 200 g de brocolis à la vapeur avec une cuillère d'huile d'olive, 150 g de riz basmati blanc **910 kcal (P : 37 g / G : 123 g / L : 30 g)**
16h30 :	• 2 bananes **221 kcal (P : 3 g / G : 50 g / L : 1 g)**
20h00 :	• 100 g de cresson avec une cuillère à soupe d'huile d'olive et de vinaigre, 500 g de patates douces **727 kcal (P : 12 g / G : 118 g / L : 23 g)**
	TOTAL journalier : 2 695 kcal (P : 65 g, G : 476 g, L : 59 g)

CAS PRATIQUE 14 : *Endurance pour un type N3*

→ **Maxime, 23 ans, 1,82 m, 63 kg**

- Maxime a estimé son besoin calorique de maintenance à 2 600 kcal par jour.
- Son besoin en protéines quotidien est environ de (2 600 x 20 %) = 520 kcal (environ) soit 130 g.
- Son besoin en glucides quotidien est environ de (2 700 x 60 %) = 1 620 kcal soit 405 g.
- Cette quantité de protéines et de glucides représente un apport calorique d'environ : 520 + 1 620 = 2 140 kcal.
- Son besoin en lipides est de (2 700 - 2 140 kcal) soit 560 kcal ou 63 g de lipides.

EXEMPLE

7h :	• porridge de riz (100 g de riz rond blanc cuit dans 20 cL de lait d'amandes, 30 g de raisins secs) **564 kcal (P : 10 g / G : 122 g / L : 4 g)**
10h30 :	• 2 bananes **221 kcal (P : 3 g / G : 50 g / L : 1 g)**
13h :	• 200 g de saumon, de sardine ou de maquereau, 200 g de brocolis à la vapeur, 100 g de riz basmati blanc **795 kcal (P : 54 g / G : 84 g / L : 27 g)**
16h30 :	• 2 bananes **221 kcal (P : 3 g / G : 50 g / L : 1 g)**
20h00 :	• 100 g de filets de poulet au curry et lait de coco (100 mL), 100 g de cresson avec une cuillère à soupe d'huile d'olive et de vinaigre, 400 g de patates douces **880 kcal (P : 32 g / G : 98 g / L : 40 g)**
	TOTAL journalier : 2 681 kcal (P : 102 g, G : 404 g, L : 73 g)

Pour varier les menus : *vous trouverez en annexe, page 272, un tableau d'équivalences d'aliments qui vous permettra d'élaborer vos propres menus à partir des exemples proposés pour chaque cas pratique.*

Dans tous ces exemples on constate que les apports en protéines, glucides et lipides ne sont pas toujours parfaitement identiques à ceux prédits par le calcul. Ceci est normal et ne doit pas inquiéter : les calculs sont indicatifs et ne doivent pas être perçus comme une doctrine. D'une manière globale c'est la qualité des aliments choisis, leur équilibre global (proportion entre protéines, glucides et lipides) et le total calorique qui détermineront le plus la performance et les résultats. Toutefois, les efforts d'endurance, et surtout d'ultra-endurance, sont si intenses et exigeants pour le corps humain, qu'ils rendent souvent difficile le suivi d'un régime alimentaire paléo strict. Ceci est normal et ne doit pas inquiéter.

SI VOUS FAITES PLUSIEURS SPORTS

Il est très important de comprendre que les conseils alimentaires de cette partie sont destinés à améliorer les performances du sportif d'endurance exigeant qui est dans une démarche de performance et qui ne pratique aucun autre sport conjointement. En effet, si on s'adonne à d'autres sports, notamment plus musculaires, **il faudra trouver un intermédiaire entre les conseils optimaux dédiés aux sportifs d'endurance et les conseils optimaux dédiés aux sportifs de force**.

Globalement la logique est toujours la même : plus une activité physique requiert un travail musculaire puissant, plus les apports en protéines doivent être élevés. À l'inverse plus on sollicite son système cardio-vasculaire plus ce sont les glucides qu'il faut augmenter.

CHAPITRE 2

AVANT L'ENTRAÎNEMENT

La nutrition avant un effort d'endurance, en particulier avant une compétition, a plusieurs objectifs : démarrer l'épreuve physique avec des réserves énergétiques corporelles reconstituées, démarrer l'exercice physique sans être déshydraté et améliorer la performance, soit avec des substances qui augmentent la performance et la capacité de travail soit en évitant les comportements néfastes (par exemple : manger un repas inadapté avant l'entraînement qui provoquera nausées ou vomissements à l'effort). Il s'agit donc de notions de bon sens.

En ce qui concerne les réserves énergétiques, il est impératif de ne pas s'être entraîné pendant les 48 heures qui précèdent une compétition ou un effort de performance.

En effet, il faut entre 24 et 48 heures à notre organisme pour reconstituer totalement nos stocks de glycogène musculaire (pour plus d'informations, voir page 175).

Au niveau des choix alimentaires, rien ne change dans le cadre d'une alimentation paléo puisque tous les glucides ont des index glycémiques modérés ou bas. Malgré ce que peuvent mettre en avant les vendeurs de compléments alimentaires, il est important d'éviter à tout prix les sources de glucides en poudre ou industrielles, car elles ont des index glycémiques élevés, ce qui favorise la survenue d'une hypoglycémie réactionnelle s'ils sont consommés avant l'effort.

BIEN GÉRER SES PRISES ALIMENTAIRES

Le point important avant une compétition est de démarrer l'épreuve sans avoir faim, donc en ayant mangé peu de temps auparavant, mais sans être gêné par la digestion au début de l'épreuve. Pour y arriver, il suffit de respecter quelques règles simples :

- Le jour de l'épreuve, fractionnez les repas en petites collations que vous prendrez à intervalles fréquents pour alléger la digestion.
- Au fur et à mesure que les repas se rapprochent du départ, limitez les apports en graisses et en fibres (préférez par exemple le riz basmati blanc à la patate douce et limitez les végétaux).
- Arrêtez de manger une heure avant l'effort.

Pour faciliter encore plus la digestion, vous pouvez passer vos collations au mixeur, de manière à n'absorber que des aliments quasi liquides (comme des petits pots pour bébé). Vous pouvez emmener ces préparations mixées ainsi que des fruits frais et des fruits secs avec vous si l'épreuve nécessite un déplacement. Enfin, pour ne pas être déshydraté, rien n'est plus simple que de boire de l'eau (pour plus de détails, vous pouvez vous reporter page 226).

BIEN GÉRER SON STRESS

Pour les personnes très stressées à l'idée d'une épreuve, il est bon de consommer un aliment riche en protéines, environ une heure avant. En effet, le stress nous pousse à produire des catécholamines (adrénaline), qui peuvent provoquer une chute de la glycémie avec une baisse des performances. De plus la production de neurotransmetteurs peut s'accélérer, ce qui va contribuer à l'installation d'une fatigue précoce. Les protéines, par exemple 100 g de blanc de poulet ou 4 blancs d'œufs durs (ou encore 20 g de protéine en poudre), stimulent la production de glucagon, une hormone qui rétablit la glycémie en cas de poussée d'adrénaline, et apportent des acides aminés, précurseurs des neurotransmetteurs, ce qui va limiter la fatigue liée au stress.

CHOISIR LES BONS COMPLÉMENTS ALIMENTAIRES

Deux compléments alimentaires à l'efficacité prouvée peuvent être pris avant l'entraînement (30 minutes avant ou moins).

- **La L-citrulline :** 6 à 8 g en une prise. Plusieurs études ont mis en évidence que la citrulline permettait d'augmenter les niveaux d'arginine et d'ornithine dans le sang, de manière plus efficace que si ces composés étaient pris isolément. La conséquence est une amélioration du métabolisme de l'urée, ce qui se traduit par une diminution de la fatigue et une amélioration de l'endurance. Un effet secondaire de la citrulline est d'améliorer la qualité des érections masculines et chez les femmes les sensations durant les relations sexuelles.
- **La caféine :** dose initiale de 200 mg (l'équivalent de deux cafés expresso) mais peut être augmentée jusqu'à 500 mg selon la tolérance de chacun. La caféine stimule l'utilisation des graisses pour fournir de l'énergie. De nombreuses études ont montré qu'elle améliorait les performances d'endurance en permettant d'aller plus vite et/ou plus loin. Il est impératif d'essayer la caféine pendant les périodes d'entraînement, car elle peut engendrer chez certaines personnes des effets secondaires au niveau gastrique (nausées ou vomissements). Les individus très stressés devraient éviter la caféine, qui peut augmenter le risque d'hypoglycémie.

CHAPITRE 3

PENDANT L'ENTRAÎNEMENT

Au cours d'un effort physique d'endurance, il est fondamental de se préoccuper autant de son hydratation que de son alimentation. Lorsqu'une déshydratation s'installe ou lorsque nos réserves de glycogène chutent trop fortement, dans le meilleur des cas toute performance est anéantie, et dans le pire on fait un malaise, on perd connaissance ou on est victime de troubles musculaires.

Problème : au cours d'un effort physique, notre estomac tolère généralement mal les boissons ou les aliments. Plus l'intensité est élevée (à partir de 70 % de la VO2 max), plus il est difficile d'avaler quelque chose sans vomir. Et quand l'intensité est faible mais que l'effort est très long (plus de 4 heures), on ressent souvent des nausées qui peuvent rendre difficiles l'hydratation et l'alimentation. En effet, pour permettre à l'organisme de maintenir l'effort dans le temps, le sang alimente en priorité les muscles, au détriment du système digestif qui ne parvient plus à gérer des arrivées trop importantes d'aliments ou de liquides[394].

Les nausées peuvent être provoquées par un défaut d'hydratation pendant les premières heures de course, mais aussi par un excès d'apports que l'estomac ne parvient pas à gérer (c'est la situation la plus fréquente)[395, 396]. En effet, l'estomac ne peut contenir qu'environ 1 litre de liquide et il se vide à une vitesse de 900 à

1 200 mL par heure selon le gabarit et l'intensité de l'exercice. Une hydratation supérieure génère donc un inconfort digestif qui peut se manifester par des vomissements.

COMMENT RECHARGER SES BATTERIES EN ÉVITANT NAUSÉES ET VOMISSEMENTS

Il convient de ne pas boire trop et, de préférence, en petites quantités prises à intervalles très réguliers. Ceci va permettre de maintenir aussi bien les performances physiques que les performances de l'estomac[397, 398]. La quantité idéale d'eau à boire au cours d'un effort physique est détaillée page 226.

- **Pour les efforts d'endurance courts** (< 1 h 30), boire de l'eau plate est suffisant.
- **Pour les efforts d'endurance longs** (entre 1 h 30 et plus de 4 heures), l'eau plate ne suffit pas. En effet, au cours d'un effort de longue durée, plus les niveaux de glycogène musculaire chutent, plus la sensation de fatigue augmente. Pour pouvoir continuer à fonctionner, l'organisme va devoir utiliser une autre source de glucose et il n'en existe qu'une seule : le glucose issu de la néoglucogenèse c'est-à-dire du catabolisme des protéines musculaires. Or qui dit utilisation des protéines musculaires dit fonte musculaire, et qui dit fonte musculaire dit baisse de la performance à long terme et effets néfastes pour la santé. Il est donc fondamental d'apporter des sucres mais aussi des protéines à l'organisme pendant un effort d'endurance de longue durée.

POUR LES EFFORTS D'ENDURANCE DE 1 H 30 À 4 H

Les meilleures sources de glucides

On conseille généralement de consommer **50 à 60 g de glucides par heure**, dilués dans de l'eau ou via des gels[399]. Ces glucides pendant la compétition doivent aussi être introduits pendant les sessions d'entraînement, hors des compétitions, pour habituer son organisme et éviter les mauvaises surprises. Les glucides à utiliser sont préférentiellement le **glucose** et la **maltodextrine** (un polymère du glucose). Comparativement au glucose, la maltodextrine est moins sucrée au goût, ce qui en fait un bon choix pour les personnes qui ont facilement la nausée, mais en dehors de cela, leur efficacité est comparable.

Les **glucides en poudre** du commerce ou les **boissons prêtes à l'emploi** peuvent convenir aussi. Cependant, ils contiennent souvent du fructose, un glucide qui ne peut être utilisé directement par les muscles (un passage par le foie est nécessaire) et qui a tendance à être mal absorbé lors des efforts intenses et à générer des ballonnements. Si vous ressentez ces symptômes il est recommandé d'acheter de la maltodextrine pure et de faire vous-même votre mélange.

Les meilleures sources de protéines

Le plus pratique pour ces durées d'exercice est d'utiliser des compléments alimentaires. Les **acides aminés branchés (BCAA)** ou les protéines prédigérées (hydrolysats), en particulier le **PeptoPro**, conviennent tout à fait. Peu de recherches ont été effectuées dans le domaine, mais il semble que l'apport de protéines pendant les efforts d'endurance permette de diminuer la fatigue en apportant des acides aminés précurseurs des neurotransmetteurs, mais aussi de limiter l'utilisation de la néoglucogenèse même quand les réserves de glycogène sont faibles, ce qui évite un effondrement des performances[400-403].

La dose conseillée est d'environ **20 g de BCAA ou 20 g de PeptoPro** par heure, en fonction de la tolérance digestive. Certains coachs recommandent, à la place des protéines, du bicarbonate de sodium, dont l'ion bicarbonate peut restaurer le pH sanguin qui a tendance à chuter au cours de l'exercice. Toutefois les résultats des études sont mitigés et il est probable que le bénéfice soit complètement nul avec une alimentation paléo qui apporte déjà suffisamment d'éléments basifiants (voir page 110).

POUR LES EFFORTS D'ULTRA-ENDURANCE (4 HEURES ET PLUS)

L'intensité plus modérée de l'exercice vous autorise à manger régulièrement des **aliments solides**, par intermittence avec une **boisson de l'entraînement** (lire page 226). Cela devient une nécessité pour les événements qui durent 6, 8 voire même 10 heures. Les mêmes recommandations qu'avant l'entraînement s'appliquent ici : choisissez des **barres** ou **aliments pauvres en fibres** qui ne surchargent pas l'estomac. N'essayez rien de nouveau lors d'une compétition : chaque aliment que vous mangerez devra avoir été testé lors des entraînements pour estimer votre tolérance.

CHAPITRE 4

APRÈS L'ENTRAÎNEMENT

Même si votre nutrition et votre hydratation ont été optimales pendant l'entraînement ou la compétition, il est difficile, voire souvent impossible, de compenser toutes les pertes liées à l'exercice physique.

Par exemple, quand l'effort est intense et qu'il fait chaud, un athlète peut perdre jusqu'à deux litres d'eau par heure via la transpiration ; c'est deux fois plus que ce qu'il est possible de boire sans déclencher des troubles digestifs ! Dès lors, il n'est pas étonnant que la plupart des athlètes d'endurance perdent plusieurs kilos de poids corporel entre le début et la fin d'une épreuve. En général aussi, après un effort de plusieurs heures, les stocks de glycogène musculaire sont au plus bas et les muscles sont endommagés, soit par les contractions musculaires elles-mêmes, soit par l'utilisation des protéines pour fournir de l'énergie.

La nutrition après l'entraînement doit répondre à plusieurs problématiques (de l'hydratation, des réserves énergétiques, de la structure des muscles) et permettre d'accélérer la récupération.

RECONSTITUER SES STOCKS DE GLYCOGÈNE

Pourquoi il faut éviter de prendre des glucides à IG élevé

Traditionnellement, on recommande de continuer à boire des glucides en poudre après l'effort, car ils ont un index glycémique élevé et seraient donc plus adaptés pour synthétiser plus rapidement du glycogène musculaire. Ce raisonnement théorique peut sembler logique, mais la réalité scientifique a maintenant démontré que cela était inutile et même potentiellement nuisible.

Des chercheurs du laboratoire en performances humaines à l'université de Birmingham en Angleterre ont montré que seuls 26 % des glucides à IG élevé ingérés après un effort physique servent effectivement à synthétiser du glycogène musculaire, le reste étant utilisé par le foie et stocké sous forme de graisses corporelles ! Une autre étude menée cette fois par des chercheurs du département du sport de l'université de Hull, toujours en Angleterre, a mis en évidence que lorsque les stocks de glycogène sont quasiment vides après un effort physique, l'ingestion de glucides à IG élevé pendant les 24 heures qui suivent ne permet pas de synthétiser plus de glycogène comparativement à des aliments à IG bas[404].

Ce phénomène est probablement lié au fait que la glycogène synthase – l'enzyme qui stocke le glucose sous forme de glycogène – fonctionne à un rythme relativement lent. Le temps moyen pour reformer totalement son stock de glycogène après épuisement serait, de toute façon, de 24 à 48 heures.

Le phénomène est illustré par le graphique page 204.

Par conséquent, la stratégie qui consiste à consommer de larges quantités de glucides après un entraînement doit être abandonnée, car elle est peu efficace pour augmenter le stockage du glycogène et place l'organisme dans des conditions favorables aux troubles digestifs (ballonnements, diarrhées).

Il est nettement plus judicieux de choisir des aliments à index glycémiques bas juste après l'entraînement et aux repas suivants puisqu'ils sont au moins aussi efficaces, c'est-à-dire choisir les aliments entiers du régime paléo.

FAVORISER LA RÉPARATION DES MUSCLES LÉSÉS

Afin de permettre la récupération des muscles qui ont été légèrement lésés au cours de l'exercice, il est indispensable de consommer des protéines. Cependant, il faut veiller à ne pas en manger en trop grandes quantités, car ces dernières ont la propriété de facilement couper l'appétit.

Une portion de 80 à 100 g de viande ou de poisson ou 2 œufs, est suffisante.

RECONSTITUER SES STOCKS DE MINÉRAUX ET SE RÉHYDRATER

Le dernier élément important est celui de l'apport en minéraux, destiné à compenser les pertes, notamment de minéraux basifiants, pour permettre le retour à l'équilibre acido-basique qui a été perturbé pendant l'exercice. Il faut donc faire la part belle aux végétaux, mais cela peut s'avérer difficile, pour une question de manque d'appétit après l'effort. Une raison supplémentaire d'avoir recours à des soupes de légumes (en hiver) ou des jus (en été) pour se réhydrater.

La soupe de légumes « maison », sans sel ni graisse, apporte, en plus de l'eau, de nombreux minéraux qui limiteront les risques d'intoxication à l'eau (voir pages 230-231).

CAS PRATIQUE 15 : *Alimentation après le marathon de Paris, terminé en 3 h 30*

EXEMPLE

12h15 :	• fin du marathon
12h30 :	• 0,5 litre de soupe aux légumes maison
13h30 :	• 100 g de filets de poulet, 100 g de riz basmati blanc, jus de légumes (1 concombre, 1 pomme, 4 branches de céleri, 50 g de mâche, un jus de citron)
17h :	• 100 g d'abricots secs, 30 g de noisettes
20h00 :	• 2 œufs entiers, 100 g de cresson, 400 g de patates douces

CHAPITRE 5

HYDRATATION : MYTHES ET RÉALITÉS

On l'a vu page 33, pour chasser, l'homme paléo était fréquemment amené à courir sur de longues distances pour attraper ses proies. Problème : jusqu'à présent, les fouilles archéologiques n'ont pas mis en évidence la présence de gourdes isothermes qu'il aurait pu utiliser pour s'hydrater.

A-t-on vraiment besoin de boire pendant l'exercice physique ? Si oui, quelle quantité d'eau ? Et si l'homme paléo ne buvait pas durant ses courses, quels sont les risques d'un manque (déshydratation) ou d'un excès (hyperhydratation) d'eau ?

LA SOIF EST-ELLE UN BON INDICATEUR DU BESOIN EN EAU ?

Depuis environ 40 ans on entend un peu partout qu'il faut « boire avant d'avoir soif » et que nos urines doivent toujours être « très claires ». Pour savoir ce qu'il en est réellement, il suffit d'étudier les mécanismes physiologiques de régulation de l'hydratation :

- Lorsqu'on transpire dans la journée ou au cours d'un exercice physique, on évacue de l'eau qui est moins concentrée en minéraux que le sang, par conséquent la concentration en minéraux du sang augmente.

- Cette augmentation de la concentration en minéraux est ressentie par des récepteurs situés dans le cerveau au niveau de notre hypothalamus (récepteurs de la paroi antérieure du troisième ventricule)[405]. Cette zone du cerveau reçoit aussi des signaux de la part des hormones qui régulent la concentration en eau et en minéraux dans le corps humain.
- L'hypothalamus active la sécrétion de nombreuses hormones (vasopressine, angiotensine, aldostérone, adrénaline/noradrénaline, hormone corticotrope, hormone antidiurétique) et stimule le système nerveux autonome, ce qui va contribuer à maintenir une hydratation et une concentration optimale en minéraux dans le sang. Si la concentration en minéraux dépasse une certaine limite, le cerveau déclenche la sensation de soif et éventuellement une envie de salé[406].
- L'hypothalamus active une zone du cerveau appelée cortex cingulaire antérieur qui rend la sensation de soif consciente.
- Des récepteurs situés au niveau des vaisseaux sanguins et qui ont pour rôle de maintenir la pression artérielle (les barorécepteurs) signalent au cerveau les variations de pression et donc de l'équilibre des liquides.

Au cours de tout ce processus, un seul élément est perceptible consciemment par notre organisme : la soif. Si on a soif et qu'on ne boit pas, nos reins vont retenir l'eau, la concentration en minéraux et en déchets des urines va augmenter et nos prochaines urines seront jaune foncé. Mais de très nombreuses heures se seront écoulées entre le sentiment de soif et la miction. Regarder la couleur de ses urines pour savoir s'il faut s'hydrater est donc très peu fiable. Mieux vaut donc se fier à la sensation de soif qui est l'indicateur le plus fiable et le plus précoce puisqu'il survient en quelques minutes seulement après le moindre dépassement de certaines limites physiologiques.

Lors des épreuves d'endurance, le corps humain perd entre 0,7 et 1,3 litre d'eau par heure d'effort et jusqu'à près de 2 litres pour les efforts de haute intensité effectués dans des conditions extrêmes. Mais si un athlète écoute sa soif, il ne boit qu'entre 0,3 et 0,7 litre d'eau par heure[407]. La question est donc : quand on fait du sport, faut-il boire avant d'avoir soif ou quand on a soif ?

Une des études les plus intéressantes sur le sujet a été publiée en 2009 par des chercheurs de l'université de Cape Town en Afrique du Sud. Ceux-ci ont recruté 6 sportifs à qui ils ont demandé d'effectuer, à six reprises, un parcours de 80 kilomètres en vélo.

Lors du premier essai, les athlètes devaient s'abstenir de boire pendant l'effort, lors du deuxième ils devaient simplement se rincer la bouche avec de l'eau, lors du troisième ils devaient boire une quantité d'eau correspondant à 33 % de la quantité totale perdue pendant le premier essai, lors du quatrième essai ils devaient boire à leur soif (ce qui correspondait à boire environ 55 % de la quantité d'eau perdue), lors du cinquième ils devaient boire 66 % des fluides perdus et lors du sixième ils devaient boire 100 % de la quantité d'eau perdue. Résultat : se rincer la bouche n'a pas d'effet supplémentaire par rapport à l'absence d'hydratation et boire moins que sa soif diminue la performance, d'environ 2 %. En revanche, boire plus que sa soif n'a aucun effet sur la performance, mais augmente le risque de troubles digestifs[408]. Ces résultats pourraient apparaître isolés, étant donné le faible nombre de personnes étudiées, mais pourtant...

LA DÉSHYDRATATION N'EST PAS FORCÉMENT NÉFASTE À LA PERFORMANCE

En juillet 2012, des chercheurs de l'université Sherbrooke (Canada) ont publié un article qui rassemblait les résultats de 15 études portant sur 122 athlètes de différents niveaux. Leur découverte est étonnante !

Généralement, lorsqu'on étudie les effets de la déshydratation sur des sportifs en laboratoire, on les fait courir ou pédaler à une intensité constante. Dans ces conditions on constate qu'une déshydratation même très faible (perte de 2 % du poids corporel total) diminue la performance. Mais en y regardant de plus près, les scientifiques se sont rendu compte que dans les situations réelles (course contre la montre), les sportifs ralentissent d'abord instinctivement la cadence quand ils perdent beaucoup d'eau dans le but de mieux évacuer la chaleur pour ensuite accélérer de nouveau. Au final, les chercheurs notent que, jusqu'à une perte de poids corporel de 4 % – chiffre qu'on pensait auparavant indicateur d'une déshydratation – il n'y a aucune dégradation de la performance. Ils notent même une légère augmentation de celle-ci[409] !

En décembre 2010, des chercheurs qui ont suivi 643 marathoniens ont constaté que les athlètes qui avaient les meilleures performances étaient aussi les plus déshydratés.

- Les marathoniens qui finissent l'épreuve en moins de 3 heures ont une déshydratation moyenne de 3,1 %.

- Ceux qui finissent en 3 à 4 heures ont une déshydratation moyenne de 2,5 %.
- Ceux qui finissent au-delà de 4 heures ont une déshydratation de 1,8 %[410].

Comment interpréter ces résultats ? Ceux-ci ne signifient pas que la déshydratation améliore la performance mais plutôt que ce sont les sportifs qui vont le plus vite qui activent le plus leur métabolisme, qui ont donc le plus de chaleur à évacuer, qui transpirent le plus, qui ont le plus de risque de terminer l'effort en étant déshydraté. En d'autres termes, dans les situations réelles, une légère déshydratation n'est pas néfaste à la performance. Donc : rien ne justifie de boire « avant d'avoir soif ». CQFD.

Ces résultats ont été confirmés dans d'autres études sur des marathoniens de très haut niveau : les marathoniens les plus rapides écoutent leur soif et boivent environ 0,55 litre d'eau par heure seulement. Ils terminent la course en ayant perdu 6 à 12 % de leur poids corporel total[411]. Même constat chez les triathlètes ou les ultra-marathoniens[412, 413].

En réalité, il n'existe absolument aucune étude scientifique sérieuse qui ait réussi à montrer que boire avant d'avoir soif était bénéfique, que ce soit pour des questions de santé ou de performance. Cette notion fut poussée en avant si fortement ces 40 dernières années par les vendeurs d'eau minérale puis par les vendeurs de boissons dédiées aux sportifs qu'elle est maintenant considérée comme acquise... alors qu'elle fausse !

ÉCOUTEZ VOTRE CORPS, BUVEZ À VOTRE SOIF !

C'est la conclusion la plus sérieuse qui puisse être donnée à un sportif comme à un sédentaire aujourd'hui[414]. Et c'est ce que faisait l'homme paléo : à cause de notre évolution, nous ne régulons pas notre balance hydrique de manière instantanée, nous sommes des buveurs différés. Par conséquent il n'y a pas de nécessité de remplacer immédiatement l'eau perdue au cours d'un effort ou des activités quotidiennes. Cela étant dit, la problématique n'est pas si simple, car de nombreuses études ont aussi mis en évidence que la plupart des gens n'écoutent pas leur organisme et leur soif, qu'ils soient sédentaires ou sportifs. Ce manque d'attention aux signaux du corps est à l'origine de légères déshydratations chez les sédentaires qui augmentent l'intensité des maux de tête[415] et d'une hyperhydratation chez le sportif qui peut être très dangereuse comme nous allons le voir plus loin. La première chose à faire est de se réapproprier son corps et d'écouter ses signaux.

Quelques cas où il faut boire avant d'avoir soif

Même s'il est exact qu'il n'existe aucun signal plus précoce et plus fiable que celui de la soif, il existe néanmoins des cas où ce signal n'est pas suffisant ou même faussé. C'est le cas des nourrissons, des personnes âgées et des personnes qui prennent certains médicaments, en particulier les antihypertenseurs et certains psychotropes comme les antidépresseurs ou les antipsychotiques. Dans ces cas-là il faut en tenir compte et penser à s'hydrater régulièrement sans trop attendre, en particulier en périodes de fortes chaleurs.

FAUT-IL COMPENSER LES PERTES DE MINÉRAUX ?

La question de la quantité d'eau n'est pas la seule qui fait débat. On entend souvent dire aussi que l'effort physique provoque une perte de sodium via la transpiration et que, lors des efforts de longue durée, le niveau de sodium dans le sang baisse dangereusement (hyponatrémie), perturbant le fonctionnement normal des muscles et du cerveau, provoquant des crampes, des nausées, la perte de connaissance puis la mort. Qu'en est-il réellement ?

Nous avons vu que, pendant l'exercice physique, de l'eau est perdue via la transpiration. Cette eau contient un mélange de minéraux, mais à des concentrations beaucoup plus faibles que dans notre sang. Par exemple, la concentration en sodium de la transpiration est 4 à 5 fois plus faible que dans le sang. Par conséquent, lorsqu'on transpire, notre teneur corporelle en eau diminue plus vite que notre teneur corporelle en sodium. Cela signifie en fait que notre concentration sanguine en sodium augmente ! Toute hyponatrémie est donc impossible, sauf si... vous buvez même quand vous n'avez pas soif, c'est-à-dire plus que vos besoins ; une situation fréquente chez les sportifs qui boivent « avant d'avoir soif ».

Les conséquences de cette « hyperhydratation » peuvent être terribles : alors qu'un être humain supporte sans aucun problème une déshydratation de 2 %, une hyperhydratation de 2 % provoque une hyponatrémie marquée, liée au fait qu'il y a alors trop d'eau pour trop peu de sodium. S'ensuit l'apparition d'œdèmes, de crampes, de nausées, de vomissements, de maux de tête, une confusion, une perte de connaissance et, dans les cas graves, la mort[416]. Ces conséquences graves peuvent sembler anecdotiques, mais elles sont en réalité assez fréquentes : de nombreux marathoniens et triathlètes ont été hospitalisés à cause d'une hyperhydratation à la suite d'efforts d'endurance. Les statistiques montrent que 30 % des triathlètes sont concernés par un excès d'hydratation. En 2002, lors du marathon de Boston, Cynthia Lucero et James McBride, deux compétiteurs, sont morts d'hyperhydratation.

QUE FAUT-IL PENSER DES BOISSONS DE RÉHYDRATATION CONTENANT DU SODIUM ?

Conscients de cette problématique, les vendeurs de boissons dédiées aux sportifs y ajoutent du sodium. En ce qui concerne la prévention de l'hyponatrémie, on l'a vu, cet apport ne présente aucun intérêt puisqu'il suffit de boire à sa soif, c'est-à-dire éviter de le faire de manière excessive. De plus, ces boissons contiennent 2 à 3 fois moins de sodium que n'en contient la transpiration, ce qui signifie qu'elles n'empêchent pas totalement la survenue d'une hyponatrémie : il faut donc toujours les utiliser en écoutant sa soif. Mais la présence de sel dans les boissons pour sportifs se justifie parfois. Il a ainsi été démontré que l'ajout de sel (et de glucides) permettait d'accélérer la vidange de l'estomac et donc de limiter les ballonnements au cours de l'exercice.

Par ailleurs, comme une fois la course terminée on a souvent tendance à boire de grandes quantités d'eau plate, l'ajout d'une pincée de sel ou, mieux, de bicarbonate de sodium (ou de potassium) peut permettre d'éviter le risque d'hyponatrémie qui est important à ce moment-là. Après l'entraînement on peut aussi tout simplement boire de la soupe de légumes : ces derniers sont naturellement riches en sodium, potassium, calcium et magnésium et permettent de combler idéalement les pertes en minéraux.

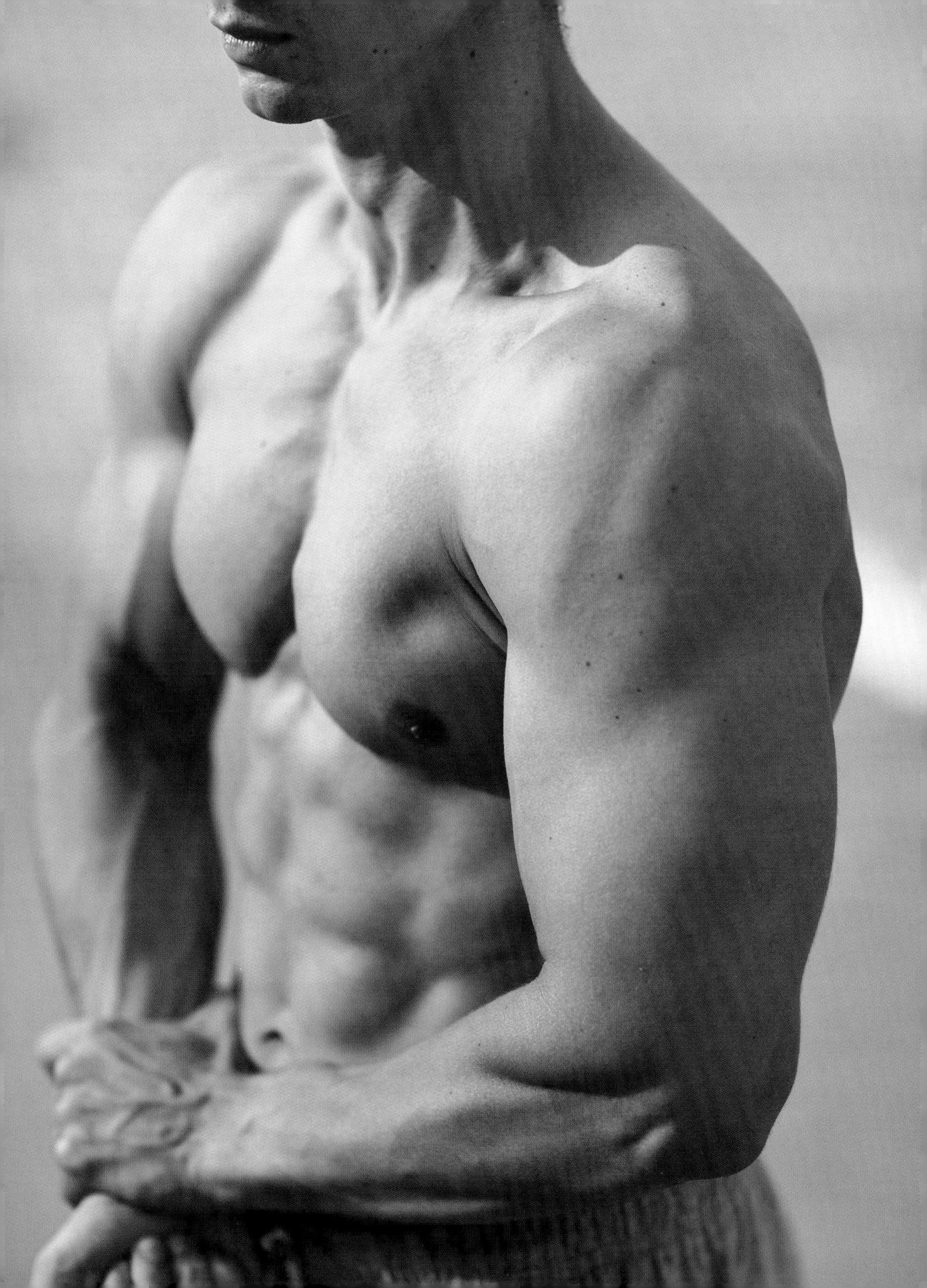

PARTIE 6

LES COMPLÉMENTS ALIMENTAIRES

L'homme paléo ne consommait aucun complément alimentaire. Tout du moins, aucune usine de fabrication paléolithique n'a encore été découverte.

En revanche, si toutes les civilisations passées, de l'Antiquité à l'Égypte ancienne, ont utilisé les plantes et les remèdes naturels pour essayer de soigner les malades, il est très probable que nos ancêtres du Paléo avaient recours à des techniques naturelles, associant aliments guérisseurs et pratiques spirituelles. D'autant plus probable que toutes les sociétés modernes de chasseurs-cueilleurs ont un usage des plantes à des fins spirituelles ou médicinales.

CHAPITRE 1

LES COMPLÉMENTS INDISPENSABLES

Suivre une alimentation paléo n'exclut pas les compléments alimentaires, bien au contraire ! En effet, selon votre mode de vie, le type de viande que vous consommez ou encore si vous avez décidé d'adopter une alimentation paléo végétarienne, vous pouvez manquer de vitamines ou de minéraux. Et certains en particulier sont d'une importance fondamentale.

LA VITAMINE D

Bien que l'homme paléo vivait au grand air, faiblement vêtu la majeure partie du temps et sans crème solaire, il semble qu'il n'était pas massivement touché par le cancer de la peau, sans quoi l'humanité se serait rapidement éteinte. Au contraire, il est probable que cette exposition quotidienne ait été très bénéfique pour sa santé. Les rayons du soleil permettent en effet à la peau de produire de la vitamine D, une substance dont le déficit augmenterait significativement le risque d'au moins 15 cancers d'après les chercheurs spécialistes[417].

Synthèse naturelle

La vitamine D est produite lors de l'exposition à des rayons de type UVB (longueur d'onde située entre 290 et 313 nm environ). En France, il y a suffisamment d'UVB entre les mois d'avril et d'octobre et 15 à 20 minutes d'exposition suffisent généralement sur cette période de l'année pour produire une quantité suffisante de vitamine D3 nécessaire au bon fonctionnement de l'organisme, soit jusqu'à 15 000 UI[418, 419]. Par comparaison, la source alimentaire commune la plus importante est représentée par les poissons gras qui peuvent apporter jusqu'à 400 UI pour 100 g seulement. Problème : notre mode de vie actuel fait que nous sommes toujours vêtus et que nous travaillons la plupart du temps en intérieur, avec pour résultat des déficits en vitamine D très fréquents dans la population. Ainsi, selon l'Institut de veille sanitaire (InVS), 80 % des Français seraient concernés par des déficits[420].

Rôle

La vitamine D joue des rôles très importants dans l'organisme, qui vont bien au-delà du maintien de la structure osseuse.

- Elle permet une absorption optimale du calcium, mais aussi du magnésium, au niveau de l'intestin et régule leur fixation sur l'os[421, 422].
- Elle diminue la perméabilité intestinale[423-425].
- Elle diminue le risque de maladie auto-immune ou ses symptômes[426].
- Elle stimule le système immunitaire inné pour produire des peptides antimicrobiens (des antibactériens aussi puissants que les antibiotiques médicamenteux)[427].

Dose

Le besoin quotidien optimal en vitamine D fait toujours débat à l'heure actuelle : alors que l'Agence nationale de sécurité sanitaire (Anses) recommande seulement 200 UI par jour, l'Académie de médecine recommande 1 000 UI par jour[428] et les chercheurs américains recommandent plutôt 4 000 UI. Une étude récente a tenu compte du facteur le plus important qui détermine les besoins en vitamine D : le volume corporel, et donc le poids. Les chercheurs estiment ainsi que le calcul le plus précis pour déterminer son besoin en vitamine D est de prendre : 75 UI par kilo de poids corporel et par jour soit 4 500 UI pour une personne de 60 kg[429]. Les chercheurs déconseillent aussi de dépasser une dose quotidienne de 10 000 UI dans le cadre d'une supplémentation[430, 431]. À noter qu'une surdose est impossible via l'exposition au soleil, même avec une supplémentation concomitante tant qu'elle ne dépasse pas 10 000 UI, en raison d'un mécanisme de régulation cutané.

Comment savoir si on a besoin d'un complément et lequel choisir ?

N'hésitez pas à demander à votre médecin d'effectuer une prise de sang occasionnelle pour vérifier votre taux de vitamine D dans le sang. On considère que ce taux est optimal s'il est supérieur ou égal à 50 ng/mL. Par comparaison il faut savoir que les maîtres-nageurs sauveteurs américains, régulièrement exposés au soleil comme pouvait l'être l'homme au paléo, ont des niveaux de vitamine D dans le sang normaux à 65 ng/mL en moyenne[432].

L'idéal est de choisir de la vitamine D3 qui est la forme synthétisée par l'organisme. Vous pouvez en trouver en vente libre en pharmacie sous la dénomination ZymaD en flacon compte-goutte de 10 mL. Certaines personnes doivent utiliser la vitamine D sous surveillance médicale stricte : ce sont les personnes atteintes de sarcoïdose, d'hyperparathyroïdie, de tuberculose, de lymphomes ou de lithiases calciques. La supplémentation peut être arrêtée aux beaux jours, à condition de s'exposer régulièrement (et modérément) au soleil, sans crème solaire ni vêtement couvrant, qui bloquent la synthèse. Il convient toutefois d'avoir une exposition très progressive et d'éviter à tout prix les coups de soleil.

LA VITAMINE C

Comme nous l'avons vu dans l'introduction de ce livre, l'homme ne fabrique plus de vitamine C dans son organisme depuis 40 millions d'années. Très peu de mammifères partagent avec nous cette caractéristique. C'est le cas de primates supérieurs (macaque, singe vert d'Afrique), du cochon d'Inde et de certaines chauves-souris[433]. La question des besoins réels et optimaux en vitamine C pour l'homme fait débat depuis de nombreuses années. En effet, les apports journaliers recommandés par les autorités de santé (entre 90 et 110 mg par jour) ne sont établis que dans le but de prévenir la carence sévère et facilement observable en vitamine C (le scorbut) et qui se caractérise par des saignements gingivaux, de la fatigue, un déchaussement des dents puis la mort. En aucun cas ces apports n'ont été formulés pour « placer l'organisme dans des conditions de fonctionnement optimal ». On sait pourtant que la vitamine C joue un rôle préventif dans de nombreuses maladies et qu'elle contribue à l'entretien de l'organisme des sportifs.

La suite de l'histoire tient pour beaucoup à Linus Pauling, un scientifique qui marquera l'histoire à jamais puisque c'est le seul homme au monde à avoir été récompensé de deux prix Nobel : un prix Nobel de chimie en 1954 pour sa contribution à la découverte de la structure des protéines et un prix Nobel de la paix en 1962 pour sa lutte de plus de 10 ans contre les essais nucléaires dans l'atmosphère. Sa notoriété ne vient pas de ses connaissances incroyables en physique quantique ou en chimie, bien qu'elles lui valurent d'être qualifié de génie par Albert Einstein, mais plutôt de ses travaux remarquables sur les vitamines et en particulier sur la vitamine C. En 1970 il publie un livre qui secouera le monde médical pendant plus de 20 ans : *La Vitamine C et le rhume*, et dans lequel il soutient qu'une supplémentation en vitamine C peut réduire le risque de rhume et diminuer la durée des symptômes. Il affirmera plus tard que cette vitamine pourrait prévenir les maladies cardio-vasculaires, en se basant notamment sur le constat que les animaux qui fabriquent eux-mêmes la vitamine C ne connaissent pas ces maladies.

Rôles

La vitamine C intervient surtout dans la fabrication du collagène nécessaire aux os, à la peau, aux artères, aux tendons et aux ligaments. Elle permet également de synthétiser de la carnitine, une protéine qui aide à brûler la graisse. C'est également un antioxydant puissant capable de protéger les constituants cellulaires (notamment l'ADN) des dommages provoqués par les dérivés réactifs de l'oxygène comme les célèbres radicaux libres.

Intérêt d'une supplémentation

À ce jour plusieurs centaines d'études scientifiques ont été menées en 50 ans sur les effets de la vitamine C et certains éléments sont particulièrement clairs : les sportifs, et en particulier les sportifs d'endurance, ont des besoins plus importants en vitamine C que les sédentaires. Chez eux, un apport de 500 à 1 000 mg par jour permet de maintenir un système immunitaire performant et de diminuer la fréquence et les symptômes du rhume[434]. Des apports similaires devraient être recommandés aux fumeurs, car le tabac augmente très nettement les besoins en vitamine C[435-437]. Le Pr Balz Frei, qui dirige actuellement le Linus Pauling Institute spécialisé dans les micronutriments et en particulier la vitamine C, considère que les besoins optimaux en vitamine C de l'être humain (sédentaire) sont « *d'au moins 400 mg par jour* ». À cette dose, les chercheurs de l'institut estiment que l'on obtient des effets bénéfiques très importants sur la résistance aux stress, la prévention et le traitement de l'hypertension artérielle, la santé des vaisseaux sanguins et des artères et la prévention des cancers[438].

Prendre des grosses doses de vitamine C a-t-il un sens ?

L'observation dans leur environnement naturel de primates supérieurs incapables comme nous de synthétiser de la vitamine C a permis de constater qu'ils avaient des apports quotidiens en vitamine C situés entre 2 000 et 8 000 mg[439]. Pourrions-nous également tirer des bénéfices d'apports en vitamines C en « méga-doses » (entre 2 et 15 g par jour) ?

Plusieurs méta-analyses (analyse d'un ensemble d'études) ont été menées et toutes arrivent à la même conclusion : les méga-doses de vitamine C ne sont pas plus efficaces pour prévenir le rhume et ne semblent pas apporter de bénéfice particulier. Au contraire elles s'accompagnent d'effets secondaires tels qu'une accélération du transit intestinal et une augmentation du risque de calculs rénaux chez les personnes prédisposées. Alors pourquoi sommes-nous différents des primates ? La réponse nous vient des chercheurs en pharmacologie du Texas.

Dès les années 70, ils ont montré que lorsque l'homme a perdu la capacité de fabriquer la vitamine C, il a perdu de manière conjointe l'activité d'une autre enzyme, l'urate oxydase[440] qui permet d'éliminer l'acide urique, en le métabolisant en 5-hydroxy-iso-urate. Or, il se trouve que l'acide urique, bien que nocif en excès, est aussi un antioxydant extrêmement puissant dans le corps humain (50 % de l'activité antioxydante de notre plasma serait le fait de l'acide urique[441]). La disparition de l'urate oxydase au cours de l'histoire de l'homme a entraîné une augmentation de l'acide urique circulant, ce qui aurait permis de remplacer en grande partie la vitamine C et donc de diminuer nettement

nos besoins. C'est donc en partie grâce à la disparition de cette enzyme que l'homme a pu survivre dans des régions plus froides (nord de l'Europe) où seule une alimentation à base de viande et pauvre en fruits et légumes était possible[442, 443].
Les partisans des méga-doses de vitamine C soutiennent aussi que celle-ci serait terriblement efficace dans le traitement du cancer, à condition qu'elle soit administrée par injections. Une récente synthèse des 33 dernières années d'expérimentation de la vitamine C contre le cancer a conclu que les études sont encore très contradictoires : tantôt efficace, tantôt inefficace, nul ne sait à qui la vitamine C en injection doit être recommandée ni de quelle manière[444]. Toutefois, les injections de vitamine C semblent très efficaces pour diminuer les effets secondaires de la chimiothérapie, à des doses situées entre 50 et 150 g par jour[445-447]. Aucun effet sur le traitement du cancer ne peut être observé avec de la vitamine C par voie orale, même avec plus de 10 g par jour[448]. Pour finir deux études ont trouvé que les personnes qui prennent plus de 1 000 mg par jour de vitamine C auraient un risque plus élevé de cataracte, par un mécanisme actuellement indéterminé[449, 450].

Dose

Je déconseille aux personnes en bonne santé de prendre plus de 500 mg par jour pour les sédentaires et 1 000 mg par jour pour les sportifs ou de force et je déconseille de combiner la vitamine C à d'autres antioxydants isolés concentrés (fortes doses). Une étude récente a montré que 1 000 mg de vitamine C associés à 235 mg de vitamine E pouvaient diminuer les capacités d'adaptation à l'effort[451] et une récente synthèse des études sur les antioxydants a conclu qu'à fortes doses, ces derniers sont en effet inutiles ou contreproductifs pour la performance[452] : en effet, l'adaptation à un stress physique (ou psychologique) nécessite que le stress soit bien ressenti par l'organisme afin qu'il s'adapte et se renforce ; si de grosses doses d'antioxydants bloquent ce ressenti, l'adaptation n'est pas possible et la progression est ralentie.

Vitamine C naturelle ou synthétique ?

La vitamine C est fréquemment vendue sous forme de compléments alimentaires « naturels » tels que la vitamine C acérola, mais de nombreuses études scientifiques ont démontré qu'il n'y avait aucune différence entre la vitamine C naturelle et la vitamine C synthétique fabriquée en laboratoire, car les deux molécules sont strictement identiques et ont donc exactement les mêmes effets dans l'organisme[453, 454]. Seule réelle différence : le prix, dérisoire avec la vitamine C synthétique, et exorbitant avec la vitamine C naturelle. Prenez donc la vitamine C la moins chère, si possible sans excipient douteux (édulcorant chimique ou additif).

LA L-GLYCINE

Lorsque l'homme paléo mangeait des produits animaux, il ne se contentait pas de manger du muscle comme on le fait aujourd'hui (filet de bœuf, poissons, poulet, etc.), il consommait aussi des organes comme le foie ou la cervelle – excellentes sources de vitamines et d'acides gras essentiels lorsque les animaux ne sont pas contaminés par les antibiotiques et les pesticides – et des tissus conjonctifs (peau, moelle osseuse, cartilage, etc.).

Or il se trouve que tous ces tissus conjonctifs sont très riches en collagène, une protéine qui contribue à la résistance mécanique des tissus à l'étirement. Le tiers des acides aminés qui composent le collagène sont des résidus de L-glycine[455] alors qu'ils ne représentent que 4 % des acides aminés composant les protéines de la viande ou du poisson.

En arrêtant de manger les abats, la peau, les cartilages... des animaux, on s'est progressivement privé de L-glycine. Aujourd'hui seule la gélatine utilisée en cuisine ou dans la confiserie nous en apporte, et en petites quantités !

En décembre 2009, des chercheurs espagnols experts en biochimie et en métabolisme ont calculé que :

- dans les pays occidentaux, les apports alimentaires en L-glycine sont de 1,5 à 3 g par jour (jusqu'à 6 g avec une alimentation très riche en protéines) ;
- la synthèse naturelle de la glycine par notre organisme (à partir de la L-sérine, un acide aminé apporté par les aliments, ou recyclé dans notre organisme) apporte environ 3 g de glycine par jour ;
- la synthèse de métabolites à base de glycine nécessite 1,5 g de glycine par jour, la synthèse d'autres protéines mineures nécessite 1 g par jour et pour finir la synthèse du collagène dans notre organisme nécessite 12 g par jour, au minimum ; soit 14,5 g par jour de glycine au total.

Résultat : si l'on souhaite combler parfaitement nos besoins en glycine, nous sommes en déficit constant à hauteur de 10 g par jour.

À la suite de cette découverte, les chercheurs ont estimé que la glycine devrait avoir le statut d'acide aminé « semi-essentiel », c'est-à-dire qui peut être produit dans l'organisme, mais dont les besoins sont trop élevés pour que cette synthèse seule soit suffisante. Ils ajoutent : « *pour couvrir tous les besoins métaboliques et en particulier la synthèse du collagène, 10 g de glycine supplémentaire sont nécessaires chaque jour pour un adulte de 70 kg. Une supplémentation est nécessaire pour garantir un métabolisme sain et optimal* »[456]. Cela peut sembler curieux de prime abord, mais remis dans le contexte de l'évolution, ça devient tout à fait logique : l'homme paléo consommait suffisamment de collagène pour couvrir ses besoins en glycine alors que ce n'est plus notre cas.

Rôle

La L-glycine est un acide aminé utilisé dans l'organisme pour la synthèse de collagène mais aussi de créatine, le carburant principal des muscles pour les efforts intenses. Elle interviendrait dans le contrôle du système immunitaire ainsi que dans les mécanismes du vieillissement : un déficit chronique diminuerait l'espérance de vie et serait impliqué dans toutes les maladies dégénératives modernes dont le cancer[457].

Intérêt d'une supplémentation

À la dose de 3 g au coucher, la glycine améliore la qualité du sommeil, en accélérant l'installation de la phase de sommeil à ondes lentes (le sommeil « réparateur »)[458, 459], et diminue, chez des individus en déficit de sommeil (temps de sommeil réduit de 25 %), la fatigue significative pendant la journée suivante comparativement au placebo.
La glycine améliore la concentration, la réactivité et la mémoire[460]. Ces effets pourraient être, chez l'homme, la conséquence d'une stimulation de l'hormone de croissance par la glycine[461].

En 1941, des chercheurs ont donné 6 g de glycine à une quarantaine de personnes (sportifs et sédentaires) ou un placebo à vingt autres. Après 10 semaines, les chercheurs ont analysé l'évolution de l'intensité de la force sur des exercices variés (tractions, pompes, 100 mètres, etc.). Résultat : les volontaires qui avaient reçu de la glycine voyaient l'intensité de leur force augmenter de 12 à 23 % et leur poids corporel de 0,5 à 1 kg. Les scientifiques ont analysé des échantillons sanguins des volontaires et sont arrivés à la conclusion que la glycine engendrait un effet anticatabolique dans le corps humain, facilitant les gains de masse musculaire ou de force[462, 463].

Des expériences préliminaires suggèrent aussi que la glycine pourrait améliorer la sensibilité à l'insuline et ainsi diminuer le stockage de la graisse au niveau abdominal[464].

En permettant la synthèse du collagène, la glycine est un anti-âge efficace qui retarde l'apparition des rides, contribue à des os solides, à des articulations fortes et à des artères souples. Une étude sur plus de 600 personnes dirigée par le Pr De Paz-Lugo de l'Institute for cellular metabolism (Tenerife, Espagne) a constaté qu'une supplémentation en glycine atténuait les symptômes de l'arthrose et accélérait la guérison de toutes les blessures des tissus conjonctifs (articulations, tendons, etc.)[465].

Il semble même qu'elle pourrait booster nos niveaux de glutathion endogène, un puissant antioxydant qui permet l'adaptation aux stress et qui a tendance à baisser avec l'âge ou en cas de maladie chronique[466, 467].

Comment se supplémenter

Il existe plusieurs moyens de se supplémenter en glycine :

- acheter de la gélatine en complément alimentaire (difficile à trouver, contraignant à prendre et questionnable sur le plan sanitaire en raison de la présence possible de prions, bactéries, etc.) ;
- acheter du collagène en complément alimentaire (très coûteux et questionnable sur le plan sanitaire en raison également de la présence potentielle de microbes) ;
- boire régulièrement du bouillon d'os (difficile de le faire régulièrement) ;
- se supplémenter directement en L-glycine en poudre entre 8 et 15 g par jour selon son gabarit.

C'est cette dernière solution qui me semble la plus adaptée. En France la glycine en poudre n'est pas courante. Vous pouvez en trouver sur les sites Internet biovea.com et fr.myprotein.com.

LE ZINC

Par rapport à l'alimentation paléo qui en apportait beaucoup en raison de la richesse en produits animaux et de la faible teneur en aliments contenant des antinutriments, l'alimentation moderne est parfois déficitaire en zinc. Les personnes les plus à risque de déficit sont :

- les végétariens qui ne mangent que des œufs comme sources de protéines ainsi que beaucoup de céréales complètes et de légumineuses[468] ;
- les sportifs d'endurance de bon niveau qui mangent beaucoup de glucides au détriment des produits animaux ;
- les végétariens paléo qui excluent les céréales et les légumineuses sont moins exposés (voire peu exposés s'ils mangent du poisson).

Rôle

Le zinc joue principalement un rôle de catalyseur : à petites doses il accélère un grand nombre de réactions chimiques dans le corps humain (plus de 300). Il contribue également à la synthèse des hormones sexuelles, au fonctionnement des cellules du système immunitaire et au renforcement de nos défenses antioxydantes naturelles.

Les effets d'un déficit

Plusieurs études ont montré qu'un déficit en zinc fait chuter les niveaux de testostérone et d'hormones thyroïdiennes après l'exercice[469] et perturbe l'utilisation normale du sucre sanguin[470].

Comment se supplémenter

Je recommande une légère supplémentation (entre 15 et 20 mg par jour) en zinc aux végétariens suivant une alimentation paléo et aux sportifs d'endurance qui associent une alimentation pauvre en produits animaux à des entraînements prolongés qui vident leurs réserves en zinc[471].

Quel complément choisir

Pour une supplémentation en zinc seul je déconseille les produits vendus en pharmacie qui contiennent souvent du lactose et du gluten comme excipients. Quant aux produits vendus sur Internet ou dans le commerce, il s'agit souvent de zinc de mauvaise qualité, très peu coûteux, mais aussi très mal absorbé, comme de l'oxyde de zinc ou le sulfate de zinc.

L'idéal est de prendre du zinc chélate, citrate ou gluconate[472-474]. Vous trouverez un large choix en magasins diététiques ou sur Internet. Pensez à bien lire les étiquettes !

LES MULTIVITAMINES

L'alimentation paléo est plus riche en végétaux (à cause de l'élimination des céréales et des légumineuses) que l'alimentation classique. De plus elle contient moins d'antinutriments, ce qui la rend nutritionnellement plus riche et donc plus intéressante pour la santé. Toutefois il y a un certain nombre de situations où les apports alimentaires en vitamines et oligoéléments peuvent être trop bas et où il peut être intéressant de prendre un complément multivitamines :

- lorsque l'on fait un régime (surtout s'il est prolongé) ;
- pendant des périodes d'entraînement intense (épreuves d'endurance ou d'ultra-endurance répétées pendant lesquelles il est difficile de s'alimenter normalement) ;
- lorsqu'on envisage de tomber enceinte ou lorsqu'on l'est déjà ;
- lorsque l'on est végétarien ou végétalien.

Bien choisir son complément multivitamines

Il convient respecter trois règles de base :

- il ne doit contenir ni fer, ni cuivre, ni manganèse (ces minéraux peuvent exercer des effets oxydants lorsqu'ils sont pris sous forme de complément alimentaire) ;
- il ne doit contenir que des vitamines naturelles (sauf si, comme la vitamine C, la forme synthétique est identique à la forme naturelle) ;
- les substances doivent être présentes à des dosages modérés.

Très peu de compléments alimentaires répondent à ces exigences et la plupart des gens croient toujours que « moins c'est cher, mieux c'est » ou « plus c'est concentré, plus c'est efficace ». À ma connaissance, seuls trois produits peuvent se vanter de ne pas contenir d'éléments néfastes tels que démontré dans les études :

- **le Daily 3** de la société Supersmart.com (1,56 euro par jour) : il apporte l'ensemble des vitamines et oligoéléments sous des formes naturelles ou biodisponibles ainsi que divers extraits de végétaux et antioxydants ;

- **le NuVitamin** de la société Nutriting.com (0,73 euro par jour) : il apporte l'ensemble des vitamines et oligoéléments sous des formes naturelles ou biodisponibles. Il est plutôt destiné aux femmes enceintes ou aux femmes désireuses d'avoir un enfant ;
- **le NuPower** de la société Nutriting.com (0,99 euro par jour) : il apporte l'ensemble des vitamines et oligoéléments sous des formes naturelles ou biodisponibles ainsi que des substances précurseurs de nos défenses antioxydantes endogènes (cystéine, acide alphalipoïque, thé vert, coenzyme Q10, etc.). Il est plutôt destiné aux sportifs ou aux personnes soumises à des stress physiques ou psychologiques

Ces compléments alimentaires doivent toujours être associés à des compléments de vitamine C et de vitamine D car ils n'en contiennent jamais suffisamment (voir les conseils donnés pages 234 à 239).

CHAPITRE 2

LES COMPLÉMENTS DE LA PERFORMANCE

Il n'est pas toujours simple d'évaluer les effets d'une substance sur les performances sportives tant celles-ci sont dépendantes de facteurs multiples (milieu social, motivation, confiance en soi, état émotionnel, niveau de forme, enjeux de l'épreuve, etc.)[475-477]. C'est pour cette raison que les études donnent parfois des résultats contradictoires et donc difficiles à interpréter. C'est finalement en analysant la physiologie sportive et le métabolisme du corps humain que l'on peut connaître vraiment l'utilité d'un produit.

Parce qu'il existe un trop grand nombre de produits sur le marché, je ne traiterai ici que des compléments qui ont fait leurs preuves ainsi que de certains produits courants dont l'efficacité est au contraire plus controversée. Il faut savoir que la plupart des produits sont inefficaces (je parlerai tout de même des plus populaires) et qu'un bon nombre sont dangereux pour la santé (récemment l'OxyElite Pro vendu en magasin pour maigrir a provoqué 29 cas d'hépatites graves qui se sont terminées par deux greffes et un décès[478]).

Aucun des suppléments cités dans ce chapitre n'est considéré comme dopant par l'agence mondiale antidopage, on peut donc les utiliser en compétition[479].

LES ACIDES AMINÉS

Les acides aminés sont les briques élémentaires qui constituent les protéines : une protéine est donc une longue - voire très longue - chaîne d'acides aminés (la plupart du temps, plusieurs centaines). Les peptides quant à eux désignent simplement de courtes chaînes d'acides aminés (moins de 10). Les acides aminés sont obtenus par hydrolyse totale d'une protéine (voir page 262).

Lorsque l'on classe les protéines selon leur poids moléculaire (taille), on obtient :

Protéine entière > hydrolysat ≥ di- et tripeptides > acides aminés.

Les acides aminés n'ont aucune des propriétés biologiques que pourrait avoir une protéine intacte (viande, poisson ou protéines en poudre). En particulier ils ne présentent absolument aucun risque pour la santé, aucun risque pour l'intestin et aucun risque d'allergie. Selon les vendeurs de produits à base de dérivés de protéines, les acides aminés, grâce leur petite taille, peuvent être digérés plus rapidement que les protéines et les peptides et donc favoriser davantage l'anabolisme.

En réalité, les aliments « naturels » ne contiennent pas d'acides aminés libres. Nous ne sommes donc pas bien équipés pour les digérer. En effet, une fois arrivés dans l'intestin, ils ne disposent pas d'un transporteur spécifique pour l'absorption et doivent emprunter des transporteurs d'acides aminés dits « sodium dépendant » qui dépendent du gradient de sodium, ce qui fait que leur absorption est relativement lente. À l'inverse, les peptides issus de la digestion d'une protéine entière peuvent emprunter le transporteur PepT1 qui leur est spécifiquement dédié et qui les transporte très rapidement vers la circulation sanguine. Même si, c'est vrai, les acides aminés sous forme libre sont absorbés un peu plus rapidement que des acides aminés issus d'aliments solides, ils le sont nettement moins que des peptides d'hydrolysat.

Pour ces raisons, vous pouvez tout à fait renoncer aux acides aminés, qui sont d'ailleurs beaucoup plus chers, et opter pour les hydrolysats, à l'exception de certains acides aminés très spécifiques qui ont des propriétés particulières (voir plus loin).

LA L-ARGININE

C'est un acide aminé non essentiel, précurseur de l'oxyde nitrique, un gaz responsable de la congestion des muscles au cours d'un exercice physique.

Intérêt d'une supplémentation

Plusieurs études suggèrent que l'oxyde nitrique stimule la synthèse protéique au niveau des muscles, notamment en améliorant la réponse des muscles à l'IGF-1 locale, une hormone anabolisante extrêmement puissante[480, 481]. La L-arginine joue aussi un rôle important dans le cycle de l'urée qui contribue à l'élimination de l'ammoniac, ce qui pourrait contribuer à accélérer la récupération.

Malheureusement, les études de supplémentation en arginine sont très contradictoires et montrent que cet acide aminé pris sous forme de complément est peu efficace pour augmenter les niveaux d'oxyde nitrique[482-484]. Les suppléments de L-arginine sont donc globalement inutiles, quelle que soit la forme d'arginine considérée (L-arginine, arginine AKG, etc.).

À la place de l'arginine, mieux vaut se tourner vers la citrulline, nettement plus fiable dans ses effets[485, 486] (lire page 254).

LES BCAA (OU ACIDES AMINÉS BRANCHÉS)

Les acides aminés branchés désignent trois acides aminés : leucine, isoleucine et valine. Ils se retrouvent de manière abondante dans les protéines végétales ou animales. Lorsque l'alimentation est bien adaptée, c'est-à-dire suffisamment riche en protéines selon les besoins de l'exercice, une supplémentation en BCAA pendant la journée est inutile. À titre d'exemple, l'alimentation paléo apporte (à un individu de type N2 pesant 70 kilos) entre 25 et 30 g de BCAA par jour.

Il existe des situations particulières où le besoin en BCAA est plus important et peut même apporter des bénéfices. C'est le cas pendant l'entraînement. En effet, il semble que les muscles en exercice utilisent de manière exagérée les BCAA pour fournir de l'énergie. S'ils ne sont pas présents dans le sang, ils sont puisés dans les muscles, ce qui accélère le catabolisme musculaire provoqué par un entraînement de force[487, 488].

Intérêt d'une supplémentation

Bien que toutes les études ne soient pas unanimes, les effets à attendre d'une supplémentation en BCAA pendant l'exercice physique sont :

- une diminution du catabolisme,
- une diminution de la sensation de fatigue (sports de force ou d'endurance),
- une amélioration de l'utilisation des graisses pour fournir de l'énergie (plus intéressant pour les périodes de perte de poids ou pour les sportifs d'endurance[489, 490]).

Doses

Les doses utilisées dans les études sont très variables : de quelques grammes jusqu'à plus de 50 grammes. On peut envisager une dose d'environ 10 g par heure d'entraînement plutôt chez le sportif de force car pour les sportifs d'endurance, cela devient rapidement très coûteux.

Les BCAA utilisés dans les études sont du type 2:1:1 (2 fois plus de leucine que d'isoleucine ou que de valine).

LA BÊTA-ALANINE

C'est un dérivé de l'acide aminé L-alanine. L'idée de se supplémenter en bêta-alanine provient des données connues sur la carnosine, un dipeptide (une protéine à deux acides aminés) constitué de la L-alanine et la L-histidine. La carnosine est présente naturellement en grande quantité dans nos muscles et joue un rôle de tampon acido-basique majeur en tamponnant les ions H+ (ion hydrogène, acide) produits au cours de l'exercice. La carnosine pourrait donc retarder la brûlure que l'on ressent lorsque l'effort physique se prolonge. Le problème, c'est que la carnosine est très mal absorbée par voie orale, entre 0 et 14 %, selon des facteurs génétiques[491, 492]. L'idée a donc été de se supplémenter en bêta-alanine qui apporte le précurseur limitant la synthèse dans le corps humain et cette stratégie est très efficace pour augmenter les niveaux de carnosine dans les muscles[493].

Intérêt d'une supplémentation

Les études qui ont testé l'efficacité de la bêta-alanine chez des sportifs concluent unanimement à une efficacité pour :

- augmenter le tonnage en musculation (le poids total soulevé au cours de la séance),
- améliorer la performance en rameur,
- diminuer la sensation de fatigue,
- accélérer les gains de masse musculaire et, à terme, de force[494-497].

Mais les bénéfices de la carnosine, induits par la bêta-alanine, vont bien plus loin : la carnosine est en effet une des très rares substances capables d'inhiber la glycation (lire page 90) et de manière redoutablement efficace[498].

Elle serait également efficace pour lutter contre la cataracte. En 2000 des chercheurs chinois ont administré 1 à 2 gouttes d'une solution contenant de la carnosine 3 à 4 fois par jour pendant 3 à 6 mois dans les yeux de 96 personnes âgées victimes de cataracte. Résultat : lorsque la cataracte était récente, la carnosine guérit la cataracte dans 100 % des cas. Si la cataracte est bien installée, l'efficacité est de 80 %[499].

La carnosine aurait aussi des effets neuroprotecteurs qui pourraient protéger notre cerveau des maladies neurodégénératives comme la maladie d'Alzheimer ou de Parkinson.

Par son action sur la carnosine, la bêta-alanine est considérée par de nombreux chercheurs comme étant le complément anti-âge existant le plus prometteur[500, 501].

Dose

Que ce soit pour une action sur la performance physique ou une action anti-âge, la bêta-alanine est efficace à des doses situées entre 3 et 5 g par jour. À noter qu'il semble y avoir un léger effet de synergie entre la bêta-alanine et la créatine[502]. Les effets de la bêta-alanine ne sont pas immédiats et se manifestent au bout d'une à deux semaines de supplémentation minimum. La bêta-alanine n'a pas d'effet secondaire, mais son ingestion peut provoquer des paresthésies (sensations de picotements désagréables au niveau de la peau du visage et du torse), qui sont désagréables, mais bénignes. Pour les limiter, il faut éviter de prendre plus de 1 000 mg en une prise et la prendre en mangeant.

LE BICARBONATE

Le bicarbonate de sodium, aussi appelé bicarbonate de soude, est une bonne source de bicarbonate, un ion aux effets basifiants.

Intérêt d'une supplémentation

Le bicarbonate de sodium est utilisé pour tamponner les ions hydrogène produits par les muscles au cours de l'exercice physique et ainsi repousser la sensation de « brûlure », ce qui permet d'être plus endurant. Il contribue également à la préservation de la masse musculaire et osseuse lors d'un régime[503, 504].

Le bicarbonate peut enfin s'utiliser en dehors de l'effort, en prévention, pour rétablir un équilibre acido-basique défaillant. C'est le principe actif des eaux gazeuses riches en bicarbonate.

Dose et précautions d'emploi

Le bicarbonate de sodium occasionne parfois des troubles digestifs tels que des ballonnements ou des diarrhées, ce qui est problématique dans les sports d'endurance qui affaiblissent déjà les intestins.

Mieux vaut prendre le bicarbonate bien à distance des repas au risque qu'il soit « tamponné » (neutralisé) par l'acide chlorhydrique sécrété par l'estomac durant la digestion. Le signe le plus évident de ce phénomène de neutralisation est la survenue d'éructations. De nombreux sportifs choisissent de boire le bicarbonate pendant l'effort physique, ce qui constitue une bonne option.

Une dose de 200 mg par kg limite le risque de malaise digestif. Attention pour les sportifs de force : le bicarbonate contient certes des ions bicarbonate, mais aussi des ions sodium, à hauteur de 27,3 % du poids total. On sait que le sodium est un minéral qui attire l'eau et peut modifier l'aspect visuel de la musculature, en particulier chez les culturistes à l'approche d'une compétition. Pour ces personnes, il est recommandé d'utiliser plutôt du bicarbonate de potassium, en commençant par de petites doses (5 g) qu'on augmente au fil des jours, jusqu'à ce que les urines indiquent bien un équilibre acido-basique normal (pour savoir comment déceler un déséquilibre acido-basique, lire page 112). Il est important néanmoins d'être prudent avec le bicarbonate de potassium : le potassium peut en effet provoquer des malaises cardiaques chez les personnes prédisposées.

Vous pourrez vous procurer du bicarbonate de sodium dans tous les supermarchés (généralement autour du rayon pâtisserie) et du bicarbonate de potassium sur le site Internet www.nutrimuscle.com

LA CAFÉINE

La caféine est un puissant stimulant retrouvé en grande quantité dans le café, le guarana (une plante brésilienne stimulante) et les boissons énergisantes, et dans une moindre mesure dans le thé (théine et caféine dont une seule et même molécule).

Intérêt d'une supplémentation

La caféine a plusieurs effets :

- elle bloque les récepteurs à l'adénosine, ce qui ralentit la relaxation, la fatigue et l'endormissement ;
- elle améliore significativement les performances dans tous les efforts de haute intensité tels que les sprints à pied ou à vélo, le rameur, la musculation ou la force athlétique[505-510] ;
- elle améliore l'endurance en facilitant l'utilisation des graisses pour fournir de l'énergie[511, 512] ;
- elle a tendance à augmenter le métabolisme de base, c'est-à-dire à augmenter la dépense d'énergie du corps humain, à activité physique égale, ce qui fait d'elle un complément alimentaire populaire, présent dans tous les « brûle-graisses » vendus sur le marché.

Concernant ce dernier effet, on se rend compte que des doses très importantes de caféine (400 mg, soit 3 à 4 cafés, déjà beaucoup plus que dans la plupart des compléments alimentaires) n'augmentent la dépense calorique que de 32 kilocalories par heure. Au bout de 4 heures, l'organisme a dépensé 120 kcal supplémentaires, or 120 kcal c'est un cinquième d'une tablette de chocolat ou une grosse banane : un résultat significatif, mais pas miraculeux non plus[513] ! C'est donc un bon ajout en période de régime, à condition de ne pas en attendre trop.

Tous les effets de la caféine sont sujets à caution, car ils dépendent de facteurs génétiques (la manière dont notre corps métabolise la caféine) et de notre accoutumance (quelqu'un qui boit du café tous les jours est moins sensible aux effets)[514].

Bien qu'il s'agisse d'un stimulant, de nombreuses études ont montré que la consommation régulière de café était bénéfique pour la santé, probablement à cause de la caféine, mais aussi grâce aux antioxydants qu'il contient : une tasse de café par jour diminue la mortalité de 5 % environ et six tasses de café par jour diminuent la mortalité d'environ 15 %[515].

Dose

La dose minimale efficace de caféine chez quelqu'un qui n'a pas d'accoutumance se situe autour de 3 mg par kg de poids corporel, soit 240 mg de caféine pour un homme de 80 kg, environ l'équivalent de deux tasses de café. On peut augmenter cette dose jusqu'à 5 mg par kg si on la supporte bien[516, 517].

Effets secondaires

Troubles du transit, nausées, troubles du sommeil et de l'humeur, anxiété, agitation, tremblements peuvent être observés mais sont souvent d'une gravité limitée et disparaissent rapidement à l'arrêt.

Risques de troubles du rythme cardiaque graves, mais uniquement chez les personnes présentant certains problèmes cardiaques (maladie de Bouveret ou syndrome de Wolff-Parkinson-White)[518].

Gare aux compléments brûle-graisse à la caféine

Récemment, les agences sanitaires suédoise, finlandaise et danoise ont retiré du marché les produits contenant un mélange de caféine (pur ou via du guarana) et de synéphrine (orange amère ou *Citrus aurantium*) qui présentait selon eux « un sérieux danger pour la santé des consommateurs ». Plusieurs effets secondaires du mélange ont été rapportés :

- tachycardie,
- collapsus transitoire,
- fibrillation ventriculaire,
- évanouissements avec risque de décès chez les personnes fragiles.

La plupart des marques ont réagi rapidement en retirant du marché les produits incriminés ou en changeant les formules, mais pas toutes, soyez donc très prudent. Les « études scientifiques » publiées sur les sites commerciaux pour soutenir l'innocuité des produits sont souvent financées par des grands groupes de compléments alimentaires, ce qui constitue un sérieux problème d'impartialité.

LA CITRULLINE

La L-citrulline est un acide aminé non essentiel qui contribue à l'élimination de l'ammoniac en intervenant, avec deux autres acides aminés (la L-arginine et la L-ornithine), dans le cycle de l'urée.

Ces trois acides aminés fonctionnent de concert en se recyclant les uns les autres. Ce sont tous des précurseurs potentiels de l'oxyde nitrique, un gaz responsable de la congestion des muscles au cours d'un exercice physique et qui stimule la synthèse protéique au niveau des muscles (gains de masse musculaire).

L'arginine est mal absorbée par voie orale (risque de troubles digestifs) et n'augmente pas de manière prévisible les niveaux d'arginine dans le sang. Au contraire, la L-citrulline est très efficace pour augmenter simultanément les niveaux d'arginine et d'ornithine (grâce au cycle de l'urée), et ceci sans risque de diarrhée, à cause d'un transporteur intestinal spécifique[519]. L'ingestion de 4 g de citrulline engendre une augmentation du taux de citrulline dans le sang de 173 %, du taux d'arginine de 123 % et du taux d'ornithine de 152 %[520].

Intérêt d'une supplémentation

Les études montrent que, contrairement à la L-arginine, la L-citrulline augmente les niveaux d'oxyde nitrique[521], ce qui améliore la vasodilatation, que ce soit lors d'un exercice physique ou lors d'une activité sexuelle[522]. Elle permet également :

- une diminution de la fatigue,
- une augmentation du tonnage (la quantité totale de poids soulevée lors d'une séance de musculation),
- une accélération de la récupération avec une diminution des courbatures[523, 524].

À noter que des chercheurs ont montré que la supplémentation en citrulline permettait aux muscles d'utiliser plus facilement les BCAA (lire page 248) ; une supplémentation concomitante est donc conseillée[525].

Dose

Elle est d'environ 6 g, à prendre 30 minutes avant l'effort. On peut utiliser de la L-citrulline libre (seule) ou alors de la L-citrulline malate, un complexe de L-citrulline et d'acide malique (mais il faut 9 g de citrulline malate pour obtenir 6 g de L-citrulline).

Pour la petite anecdote, sachez que la citrulline se trouve naturellement dans la pastèque, à une concentration de 2 mg par kg environ.

LA CRÉATINE

La créatine est de loin le complément alimentaire le plus populaire et le plus étudié. Les bases de données médicales comptent les articles scientifiques par milliers sur ce dérivé d'acides aminés naturellement présent dans nos muscles et dans la viande ou le poisson. Pourtant, c'est aussi le complément alimentaire le moins bien connu par le grand public et sur lequel circulent le plus d'idées reçues !

Intérêt d'une supplémentation

La supplémentation en créatine monohydrate (la forme de créatine la plus utilisée dans les études scientifiques) augmente les niveaux de phosphocréatine dans les muscles, le carburant des efforts courts et intenses. Plusieurs centaines d'études ont démontré sans équivoque que la créatine augmente nettement la force musculaire dans ce type d'efforts, une amélioration qui varie de 5 à 20 % environ. Elle stimule aussi la synthèse protéique, ce qui se traduit par une récupération accélérée et des gains de masse musculaire[526, 527].

Par ailleurs, plusieurs études ont montré que chez les végétariens ayant des niveaux bas de créatine, une supplémentation améliorait la mémoire. Le bénéfice n'est pas observé chez les omnivores[528, 529]. La créatine pourrait avoir des bénéfices plus généraux sur la santé via une action neuroprotectrice, mais les études ne sont pas suffisantes pour pouvoir conclure.

Précautions d'emploi

À cause de son nom qui se rapproche de la créatinine, une substance mesurée dans le sang pour estimer la santé des reins, on a coutume de penser que la créatine est dangereuse pour les reins. Pourtant en 50 ans jamais aucune étude n'est parvenue à trouver un effet néfaste de la créatine sur les reins ou même sur la santé en général[530-533]. En 2010 des chercheurs brésiliens ont même administré une forte dose de créatine à un jeune homme de 20 ans à qui il ne restait qu'un seul rein. Résultat :

aucun danger pour la santé[534]. Comme la créatine monohydrate utilisée dans les études scientifiques est un complément alimentaire ancien et très peu coûteux, de nombreux vendeurs ont eu l'idée de créer de nouvelles formes de créatine pour essayer de se démarquer de la concurrence avec des allégations tout aussi variées que farfelues. Contrairement à ce que disent certains fabricants, la créatine monohydrate a une absorption de 100 %, toutes les autres créatines existantes sont soit aussi efficaces soit moins efficaces et peut-être parfois dangereuses, elles sont donc fortement déconseillées.

Les seuls effets secondaires démontrés de la créatine sont :

- des crampes gastro-intestinales si une quantité trop importante est absorbée brusquement ou avec une quantité d'eau insuffisante,
- une légère rétention d'eau, principalement intramusculaire (c'est-à-dire dans les muscles), qui dépasse rarement 1,5 kilo.

Dose

La problématique de la créatine est plutôt sa rétention dans les muscles qui est faible. Pour la maximiser et ainsi maximiser les résultats, il faut prendre de petites doses tout au long de la journée, dans un grand verre d'eau au moment du repas. La dose journalière totale doit être entre 2 et 5 g, selon le gabarit et l'alimentation (un végétarien devra plutôt prendre 5 g quand un omnivore peut se contenter de 3 g)[535-538].

Pour être certain de se tourner vers de la créatine de qualité on peut choisir de la créatine micronisée du label Créapure. Ce label allemand garantit l'absence de polluants lors de la fabrication.

LES FLOCONS DE SARRASIN EN POUDRE

Les flocons de sarrasin en poudre sont une bonne solution pour un apport significatif de glucides lors des déplacements. On peut les mettre dans une gourde puis ajouter de l'eau au dernier moment. Les flocons possèdent évidemment les caractéristiques nutritionnelles du sarrasin, mais comme ils sont précuits à la vapeur ils contiennent peu ou pas d'inhibiteurs de trypsine, ce qui n'est pas le cas de la farine de sarrasin. On peut s'en procurer sur le site nutrimuscle.com.

LA GLUTAMINE

La L-glutamine est un acide aminé très populaire chez les sportifs. Il est conseillé depuis plusieurs dizaines d'années dans le but d'accélérer les gains de masse musculaire. Cette allégation est basée sur le constat que l'exercice physique a tendance à faire chuter les niveaux de glutamine dans le sang et que plusieurs études sur des personnes malades (sida, brûlures sévères, dénutrition) ont montré que l'injection de glutamine en intraveineuse permettait de regagner de la masse musculaire et d'améliorer le pronostic[539-541].

Le problème c'est que la glutamine est la source d'énergie préférée des entérocytes[542], les cellules principales qui tapissent nos intestins. Par conséquent, la L-glutamine absorbée par voie orale ne passe pas dans le sang puisque tout ou presque est retenu et utilisé par nos entérocytes. C'est d'ailleurs pour cette raison qu'aucune étude réalisée chez l'homme avec des suppléments de glutamine n'est parvenue à montrer une amélioration de la force ou de la masse musculaire[543]. La glutamine ne présente donc aucun intérêt dans cette optique.

Intérêt d'une supplémentation

Si la glutamine n'a pas d'intérêt pour la performance, elle s'avère en revanche être un choix judicieux pour les personnes qui ont des problèmes intestinaux : soit les sportifs d'endurance qui ont les intestins fragilisés par l'effort, soit les personnes touchées par une maladie intestinale, telle que la rectocolite hémorragique ou la maladie de Crohn.

Dose

La dose recommandée est d'environ 5 à 10 g dans la journée, répartie en plusieurs prises ou non.

LE HMB

Le HMB est un complément alimentaire qui ne cesse de gagner en popularité. Il s'agit d'un métabolite de la leucine, un acide aminé essentiel qui est l'initiateur de la synthèse protéique dans les tissus humains.

Lorsqu'on mange des aliments protéinés qui contiennent de la leucine, environ 5 % de celle-ci est convertie en HMB dans notre organisme[544]. Par rapport à la leucine, le HMB semble être, à poids égal, 10 à 20 fois plus puissant au niveau des cellules, ce qui laisse supposer des effets remarquables[545]. Pourtant, sur une dizaine d'études ayant comparé les effets d'une supplémentation en HMB à un placebo chez des sportifs débutants ou entraînés, les résultats sont très contradictoires et indiquent des effets soit faibles, soit nuls[546-549]. En revanche, plus les volontaires aux études sont âgés, plus les bénéfices semblent nets : chez des adultes de 70 ans, 3 g de HMB augmentent la masse musculaire de 0,8 kg sur deux mois, conjointement à un entraînement de musculation[550]. Le problème, c'est que toutes ces études ont un point commun : elles ont suivi des adultes ayant des apports en protéines faibles (autour de 1,5 g de protéines par kilo de poids corporel) et donc éloignés des apports optimaux. Si on ajoute à cela que les effets du HMB sont maximaux à 38 mg par kilo (environ 3 g pour un adulte), alors il est probable que les bénéfices du HMB ne soient réels que lorsque l'alimentation n'est pas adéquate et qu'ils soient en réalité minimes[551].

De fait, je considère que le HMB est un complément alimentaire inutile pour les sportifs de force ou d'endurance.

LA CARNITINE

La L-carnitine est un acide aminé retrouvé en quantité infime (moins d'un milligramme par kilo) dans la viande, le lait de vache et le lait maternel. Les végétariens et les végétaliens ont des niveaux de carnitine dans le sang de 10 à 30 fois inférieurs à ceux des omnivores, sans que les conséquences de ce déficit soient connues[552, 553].

Intérêt d'une supplémentation

Dans le corps humain, la carnitine est une substance indispensable utilisée par nos cellules pour brûler les graisses et fournir de l'énergie. Les vendeurs de compléments alimentaires ont donc fait la promotion de la carnitine en tant que « brûleur de graisses ». Pourtant toutes les études de supplémentation chez l'homme ou l'animal ont échoué à montrer une perte de masse grasse[554]. En revanche d'autres effets intéressants ont été démontrés : la carnitine diminue efficacement le catabolisme musculaire et accélère la récupération, *a priori* grâce à une meilleure oxygénation des muscles[555, 556].

La plupart des sportifs de force rapportent aussi une meilleure récupération entre les séries (musculation) ou entre les combats (sports de combat). Chez les sportifs d'endurance, une étude a trouvé qu'une supplémentation à dose élevée (15 g) améliorait l'utilisation des graisses pour fournir de l'énergie et donc l'endurance, une stratégie qui semble rationnelle et donc intéressante à essayer[557].

La carnitine possède par ailleurs des bénéfices pour la santé des personnes âgées, visibles en particulier sur les performances intellectuelles et de mémoire[558-560]. Une analyse de 13 études sur plusieurs milliers de personnes cardiaques a montré une réduction de 62 % du risque d'arythmies cardiaques mortelles et de 50 % du risque d'angine de poitrine[561].

Dose

La dose habituellement recommandée en L-carnitine est de 1 à 2 g par jour, pris en une ou deux fois, toujours au cours d'un repas pour maximiser son absorption au niveau des muscles[562, 563]. La carnitine n'a aucun effet secondaire connu.

LA MALTODEXTRINE

La maltodextrine est un assemblage de molécules de glucose (on parle de polysaccharide) produit par hydrolyse enzymatique de céréales, généralement du maïs (l'hydrolyse est un processus qui amène des molécules à être coupées en morceaux plus petits).

L'IG de la maltodextrine est très élevé, autour de 95. Sa saveur est peu sucrée et elle provoque rarement des ballonnements.

Sa digestibilité et sa praticité en font donc le complément alimentaire de choix pour apporter des glucides sous forme liquide pendant un exercice physique (lire page 231).

Sur les étiquettes, la maltodextrine possède souvent un DE (dextrose équivalent), il s'agit en fait d'un pourcentage de glucose, car la maltodextrine est constituée d'un mélange de molécules d'amidon (sous forme de courtes chaînes de glucoses) et de molécules de glucoses isolées. Cette information a peu d'importance et il n'existe pas de maltodextrine à IG bas.

Dose

Dans la pratique, on utilise la maltodextrine à une concentration de 50 à 60 g par heure d'entrainement physique.

LE MAGNÉSIUM

Le magnésium est un minéral essentiel, cofacteur de nombreuses réactions chimiques. Son rôle est bien documenté dans le fonctionnement des muscles, la santé osseuse, l'hypertension artérielle et les maladies cardio-vasculaires.

Intérêt d'une supplémentation

À cause de l'alimentation moderne riche en calcium, nombreuses sont les personnes à avoir un déficit chronique en magnésium qu'elles comblent tant bien que mal avec des compléments alimentaires. Ces déficits sont aggravés par les carences en vitamine D puisque celle-ci augmente l'absorption de magnésium dans l'intestin et diminue son élimination au niveau des reins[564-566]. En cas de déficit, la supplémentation permet de maintenir des taux de testostérone normaux[567-569] et d'augmenter la force musculaire[570, 571].

Dans le cadre d'une alimentation paléo avec les compléments indispensables, je considère la supplémentation en magnésium comme inutile.

LES OMÉGA-3

Les oméga-3 sont certainement le complément alimentaire le plus efficace existant pour les sportifs, à condition d'en prendre la bonne dose. Ces acides gras existent sous deux formes :

- oméga-3 à chaînes courtes, ALA, qu'on retrouve dans certains végétaux comme le colza, les noix, le lin ou la cameline,
- oméga-3 à chaîne longue, EPA et DHA, qu'on retrouve dans les graisses animales (poissons gras, viandes biologiques, œufs biologiques).

Ce sont les acides gras oméga-3 à longue chaîne qui sont les plus intéressants pour les sportifs.

Intérêt d'une supplémentation

Plusieurs études ont en effet montré que ces graisses pouvaient accélérer la synthèse protéique[572, 573] et limiter le catabolisme[574, 575], à la manière d'une hormone, et donc accélérer significativement les gains de masse musculaire dans les sports de force.

Dans les sports d'endurance, les oméga-3 à longue chaîne sont capables d'améliorer la capacité du corps humain à passer d'une filière énergétique à l'autre, cela se traduit par une énergie plus soutenue, moins de fatigue et de meilleures performances[576].

Bien entendu les oméga-3 ont de nombreux bénéfices sur la santé, ils sont notamment prescrits et partiellement remboursés dans le traitement de l'hypertriglycéridémie, un important facteur de risque cardio-vasculaire[577].

Par ailleurs, en modulant l'inflammation, ils diminuent l'intensité et la durée des courbatures[578].

Dose

Les bénéfices des oméga-3 mettent environ trois semaines à être ressentis pleinement, le temps qu'ils intègrent toutes les membranes cellulaires, et dépendent fortement de votre statut en oméga-6 : plus vos apports en oméga-6 sont élevés plus les bénéfices des oméga-3 sont faibles. Une dose de départ utilisable en supplémentation serait de 1 200 mg d'EPA et 600 mg de DHA par jour, répartis entre les repas. Les oméga-3 doivent être préférentiellement conservés au réfrigérateur. Les fabricants proposent différents types d'oméga-3 : principalement les esters d'acides gras ou les triglycérides. Malgré les allégations mises en avant, les études ne concluent pas à la supériorité d'une forme sur l'autre, les chercheurs notent notamment une incorporation identique dans les membranes cellulaires, si bien qu'on peut considérer ces produits comme équivalents[579-581].

Les oméga-3 utilisés avec succès dans la grande majorité des études scientifiques sont des esters d'acides gras. La seule différence réelle est au niveau de la digestibilité (rots) qui, pour certaines personnes, est meilleure avec les triglycérides.

Dans la pratique je recommande une supplémentation à tous les sportifs qui ont un objectif de performance. Pour ma part j'ai utilisé des doses allant jusqu'à 4 g d'EPA et 2 g de DHA par jour avec des résultats remarquables sur le poids et les performances, en particulier au cours d'un régime.

Précaution d'emploi

Les oméga-3 ont la réputation d'être dangereux à fortes doses. Pourtant, la très conservatrice Agence de sécurité européenne des aliments (EFSA) a été très claire dans son dernier avis en juillet 2012 : « *La supplémentation à long terme en EPA et DHA combinés (deux acides gras oméga-3) à plus de 5 g par jour n'augmente pas le risque de saignements spontanés et n'aggrave pas les saignements chez les personnes prédisposées (par exemple qui prennent des anticoagulants ou de l'aspirine)* ». Les experts ajoutent : « *La supplémentation en EPA et DHA jusqu'à 5 g par jour n'affecte pas le contrôle de la glycémie ni chez les hommes diabétiques ni chez les hommes en bonne santé. La supplémentation n'a pas non plus d'impact négatif sur le système immunitaire et ne l'affaiblit ni ne provoque de réaction anormale de ce dernier* »[582].

LE PALATINOSE

Le palatinose est un glucide en poudre vendu pour la préparation de l'effort pour les sportifs. Il s'agit d'un disaccharide (deux molécules de sucres collées) répondant au doux nom scientifique d'isomaltulose. L'isomaltulose est un assemblage d'une molécule de glucose avec une molécule de fructose, exactement comme le saccharose ou sucre de table. En revanche ce nouvel assemblage est digéré encore plus lentement que le saccharose et a certaines propriétés distinctes : il ne fermente pas (pas de risque de caries et utilisation facile par les industriels) et son IG est de 32 donc très bas. Sa teneur importante en fructose en fait un mauvais choix pour améliorer la performance puisque le fructose ne peut pas être utilisé directement par les muscles. Pour cette même raison le palatinose risque de ballonner lors des efforts d'endurance intenses.

Je ne recommande pas l'utilisation du palatinose.

LE PEPTOPRO ET LES HYDROLYSATS

Les hydrolysats sont des protéines prédigérées en laboratoire par des enzymes. On appelle ce processus l'hydrolyse. La matière première utilisée est soit de la whey, soit de la caséine. Au cours du processus d'hydrolyse, les propriétés respectives de ces protéines (rapidement ou lentement digérées) sont perdues.

Le processus de prédigestion enzymatique a plusieurs conséquences :

- tout d'abord les protéines sont cassées en petits morceaux qui seront plus rapidement digérés ;
- ensuite cette cassure modifie les propriétés biologiques des protéines, à tel point que si l'hydrolyse est poussée, il devient possible de consommer une protéine hydrolysée alors qu'on était allergique à son homologue intact.

Pour cette raison les hydrolysats dont l'hydrolyse est assez poussée sont compatibles avec le régime paléo car les protéines potentiellement nocives ont été détruites.

Intérêt d'une supplémentation

Grâce à la facilité de digestion, les hydrolysats sont les seules protéines que l'on peut prendre pendant un entraînement, même intense, sans risque de troubles digestifs. Cet apport de protéines très rapidement digérées s'est montré capable de stimuler fortement la synthèse protéique pendant l'exercice, un événement unique qui a un impact très important sur la progression à long terme : on diminue le catabolisme pendant l'effort, on diminue les courbatures après et on accélère la fréquence des entraînements plus facilement.

La plupart des hydrolysats sont très amers, d'autant plus que le degré d'hydrolyse est élevé. Cette amertume est due à des résidus de proline qui résistent à l'hydrolyse. Toutefois, il existe des procédés onéreux pour éliminer ces résidus.

On peut atteindre des degrés d'hydrolyse de 30 %, c'est-à-dire que le produit contient environ 80 % de di- et de tripeptides (de tout petits assemblages de deux ou trois acides aminés), l'étape maximale avant l'hydrolyse complète (une protéine complètement hydrolysée devient alors un ensemble d'acides aminés libres, ce qui ne présente plus aucun intérêt).

Le processus d'hydrolyse coûte lui aussi très cher, c'est pourquoi les hydrolysats vendus par les grandes marques ne sont hydrolysés qu'à de petits pourcentages (10/20 %), ils sont donc nettement moins rapidement digérés et peuvent provoquer la diarrhée.

À ma connaissance il n'existe qu'un seul hydrolysat de qualité c'est le PeptoPro (hydrolysat de caséine breveté à 30 %) et c'est celui que je recommande.

LES PROTÉINES DE BLANC D'ŒUF EN POUDRE

Les œufs étant naturellement paléo, les protéines de blanc d'œuf ont une place toute trouvée dans l'alimentation du sportif. Comme pour toutes les poudres de protéines, leur intérêt n'est que pratique (ou culinaire dans certaines recettes). En effet, les œufs entiers restent plus intéressants en raison de leur teneur en cholestérol (voir page 57). La grande majorité des protéines de blanc d'œufs est fabriquée à partir d'œufs de poules élevées en batterie ou en plein air (ce qui veut dire qu'on leur donne le droit de voir un peu de lumière chaque jour, mais leur alimentation reste bas de gamme) et une minorité utilise des œufs biologiques. Lorsque les œufs utilisés ne sont pas biologiques, la qualité de la protéine a tendance à être mauvaise. On observe donc plus facilement des troubles digestifs comme des ballonnements ou des gaz avec les protéines non bios. Que ce soit donc pour la qualité du produit ou le respect des animaux je recommande uniquement la protéine de blanc d'œuf certifiée biologique, malgré le prix qui est plus élevé. À ma connaissance, seules deux marques proposent du blanc d'œuf biologique : nutrimuscle.com et eggnergy.com.

LES PROTÉINES DE CHANVRE EN POUDRE

Le chanvre est utilisé par l'homme depuis quelques milliers d'années seulement. Il n'est donc pas, *stricto sensu*, paléo. Toutefois, le chanvre présente d'énormes avantages comparativement aux autres protéines végétales en poudre : peu ou pas d'antinutriments connus, pas de phyto-estrogènes, bon apport en oméga-3. En raison d'un manque d'études scientifiques spécifiques sur cette protéine, il est difficile d'affirmer avec certitude absolue qu'elle ne posera aucun problème en cas de maladie auto-immune ou intestinale, mais cela semble une excellente alternative aux protéines de lait de vache ou aux protéines de riz ou de soja. Vous pouvez l'utiliser en surveillant les réactions de votre organisme suite à sa consommation.

LES PROTÉINES DE LAIT EN POUDRE

Le lait contient deux types de protéines :

- la caséine (80 % d'entre elles) : c'est la fraction soluble dans les graisses qui peut être digérée lentement et qui porte avec elle le calcium laitier.

- la whey (20 % d'entre elles) : c'est la fraction soluble dans l'eau des protéines de lait. La whey présente plusieurs avantages qui peuvent la rendre compatible avec une alimentation paléo : elle ne contient pas trop de calcium, elle est moins antigénique (stimule moins le système immunitaire) et n'est pas connue pour augmenter la perméabilité intestinale. Pour les personnes qui n'ont pas de maladie auto-immune (déconseillé dans ce cas) et qui ne ressentent pas d'effets secondaires en consommant de la whey, ils peuvent donc continuer.

D'une manière générale le seul bénéfice réel des protéines en poudre est un aspect de praticité : les études utilisées pour promouvoir les protéines de lait sont souvent financées par les industriels et utilisent des protocoles douteux : les sportifs suivis sont souvent débutants, ont souvent une alimentation pauvre en protéines avant le début de l'étude et le complément alimentaire est comparé à un placebo qui est soit de l'eau soit des sucres. Jamais aucune étude n'a prouvé la supériorité des protéines en poudre par rapport à des aliments solides comme la viande, le poisson ou les œufs[583-586].

LES PROTÉINES VÉGÉTALES EN POUDRE

On désigne ici par « protéines végétales en poudre » toutes les protéines de céréales ou de légumineuses disponibles dans le commerce : protéines de riz, de pois ou de soja. On sait maintenant que ces aliments ne sont pas paléo mais il est important de savoir, pour ceux qui ne suivent pas une alimentation paléo à 100 %, qu'il vaut mieux manger du riz, des pois ou du soja cuits chez soi plutôt que l'équivalent déshydraté en poudre. En effet le processus de fabrication de ces compléments alimentaires se fait sans cuisson. On obtient donc des protéines en poudre bourrées d'antinutriments toxiques. Il existe aussi maintenant des protéines de riz germé : elles contiennent donc beaucoup moins d'acide phytique, mais leur teneur en lectines a explosé à cause de la germination.

Tous ces produits sont à éviter.

LA SPIRULINE

La spiruline est une algue bleu-vert très populaire, en particulier chez les végétaliens, qui l'utilisent pour se supplémenter en protéines et en vitamine B12. La spiruline contient en effet 55 à 70 % de protéines, soit deux fois plus que la viande ou le poisson. Le problème c'est qu'on avale toujours de très petites quantités de spiruline qui n'apportent finalement pas plus de protéines que des noix. En prendre de grosses quantités reviendrait beaucoup trop cher. En ce qui concerne les vitamines, les études ont démontré que la spiruline contenait de la vitamine B12 constituée à 87 % d'une pseudo-vitamine B12, inutilisable par notre organisme, la 7-adenyl-cyanocobamide, et à 12 % d'une forme de vitamine B12 mal absorbée[587, 588]. À cet effet, mieux vaut se tourner vers la chlorella, une autre algue, qui contient, elle, 200 à 220 µg de vitamine B12 aux 100 grammes (notre besoin journalier recommandé est de 2,5 µg)[589]. Plusieurs études suggèrent que 4 à 6 g par jour de spiruline pourraient avoir un léger effet bénéfique sur la performance physique, soit en augmentant la force musculaire soit en augmentant l'endurance[590, 591].

Les bénéfices de la spiruline pour les sportifs semblent marginaux.

LA TAURINE

La taurine est un acide aminé naturel, présent en petite quantité dans les aliments et naturellement synthétisé dans le corps humain qui ne présente aucun danger pour la santé.

Intérêt d'une supplémentation

Contrairement à ce que veulent faire croire les vendeurs de boissons énergisantes, la taurine n'a absolument aucun effet excitant si on en croit l'Agence européenne de sécurité des aliments[592]. En revanche, de nouvelles études ont mis en évidence un effet de synergie entre les BCAA et la taurine pour diminuer l'inflammation et le catabolisme musculaire donc accélérer la récupération[593, 594].

Dose

La dose recommandée est de 6 à 10 g, mélangés aux BCAA. Cette supplémentation est particulièrement recommandée aux végétariens qui ont des apports alimentaires faibles en taurine. Si un effet ergogénique n'est pas recherché et qu'il s'agit simplement de combler la carence consécutive à une alimentation végétarienne, alors une dose quotidienne de 200 à 500 mg par jour est suffisante.

LE THÉ VERT

Le thé vert est connu pour avoir de nombreux bénéfices pour la santé, que ce soit dans la prévention du cancer ou des maladies cardiaques. Mais un grand nombre d'études ont surtout évalué les effets du thé vert pour la perte de poids, le marché des compléments alimentaires « brûle-graisses » étant particulièrement lucratif.

Intérêt d'une supplémentation

Le thé vert fait partie des quelques substances réellement efficaces pour perdre du poids : une récente analyse regroupant les résultats d'une cinquantaine d'études a conclu que le thé vert fait perdre en moyenne 1,31 kilos au bout de 3 mois, en conjonction avec une alimentation de régime (c'est-à-dire en présence d'un déficit calorique)[595]. Le mécanisme d'action supposé du thé vert est le blocage de la digestion des glucides alimentaires, les effets sont donc beaucoup plus faibles quand l'alimentation est pauvre en glucides[596]. À noter que son action est synergique avec celle de la caféine[597]. Les compléments alimentaires qui associent thé vert et caféine sont donc des aides très relatives pour accélérer une perte de poids, mais ils ont le gros avantage de ne pas présenter de danger sérieux pour la santé.

Dose

Les effets du thé vert sont strictement identiques avec une tasse de thé ou sous forme de complément alimentaire (ces derniers contiennent simplement du thé en poudre). Le principe actif du thé vert se nomme EGCG et se retrouve aussi dans le thé noir qui possède donc les mêmes vertus. Des prises quotidiennes de 400 à 500 mg minimum d'EGCG sont nécessaires pour observer des effets sur la perte de poids, sachant qu'une tasse de thé vert contient jusqu'à 260 mg d'EGCG et qu'une tasse de thé noir en contient jusqu'à 230 mg.

LE TRIBULUS

Le tribulus (*Tribulus terrestris*) est une plante vendue pour augmenter les niveaux de testostérone. Plusieurs études scientifiques ont été menées par des chercheurs pour évaluer les effets de cette plante sur les hormones : toutes ont conclu qu'elle n'avait aucun effet supérieur à celui d'un placebo[598-601]. Malgré cela, de nombreux vendeurs peu scrupuleux continuent à vanter les mérites du tribulus en annonçant détenir un extrait de plantes « spécial », validé par des scientifiques russes encore plus spéciaux. Bien entendu la seule chose de spécial est le montant des bénéfices qu'ils engendrent et le trou dans votre portefeuille qui s'ensuit.

Cette plante n'a aucun intérêt pour les sportifs.

LE VITARGO

Le Vitargo est un polymère du glucose, comme la maltodextrine, mais issu d'un procédé breveté. C'est le seul produit alternatif à la maltodextrine qui a montré sa supériorité dans des études scientifiques, bien que ces dernières aient été financées par le fabricant. Le Vitargo engendrerait une production d'insuline supérieure de 78 % et une synthèse du glycogène musculaire 70 % plus rapide. Le Vitargo est un produit certifié sans gluten. L'expérience sur des sportifs de bon niveau montre également qu'il s'agit d'un excellent produit, les ballonnements sont plus rares, mais il est si coûteux qu'en pratique le prix n'en vaut pas la chandelle...

LE ZMA

ZMA est le diminutif de Zinc Magnésium Aspartate, un mélange de zinc, de magnésium et de vitamine B6. Les vertus ventées par les fabricants de ce complément alimentaire sont quasi miraculeuses : augmentation rapide de la prise de masse musculaire et de la force, augmentation du taux de testostérone. La réalité est tout autre puisqu'aucune étude n'est parvenue à prouver l'intérêt de ce mélange pour les sportifs. Le ZMA n'est finalement qu'une bonne source de zinc et de magnésium et en possède donc tous les bénéfices (voir page 243 pour le zinc). Il ne faut rien en attendre de plus.

INDICE PRAL

	PRAL (mEQ/100 g)
HERBES ET ÉPICES	
Ail	- 2,6
Basilic	- 10
Cannelle	- 23,8
Clou de girofle	- 31,6
Curcuma	- 46,7
Estragon	- 64,5
Laurier	- 17,2
Menthe	- 12,6
Noix de muscade	- 3,8
Paprika	- 36,3
Persil	- 11,1
Poivre noir	- 25,4
Sel	- 0,5
Thym	- 35,5
ŒUFS ET PRODUITS LAITIERS	
Beurre	0,4
Camembert	13
Comté	24
Crème fraîche	0,5
Feta	11,5
Fromage de chèvre frais	15,8
Fromage de chèvre sec	27,9

	PRAL (mEQ/100 g)
Gouda	20,3
Gruyère	21,2
Lait	0,1
Lait de soja	0,5
Mozzarella	14,7
Parmesan	27,8
Œufs	7,5
Raclette	18,4
Roquefort	13,8
Yaourt nature	0,2
VIANDES ET POISSONS	
Agneau	13,5
Bœuf	13
Bœuf haché	11,3
Dinde	14,4
Hareng	12,4
Jambon	12,2
Lapin	15,1
Maquereau	10,8
Porc	11,6
Poulet	14,6
Sardine	12,6
Saucisse	8,9
Saumon	7,6

	PRAL (mEQ/100 g)
Thon	12,7
Veau	16,7
CÉRÉALES	
Avoine	13,3
Boulgour	0,6
Farine de blé	4,4
Quinoa	- 0,2
Pâtes	2,8
Pâtes aux œufs	3,6
Riz blanc cuit	1,5
Riz brun cuit	1
Semoule de blé dur	5,9
Spaghetti	3,1
LÉGUMES	
Aubergine	- 2
Betterave	- 3,1
Carotte	- 4,1
Champignon de Paris	- 2,2
Choucroute	- 3,1
Concombre	- 2,4
Courge	- 8,7
Courgette	- 4,3
Cresson	- 10,7
Echalote	- 4,6
Endive	- 3,5
Epinards cuits	- 10,3
Fenouil	- 7,3
Laitue	- 4,3
Mâche	- 7,5
Navet	- 3,2
Oignon	- 2,1
Poireau	- 1,6

	PRAL (mEQ/100 g)
Poivron	- 2,9
Pomme de terre	- 5,2
Tomate	- 3,7
LÉGUMINEUSES	
Haricots blancs	- 2,7
Haricots rouges	- 1,4
Lentilles	2,1
Pois	- 2,6
Pois cassés	- 1
Pois chiches	2,6
Soja (pousses)	- 0,6
Soja (tofu)	3,2
FRUITS	
Abricot	- 4,3
Abricot sec	- 21,7
Ananas	- 2,3
Avocat	- 8,2
Banane	- 6,9
Cerise	- 3
Châtaigne	- 9
Citron (jus)	- 2,4
Datte	- 11,9
Figue	- 4,9
Figue sèche	- 14
Fraise	- 2,5
Framboise	- 2,4
Kiwi	- 5,6
Mandarine	- 3,1
Mangue	- 3
Melon	- 5
Nectarine	- 3
Olive	- 0,9

	PRAL (mEQ/100 g)
Orange	- 3
Pamplemousse	- 2,3
Pêche	- 3,1
Poire	- 1,7
Pomme	- 1,5
Pruneau	- 18,9
Raisin blanc	- 4,5
Raisin rouge	- 6,1
Raisin sec	- 14,3
NOIX ET GRAINES	
Amande	4,1
Cacahuète	5,7
Noisette	- 3,1
Noix de Grenoble	5,6
Pignon	8,7
Tahin (purée de sésame)	- 0,2

	PRAL (mEQ/100 g)
ASSAISONNEMENT	
Huile d'olive	-0,03
Huile végétale (hors olive)	0,0
Margarine	- 0,1
Moutarde	3,5
Tabasco	- 1,7
Vinaigre	- 2,4
SUCRES ET PRODUITS SUCRÉS	
Chocolat noir	- 2,2
Crème glacée	0,5
Miel	- 0,9
Sucre	0
BOISSONS	
Jus d'orange	- 3,7
Rhum	0,1
Café	- 1
Thé	- 0,8

TABLEAU D'ÉQUIVALENCE DES ALIMENTS

Ce tableau vous permettra d'élaborer vos propres menus à partir des exemples donnés dans les cas pratiques.

ALIMENTS DES MENUS	ÉQUIVALENTS
• **1 œuf entier** c'est 90 kcal dont 7 g de protéines et 7 g de lipides soit environ...	50 g de saumon, de sardines, de maquereaux, de cuisses de poulet ou de steak haché à 15 %
• **1 pomme** c'est 100 kcal dont 25 g de glucides soit environ...	- 1 banane, 1 grosse orange ou 1 poire - 6 abricots - 25 cerises
• **100 g de cabillaud** c'est 80 kcal dont 18 g de protéines soit environ...	- 100 g de colin, de sole, de daurade - 66 g de thon en boîte - 80 g de sardines ou de maquereau en boîte égouttés - 70 g de steak haché à 5 % - 100 g de foie de veau
• **300 g de brocoli** c'est 100 kcal soit environ...	- 200 g de choux de Bruxelles ou de chou-fleur - 250 g de haricots verts, de cœurs d'artichauts, de céleri rave, de poireaux, de pois gourmands, de carottes ou de navets - 300 g de blettes, de courge, de potiron, d'aubergines ou de chou pommé - 400 g d'épinards, d'asperges, de champignons ou de fenouil - 500 g de poivron ou d'épinards - 600 g de courgettes

ALIMENTS DES MENUS	ÉQUIVALENTS
• **50 g de riz basmati** c'est 180 kcal dont 40 g de glucides soit environ...	- 100 g de châtaignes - 120 g d'igname ou de taro - 250 g de panais - 200 g de patate douce
• **50 g de noisettes** c'est 330 kcal dont 30 g de lipides et 7 g de protéines soit environ...	50 g d'amandes, de noix de Grenoble, de noix de cajou, de pistaches, de noix du Brésil, de pignons de pin, de noix de Pécan ou de noix de macadamia
• **50 g de thon en boîte** c'est 50 kcal dont 12 g de protéines soit environ...	- 60 g de crevettes, lieu noir ou de noix de Saint-Jacques - 75 g de cabillaud, de colin, de sole, de daurade - 50 g de steak haché à 5 % - 75 g de foie de veau
• **100 g de filet de poulet** c'est 110 kcal dont 22 g de protéines soit environ...	- 80 g de steak haché à 5 % - 150 g de foie de veau - 100 g de thon en boîte - 120 g de crevettes, de lieu noir ou de noix de Saint-Jacques - 150 g de cabillaud, de colin, de sole, de daurade
• **100 g de cresson** c'est 30 kcal soit environ...	- 120 g d'endives - 200 g de concombre - 150 g de laitue (ou autres salades telles que roquette, rougette, scarole, etc.)
• **100 g de patate douce** c'est 90 kcal dont 20 g de glucides soit environ...	- 50 g de châtaignes - 60 g d'igname ou de taro - 125 g de panais - 25g de riz basmati blanc

Vous pouvez agrémenter ces aliments de base d'herbes, d'épices et d'aromates : persil, ciboulette, cerfeuil, menthe, coriandre fraîche, sauge, thym, ail, oignon, échalote, gingembre, cannelle, cumin, poivre, curcuma, cardamone... Ceux-ci ne font pas varier les teneurs en protéines, glucides et lipides.

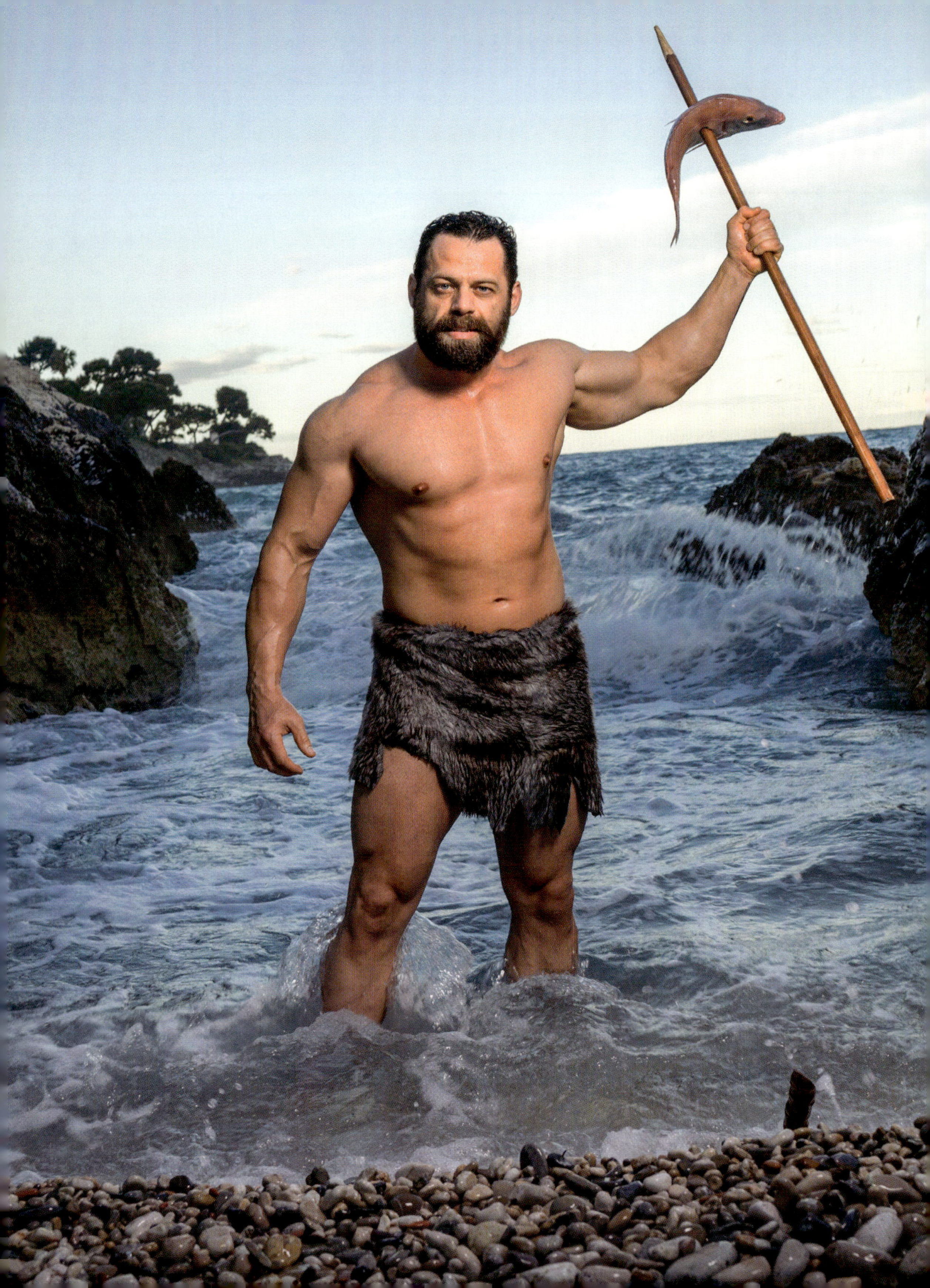

BIBLIOGRAPHIE

1 Nishikimi M, Koshizaka T, Ozawa T, Yagi K. *Occurrence in humans and guinea pigs of the gene related to their missing enzyme L-gulono-gamma-lactone oxidase.* Arch Biochem Biophys 1988 Dec;267(2):842-6.

2 Nishikimi M, Fukuyama R, Minoshima S, Shimizu N, Yagi K. *Cloning and chromosomal mapping of the human nonfunctional gene for L-gulono-gamma-lactone oxidase, the enzyme for L-ascorbic acid biosynthesis missing in man.* J Biol Chem 1994 May 6;269(18):13685-8.

3 Stanford JL, Herrinton LJ, Schwartz SM, Weiss NS. *Breast cancer incidence in Asian migrants to the United States and their descendants.* Epidemiology 1995 Mar;6(2):181-3.

4 Nnoaham KE, Clarke A. *Low serum vitamin D levels and tuberculosis: a systematic review and meta-analysis.* Int J Epidemiol 2008 Feb;37(1):113-9.

5 Salahuddin N, Ali F, Hasan Z, Rao N, Aqeel M, Mahmood F. *Vitamin D accelerates clinical recovery from tuberculosis: results of the SUCCINCT Study [Supplementary Cholecalciferol in recovery from tuberculosis]. A randomized, placebo-controlled, clinical trial of vitamin D supplementation in patients with pulmonary tuberculosis.* BMC Infect Dis 2013 Jan 19;13:22.

6 Tran B, Armstrong BK, Ebeling PR et al. *Effect of vitamin D supplementation on antibiotic use: a randomized controlled trial.* Am J Clin Nutr 2014 Jan;99(1):156-61.

7 Carrera-Bastos P, Fontes Villalba M, O'Keefe JH, Lindeberg S, Cordain L. *The western diet and lifestyle and diseases of civilization.* Res Rep Clin Cardiol 2011;2:215-235.

8 Kaplan H, Hill K, Lancaster J, Hurtado AM. *A theory of human life history evolution: Diet, intelligence, and longevity.* Evol Anthropol 2009;9:156-185.

9 Gurven M, Kaplan H. *Longevity among hunter-gatherers: a cross-cultural examination.* Population and Development Review 2007;33:321-365.

10 Lindeberg S. *Paleolithic diets as a model for prevention and treatment of Western disease.* Am J Hum Biol 2012 Mar-Apr;24(2):110-5.

11 Lindeberg S, Berntorp E, Nilsson-Ehle P, Terént A, Vessby B. *Age relations of cardiovascular risk factors in a traditional Melanesian society: the Kitava Study.* Am J Clin Nutr 1997 Oct;66(4):845-52.

12 Libertini G. *Evidence for aging theories from the study of a hunter-gatherer people (Ache of Paraguay).* Biochemistry (Mosc) 2013 Sep;78(9):1023-32.

13 Chagnon NA. *Life histories, blood revenge, and warfare in a tribal population.* Science 1988 Feb 26;239(4843):985-92.

14 Kaminer B, Lutz WP. *Blood pressure in Bushmen of the Kalahari desert.* Circulation 1960;22:289-95.

15 Oliver WJ, Cohen EL, Neel JV. *Blood pressure, sodium intake, and sodium related hormones in the Yanomamo Indians, a 'no-salt' culture.* Circulation 1975;52:146-51.

16 Mancilha-Carvalho Jde J, Souza e Silva NA. *The Yanomami Indians in the INTERSALT Study.* Arq Bras Cardiol 2003 Mar;80(3):289-300.

17 BANG HO, DYERBERG J. *Plasma lipids and lipoproteins in Greenlandic west coast Eskimos.* Acta Med Scand 1972 Jul-Aug;192(1-2):85-94.

18 DYERBERG J. *Coronary heart disease in Greenland Inuit: a paradox. Implications for western diet patterns.* Arctic Med Res 1989;48:47-54.

19 SCHAEFER O. *When the Eskimo comes to town.* Nutrition Today 1971 Nov-Dec;6:8-16.

20 YESNER DR. *Degenerative and traumatic pathologies of the Aleut vertebral column.* Arch Calif Chirop Assoc 1981;5:45-57.

21 MERBS C. *Trauma. In: Reconstruction of life from the skeleton (MY Iscan & KAR Kennedy eds).* Wiley-Liss, New York, 1989, pp. 161-89.

22 LINDEBERG S, BERNTORP E, NILSSON-EHLE P, TERÉNT A, VESSBY B. *Age relations of cardiovascular risk factors in a traditional Melanesian society: the Kitava Study.* Am J Clin Nutr 1997 Oct;66(4):845-52.

23 MUNCH-ANDERSEN T, OLSEN DB, SØNDERGAARD H ET AL. *Metabolic profile in two physically active Inuit groups consuming either a western or a traditional Inuit diet.* Int J Circumpolar Health. 2012 Mar 19;71:17342.

24 HO KJ, MIKKELSON B, LEWIS LA, FELDMAN SA, TAYLOR CB. *Alaskan Arctic Eskimo: responses to a customary high fat diet.* Am J Clin Nutr 1972 Aug;25(8):737-45.

25 LINDEBERG S. *Paleolithic diets as a model for prevention and treatment of Western disease.* Am J Hum Biol 2012 Mar-Apr;24(2):110-5.

26 CORDAIN L, MILLER JB, EATON SB, MANN N, HOLT SH, SPETH JD. *Plant-animal subsistence ratios and macronutrient energy estimations in worldwide hunter-gatherer diets.* Am J Clin Nutr 2000 Mar;71(3):682-92.

27 VANDERKOOY PDS, GIBSON RS. *Food consumption patterns of Canadian preschool children in relation to zinc and growth status.* Am J Clin Nutr 1987;45:609-16.

28 TAYLOR A, REDWORTH EW, MORGAN JB. *Influence of diet on iron, copper, and zinc status in children under 24 months of age.* Biol Trace Elem Res 2004;97(3):197-214.

29 SIEKMANN JH, LINDSAY AH, BWIBO NO, DENMENT MW, MURPHY SP, NEUMANN CG. *Kenyan school children have multiple micronutrient deficiencies, but increased plasma vitamin B-12 is the only detectable micronutrient response to meat or milk supplementation.* J Nutr 2003;133:3972S-3980S.

30 KONIG JS, ELMADFA I. *Plasma copper concentration as marker of copper Intake from food.* Ann Nutr Metab 2000;44:129-134.

31 ALLEN NE, APPLEBY PN, DAVEY GK, KEY TJ. *Hormones and diet: low insulin-like growth factor-I but normal bioavailable androgens in vegan men.* British Journal of Cancer 2000;83(1):95-97.

32 THOMAS HV, DAVEY GK, KEY TJ. *Oestradiol and sex hormone-binding globulin in premenopausal and post-menopausal meat-eaters, vegetarians and vegans.* British Journal of Cancer 1999;80:1470-1475.

33 LACAILLE B, JULIEN P, DESHAIES Y, LAVIGNE C, BRUN LD, JACQUES H. *Responses of plasma lipoproteins and sex hormones to the consumption of lean fish incorporated in a prudent-type diet in normolipidemic men.* Journal of the American College of Nutrition 2000;19(6):745-753.

34 BENNETT FC, INGRAM DM. *Diet and female sex hormone concentrations: an intervention study for the type of fat consumed.* Am J Clin Nutr 1990;52:808-12.

35 PERSKY VW, CHATTERTON RT, VAN HORN LV, GRANT MD, LANGENBERG P, MARVIN J. *Hormone levels in vegetarian and nonvegetarian teenage girls: potential implications for breast cancer risk.* Cancer Res 1992;52(3):578-83.

36 http://tynan.com/chinastudyresponse

37 MESSERLI FH. *Chocolate consumption, cognitive function, and Nobel laureates.* N Engl J Med 2012 Oct 18;367(16):1562-4.

38 JONES C, JONES CA, KNOX J, WILSON DE. *Pan Troglodytes.* Mammalian species 17 May 1996;Vol.529.

39 Stanford CB. *The hunting ecology of wild chimpanzees: implications for the evolutionary ecology of Pliocene Hominids.* American Anthropologist 1996;98:96-113.

40 Schoeninger MJ, Moore J, Sept JM. *Subsistence strategies of two "savanna" chimpanzee populations: The stable isotope evidence.* Am J Primatol 1999;49:297-314.

41 van der Merwe NJ, Thackeray JF, Lee-Thorp JA, Luyt J. *The carbon isotope ecology and diet of Australopithecus africanus at Sterkfontein, South Africa.* J Hum Evol 2003 May;44(5):581-97.

42 Semaw S, Rogers MJ, Quade J et al. *2,6-Million-year-old stone tools and associated bones from OGS-6 and OGS-7, Gona, Afar, Ethiopia.* J Hum Evol 2003 Aug;45(2):169-77.

43 de Heinzelin J, Clark JD, White T et al. *Environment and behavior of 2.5-million-year-old Bouri hominids.* Science 1999 Apr 23;284(5414):625-9.

44 Zhu RX, Potts R, Xie F et al. *New evidence on the earliest human presence at high northern latitudes in northeast Asia.* Nature 2004;431:559-562.

45 Vekua A, Lordkipanidze D, Rightmire GP et al. *A new skull of early Homo from Dmanisi, Georgia.* Science 2002 Jul 5;297(5578):85-9.

46 Gerster H. *Can adults adequately convert alpha-linolenic acid (18:3n-3) to eicosapentaenoic acid (20:5n-3) and docosahexaenoic acid (22:6n-3)?* Int J Vitam Nutr Res 1998;68(3):159-73.

47 Hussein N, Ah-Sing E, Wilkinson P, Leach C, Griffin BA, Millward DJ. *Long-chain conversion of [13C]linoleic acid and alpha-linolenic acid in response to marked changes in their dietary intake in men.* J Lipid Res 2005 Feb;46(2):269-80.

48 Pawlosky R, Barnes A, Salem N. *Essential fatty acid metabolism in the feline: Relationship between liver and brain production of long-chain polyunsaturated fatty acids.* J Lipid Res 1994;35:2032-2040.

49 Sturman JA, Hepner GW, Hofmann AF, Thomas PJ. *Metabolism of [35S]taurine in man.* J Nutr 1975 Sep;105(9):1206-14.

50 Chesney RW, Helms RA, Christensen M, Budreau AM, Han X, Sturman JA. *The role of taurine in infant nutrition.* Adv Exp Med Biol 1998;442:463-76.

51 Knopf K, Sturman JA, Armstrong M, Hayes KC. *Taurine: an essential nutrient for the cat.* J Nutr 1978 May;108(5):773-8.

52 MacDonald ML, Rogers QR, Morris JG. *Nutrition of the domestic cat, a mammalian carnivore.* Annu Rev Nutr 1984;4:521-562.

53 Laidlaw SA, Shultz TD, Cecchino JT, Kopple JD. *Plasma and urine taurine levels in vegans.* Am J Clin Nutr 1988 Apr;47(4):660-3.

54 Rana SK, Sanders TA. *Taurine concentrations in the diet, plasma, urine and breast milk of vegans compared with omnivores.* Br J Nutr 1986 Jul;56(1):17-27.

55 McCarty MF. *The low-AGE content of low-fat vegan diets could benefit diabetics - though concurrent taurine supplementation may be needed to minimize endogenous AGE production.* Med Hypotheses 2005;64(2):394-8.

56 McCarty MF. *A taurine-supplemented vegan diet may blunt the contribution of neutrophil activation to acute coronary events.* Med Hypotheses 2004;63(3):419-25.

57 Ra SG, Miyazaki T, Ishikura K et al. *Additional effects of taurine on the benefits of BCAA intake for the delayed-onset muscle soreness and muscle damage induced by high-intensity eccentric exercise.* Adv Exp Med Biol 2013;776:179-87.

58 Sugiura H, Okita S, Kato T et al. *Protection by taurine against INOS-dependent DNA damage in heavily exercised skeletal muscle by inhibition of the NF-κB signaling pathway.* Adv Exp Med Biol 2013;775:237-46.

59 Xu P, LaVallee P, Hoidal JR. *Repressed expression of the human xanthine oxidoreductase gene: E-box and TATA-like elements restrict ground state transcriptional activity.* J Biol Chem 2000;275:5918-5926.

60 de Jong JW, van der Meer P, Nieukoop AS et al. *Xanthine oxidoreductase activity in perfused hearts of various species, including humans.* Circulation Research 1990;67:770-3.

61 Smith RM, Marston HR. *Production, absorption, distribution and excretion of vitamin B12 in sheep.* Br J Nutr 1970;24:857.

62 Abelson PH, Darby HH. *The synthesis of vitamin B12 in the digestive system of the sheep.* Science 25 November 1949;110:566.

63 Delanghe J, De Slypere JP, De Buyzere M, Robbrecht J, Wieme R, Vermeulen A. *Normal reference values for creatine, creatinine, and carnitine are lower in vegetarians.* Clin Chem 1989 Aug;35(8):1802-3.

64 Venderley AM, Campbell WW. *Vegetarian diets: nutritional considerations for athletes.* Sports Med 2006;36(4):293-305.

65 Rae C, Digney AL, McEwan SR, Bates TC. *Oral creatine monohydrate supplementation improves brain performance: a double-blind, placebo-controlled, cross-over trial.* Proc Biol Sci 2003 Oct 22;270(1529):2147-50.

66 Benton D, Donohoe R. *The influence of creatine supplementation on the cognitive functioning of vegetarians and omnivores.* Br J Nutr 2011 Apr;105(7):1100-5.

67 Kwok T, Chook P, Qiao M et al. *Vitamin B-12 supplementation improves arterial function in vegetarians with subnormal vitamin B-12 status.* J Nutr Health Aging 2012;16(6):569-73.

68 Key TJ, Fraser GE, Thorogood M et al. *Mortality in vegetarians and nonvegetarians: detailed findings from a collaborative analysis of 5 prospective studies.* Am J Clin Nutr 1999;70(3):516s-524s.

69 Chang AR, Lazo M, Appel LJ, Gutierrez OM, Grams ME. *High dietary phosphorus intake is associated with all-cause mortality: results from NHANES III.* Am J ClinNutr 2014;99(2):320-327.

70 Abel S, Riedel S, Gelderblom W.C. *Dietary PUFA and cancer.* Proc Nutr Soc 2014 May 22:1-7.

71 Chang-Claude J, Hermann S, Eilber U, Steindorf K. *Lifestyle determinants and mortality in German vegetarians and health-conscious persons: results of a 21-year follow-up.* Cancer Epidemiol Biomarkers Prev 2005 Apr;14(4):963-8.

72 Tonstad S, Nathan E, Oda K, Fraser G. *Vegan diets and hypothyroidism.* Nutrients Nov 2013;5(11):4642-4652.

73 Bramble DM, Lieberman DE. *Endurance running and the evolution of Homo.* Nature 2004 Nov 18;432(7015):345-52.

74 Alperson-Afil N. *Continual fire-making by Hominins at Gesher Benot Ya'aqov, Israel.* Quaternary Science Reviews September 2008, 27(17-18): 1733-1739.

75 Berna F, Goldberg P, Horwitz LK et al. *Microstratigraphic evidence of in situ fire in the Acheulean strata of Wonderwerk Cave, Northern Cape province, South Africa.* Proc Natl Acad Sci USA 2012;109(20):E1215-E1220.

76 Organ C, Nunn CL, Machanda Z, Wrangham RW. *Phylogenetic rate shifts in feeding time during the evolution of Homo.* Proc Natl Acad Sci USA 2011;108(35):14555-14559.

77 Carmody RN, Weintraub GS, Wrangham RW. *Energetic consequences of thermal and nonthermal food processing.* Proc Natl Acad Sci USA 2011 Nov 29;108(48):19199-19203.

78 Evenepoel P, Geypens B, Luypaerts A, Hiele M, Ghoos Y, Rutgeerts P. *Digestibility of cooked and raw egg protein in humans as assessed by stable isotope techniques.* J Nutr 1998;128(10):1716-1722.

79 Nimalaratne C, Lopes-Lutz D, Schieber A, Wu J. *Effect of domestic cooking methods on egg yolk xanthophylls.* J Agric Food Chem 2012 Dec 26;60(51):12547-52.

80 Stevens CE, Hume ID. *Comparative Physiology of the vertebrate digestive system.* 2nd ed. Cambridge University Press, New York, 1995.

81 Popovich DG, Jenkins DJ, Kendall CW et al. *The western lowland gorilla diet has implications for the health of humans and other hominoids.* J Nutr 1997;127(10):2000-2005.

82 van Het Hof KH, West CE, Weststrate JA, Hautvast JG. *Dietary factors that affect the bioavailability of carotenoids.* J Nutr 2000;130(3):503-506.

83 *Hominids shrank molars through cooking.* Br Dent J 2011;211(5):198.

84 *Guillén MD, Uriarte PS.* Aldehydes contained in edible oils of a very different nature after prolonged heating at frying

temperature: Presence of toxic oxygenated α,β unsaturated aldehydes. Food Chemistry 2012;131(Issue 3):915-926.

85 Cordain L, Miller J, Mann N. *Scant evidence of periodic starvation among hunter-gatherers (letter).* Diabetologia 1999;42:383-84.

86 Wilmsen EN. *Seasonal effects of dietary intake on Kalahari San.* Fed Proc 1978 Jan;37(1):65-72.

87 Bronte-Stewart B, Budtz-Olsen OE, Hickley JM, Brock JF. *The health and nutritional status of the Kung Bushmen of South West Africa.* South African Journal of Laboratory and Clinical Medicine 1960;6:187-216.

88 Cohen MN. *The significance of long term changes in human diet and food economy. In: Harris M, Ross EB. Food and Evolution: toward a theory of human food habits.* Temple University Press, 1989:261-283.

89 Bellisle F, McDevitt R, Prentice AM. *Meal frequency and energy balance.* Br J Nutr 1997 Apr;77 Suppl.1:S57-70.

90 Leidy HJ, Campbell WW. *The effect of eating frequency on appetite control and food intake: brief synopsis of controlled feeding studies.* J Nutr 2011 Jan;141(1):154-7.

91 Palmer MA, Capra S, Baines SK. *Association between eating frequency, weight, and health.* Nutr Rev 2009 Jul;67(7):379-90.

92 Munsters MJ, Saris WH. *Effects of meal frequency on metabolic profiles and substrate partitioning in lean healthy males.* PLoS One 2012;7(6):e38632.

93 Mamerow MM, Mettler JA, English KL et al. *Dietary protein distribution positively influences 24-h muscle protein synthesis in healthy adults.* J Nutr Jun 2014;144(6):876-880.

94 Ramsden CE, Zamora D, Leelarthaepin B et al. *Use of dietary linoleic acid for secondary prevention of coronary heart disease and death: evaluation of recovered data from the Sydney Diet Heart Study and updated meta-analysis.* BMJ 2013 Feb 4;346:e8707.

95 Astrup A, Dyerberg J, Elwood P et al. *The role of reducing intakes of saturated fat in the prevention of cardiovascular disease: where does the evidence stand in 2010?* Am J Clin Nutr 2011 Apr;93(4):684-8.

96 Cordain L. *Saturated fat consumption in ancestral human diets: implications for contemporary intakes. In: Phytochemicals, Nutrient-Gene Interactions, Meskin MS, Bidlack WR, Randolph RK.* CRC Press. 2006, pp. 115-126.

97 Simopoulos AP. *The importance of the ratio of omega-6/omega-3 essential fatty acids.* Biomed Pharmacother 2002 Oct;56(8):365-79.

98 Jouris KB, McDaniel JL, Weiss EP. *The effect of omega-3 fatty acid supplementation on the inflammatory response to eccentric strength exercise.* J Sports Sci Med 2011 Sep 1;10(3):432-8.

99 Tartibian B, Maleki BH, Abbasi A. *The effects of ingestion of omega-3 fatty acids on perceived pain and external symptoms of delayed onset muscle soreness in untrained men.* Clin J Sport Med 2009 Mar;19(2):115-9.

100 McDonald C, Bauer J, Capra S. *Omega-3 fatty acids and changes in LBM: alone or in synergy for better muscle health?* Can J Physiol Pharmacol 2013 Jun;91(6):459-68.

101 Spence JD, Jenkins DJ, Davignon J. *Egg yolk consumption and carotid plaque.* Atherosclerosis 2012 Oct;224(2):469-73.

102 Rong Y, Chen L, Zhu T et al. *Egg consumption and risk of coronary heart disease and stroke: dose-response meta-analysis of prospective cohort studies.* BMJ 2013;346:e8539.

103 Hu FB, Stampfer MJ, Rimm EB et al. *A prospective study of egg consumption and risk of cardiovascular disease in men and women.* JAMA 1999;281(15):1387-1394.

104 Evenepoel P, Geypens B, Luypaerts A, Hiele M, Ghoos Y, Rutgeerts P. *Digestibility of cooked and raw egg protein in humans as assessed by stable isotope techniques.* J Nutr 1998 Oct;128(10):1716-22.

105 Evenepoel P, Claus D, Geypens B et al. *Amount and fate of egg protein escaping assimilation in the small intestine of humans.* Am J Physiol 1999 Nov;277(5 Pt 1):G935-43.

106 Fernandez ML. *Dietary cholesterol provided by eggs and plasma lipoproteins in healthy populations.* Curr Opin Clin Nutr Metab

Care 2006 Jan;9(1):8-12.

107 Karsten HD, Patterson PH, Stout R, Crews G. *Vitamins A, E and fatty acid composition of the eggs of caged hens and pastured hens.* Renewable Agriculture and Food Systems 2010; 25:45-54.

108 Riechman SE, Andrews RD, Maclean DA, Sheather S. *Statins and dietary and serum cholesterol are associated with increased lean mass following resistance training.* J Gerontol A Biol Sci Med Sci 2007 Oct;62(10):1164-71.

109 Riechman SE et al. *Dietary cholesterol and skeletal muscle hypertrophy with resistance training: A randomized placebo-controlled trial.* FASEB Journal 2008;22:962.13.

110 Riechman SE. *Dietary cholesterol alters recovery from eccentric muscle damage in humans.* Medicine & Science in Sports & Exercise May 2006;38(5 Supplement):S386.

111 http://www.anses.fr/fr/content/les-déclarations-publiques-dintérêts

112 Jarjou LM, Goldberg GR, Coward WA, Prentice A. *Calcium intake of rural Gambian infants: a quantitative study of the relative contributions of breast milk and complementary foods at 3 and 12 months of age.* Eur J Clin Nutr 2012 Feb 15.

113 Dibba B, Prentice A, Ceesay M, Stirling DM, Cole TJ, Poskitt EM. *Effect of calcium supplementation on bone mineral accretion in gambian children accustomed to a low-calcium diet.* Am J Clin Nutr 2000 Feb;71(2):544-9.

114 Aspray TJ et al. *Low bone mineral content is common but osteoporotic fractures are rare in elderly rural Gambian women.* J Bone Miner Res 1996;11(7):1019-25.

115 Dibba B, Prentice A, Laskey MA, Stirling DM, Cole TJ. *An investigation of ethnic differences in bone mineral, hip axis length, calcium metabolism and bone turnover between West African and Caucasian adults living in the United Kingdom.* Ann Hum Biol 1999 May-Jun;26(3):229-42.

116 Grant AM, Avenell A, Campbell MK et al, RECORD Trial Group. *Oral vitamin D3 and calcium for secondary prevention of low-trauma fractures in elderly people (randomised evaluation of calcium or vitamin D, RECORD): a randomised placebo-controlled trial.* Lancet 2005 May 7-13;365(9471):1621-8.

117 Briggs RD, Rubenberg ML, O'Neal RM, Thomas WA, Hartroft WS. *Myocardial infarction in patients treated with sippy and other high-milk diets: an autopsy study of fifteen hospitals in the USA and Great Britain.* Circulation 1960;21:538-542.

118 Segall JJ. *Is milk a coronary health hazard?* Br J Prev Soc Med 1977 Jun;31(2):81-5.

119 Bolland MJ, Avenell A, Baron JA et al. *Effect of calcium supplements on risk of myocardial infarction and cardiovascular events: meta-analysis.* BMJ 2010 Jul 29;341:c3691.

120 SongTao Li, LiXin Na, Ying Li et al. *Long-term calcium supplementation may have adverse effects on serum cholesterol and carotid intima-media thickness in postmenopausal women: a double-blind, randomized, placebo-controlled trial.* Am J Clin Nutr 2013;98,5:1353-1359.

121 Del Gobbo LC, Imamura F, Wu JHY, de Oliveira Otto MC, Chiuve SE, Mozaffarian D. *Circulating and dietary magnesium and risk of cardiovascular disease: a systematic review and meta-analysis of prospective studies.* Am J Clin Nutr 2013 ajcn.053132.

122 University of Maryland. *Medical Center.* Complementary and Alternative Medicine Guide.

123 Kousa A, Havulinna AS, Moltchanova E et al. *Calcium:magnesium ratio in local groundwater and incidence of acute myocardial infarction among males in rural Finland.* Environ Health Perspect 2006 May;114(5):730-4.

124 Panhwar AH, Kazi TG, Afridi HI et al. *Evaluation of calcium and magnesium in scalp hair samples of population consuming different drinking water: risk of kidney stone.* Biol Trace Elem Res 2013 Nov 12.

125 Sahmoun AE, Singh BB. *Does a higher ratio of serum calcium to magnesium increase the risk for postmenopausal breast cancer?* Med Hypotheses 2010 Sep;75(3):315-8.

126 Gao X, LaValley MP, Tucker KL. *Prospective studies of dairy product and calcium intakes and prostate cancer risk: a meta-analysis.* J Natl Cancer Inst 2005 Dec 7;97(23):1768-1777.

127 Park M, Ross GW, Petrovitch H et al. *Consumption of milk and calcium in midlife and the future risk of Parkinson disease.* Neurology 2005 Mar 22;64(6):1047-51.

128 Chen H, O'Reilly E, McCullough ML et al. *Consumption of dairy products and risk of Parkinson's disease.* Am J Epidemiol 2007 May 1;165(9):998-1006.

129 Marietta EV, Gomez AM, Yeoman C et al. *Low incidence of spontaneous type 1 diabetes in non-obese diabetic mice raised on gluten-free diets is associated with changes in the intestinal microbiome.* PLoS One 2013;8(11):e78687.

130 Collier RJ, Miller MA, Hildebrandt JR et al. *Factors affecting insulin-like growth factor-I concentration in bovine milk.* J Dairy Sci 1991;74:2905-2911.

131 Kang SH, Kim JU, Imm JY, Oh S, Kim SH. *The effects of dairy processes and storage on insulin-like growth factor-I (IGF-I) content in milk and in model IGF-I-fortified dairy products.* J Dairy Sci 2006;89:402-409.

132 Rogers IS, Gunnell D, Emmett PM et al. *Cross-sectional associations of diet and insulin-like growth factor levels in 7- to 8-year old children.* Cancer Epidemiol Biomarkers Prev 2005;14:204-212.

133 Hoppe C, Udam TR, Lauritzen L et al. *Animal protein intake, serum insulin-like growth factor I, and growth in healthy 2.5-yold Danish children.* Am J Clin Nutr 2004;80:447-452.

134 Hoppe C, Mølgaard C, Juul A et al. *High intakes of skimmed milk, but not meat, increase serum IGF-I and IGFBP-3 in eight-year-old boys.* Eur J Clin Nutr 2004;58:1211-1216.

135 Ma J, Giovannucci E, Pollak M et al. *Milk intake, circulating levels of insulin-like growth factor-I, and risk of colorectal cancer in men.* J Natl Cancer Inst 2001;93:1330-1336.

136 Giovannucci E, Pollak M, Liu Y et al. *Nutritional predictors of insulin-like growth factor I and their relationships to cancer in men.* Cancer Epidemiol Biomarkers Prev 2003;12:84-89.

137 Norat T, Dossus L, Rinaldi S et al. *Diet, serum insulin-like growth factor-I and IGF-binding protein-3 in European women.* Eur J Clin Nutr 2007;61:91-98.

138 Farlow DW, Xu X, Veenstra TD. *Quantitative measurement of endogenous estrogen metabolites, risk-factors for development of breast cancer, in commercial milk products by LC-MS/MS.* J Chromatogr B Analyt Technol Biomed Life Sci 2009 Jan 31.

139 Ganmaa D, Sato A. *The possible role of female sex hormones in milk from pregnant cows in the development of breast, ovarian and corpus uteri cancers.* Med Hypotheses 2005;65:1028-37.

140 Bravi F, Bosetti C, Scotti L et al. *Food groups and renal cell carcinoma: a case-control study from Italy.* Int J Cancer 2007 Feb 1;120(3):681-5.

141 Peters ES, Luckett BG, Applebaum KM, Marsit CJ, McClean MD, Kelsey KT. *Dairy products, leanness, and head and neck squamous cell carcinoma.* Head Neck 2008 Sep;30(9):1193-205.

142 Maruyama K, Oshima T, Ohyama K. *Exposure to exogenous estrogen through intake of commercial milk produced from pregnant cows.* Pediatr Int 2010 Feb;52(1):33-8.

143 Pérez-Maceda B, López-Bote JP, Langa C, Bernabeu C. *Antibodies to dietary antigens in rheumatoid arthritis--possible molecular mimicry mechanism.* Clin Chim Acta 1991 Dec 16;203(2-3):153-65.

144 Kotaniemi A, Isomäki H, Hakala M, Risteli L, Risteli J. *Increased type I collagen degradation in early rheumatoid arthritis.* J Rheumatol 1994 Sep;21(9):1593-6.

145 Mohammad A, Lohan D, Bergin D et al. *The prevalence of vertebral fracture on vertebral fracture assessment imaging in a large cohort of patients with rheumatoid arthritis.* Rheumatology (Oxford) 2013 Nov 18.

146 Chicz RM, Urban RG, Gorga JC, Vignali DA, Lane WS, Strominger JL. *Specificity and promiscuity among naturally processed peptides bound to HLA-DR alleles.* J Exp Med 1993 Jul 1;178(1):27-47.

147 van de Laar MA, van der Korst JK. *Food intolerance in rheumatoid arthritis. I. A double blind, controlled trial of the clinical*

effects of elimination of milk allergens and azo dyes. Ann Rheum Dis 1992 Mar;51(3):298-302.

148 Haugen MA, Kjeldsen-Kragh J, Førre O. *A pilot study of the effect of an elemental diet in the management of rheumatoid arthritis.* Clin Exp Rheumatol 1994 May-Jun;12(3):275-9.

149 Kavanaghi R, Workman E, Nash P, Smith M, Hazleman BL, Hunter JO. *The effects of elemental diet and subsequent food reintroduction on rheumatoid arthritis.* Br J Rheumatol 1995 Mar;34(3):270-3.

150 Miesel R, Zuber M. *Elevated levels of xanthine oxidase in serum of patients with inflammatory and autoimmune rheumatic diseases.* Inflammation 1993 Oct;17(5):551-61.

151 Spiekermann S, Landmesser U, Dikalov S et al. *Electron spin resonance characterization of vascular xanthine and NAD(P)H oxidase activity in patients with coronary artery disease: relation to endothelium-dependent vasodilation.* Circulation 2003 Mar 18;107(10):1383-9.

152 Rzucidlo SJ, Zikakis JP. *Correlation of dairy food intake with human antibody to bovine milk xanthine oxidase.* Proc Soc Exp Biol Med 1979 Apr;160(4):477-82.

153 Ho CY, Clifford AJ. *Digestion and absorption of bovine milk xanthine oxidase and its role as an aldehyde oxidase.* J Nutr 1976 Nov;106(11):1600-9.

154 McCarty MF. *Oster rediscovered--mega-dose folate for symptomatic atherosclerosis.* Med Hypotheses 2007;69(2):325-32.

155 George J, Carr E, Davies J, Belch JJ, Struthers A. *High-dose allopurinol improves endothelial function by profoundly reducing vascular oxidative stress and not by lowering uric acid.* Circulation 2006 Dec 5;114(23):2508-16.

156 Brantl V, Teschemacher H, Henschen A, Lottspeich F. *Novel opioid peptides derived from casein (beta-casomorphins). I. Isolation from bovine casein peptone.* Hoppe Seylers Z Physiol Chem 1979 Sep;360(9):1211-6.

157 Gill HS, Doull F, Rutherfurd KJ, Cross ML. *Immunoregulatory peptides in bovine milk.* Br J Nutr 2000;84: 111-117.

158 Kaminski S, Cieslinska A, Kostyra E. *Polymorphism of bovine beta-casein and its potential effect on human health.* J Appl Genet 2007;48(3):189-98.

159 Bartley J, McGlashan SR. *Does milk increase mucus production? Med Hypotheses 2010 Apr;74(4):732-4.*

160 Sharman M, Read WA, Castle L, Gilbert J. *Levels of di-(2-ethylhexyl)phthalate and total phthalate esters in milk, cream, butter and cheese.* Food Addit Contam 1994 May-Jun;11(3):375-85.

161 Sathyanarayana S, Alcedo G, Saelens BE et al. *Unexpected results in a randomized dietary trial to reduce phthalate and bisphenol A exposures.* Journal of Exposure Science and Environmental Epidemiology 2013;23:378-384.

162 Bulhões AC, Goldani HA, Oliveira FS, Matte US, Mazzuca RB, Silveira TR. *Correlation between lactose absorption and the C/T-13910 and G/A-22018 mutations of the lactase-phlorizin hydrolase (LCT) gene in adult-type hypolactasia.* Braz J Med Biol Res 2007 Nov;40(11):1441-6.

163 Soltesz G, Patterson CC, Dahlquist G; EURODIAB Study Group. *Worldwide childhood type 1 diabetes incidence--what can we learn from epidemiology? Pediatr Diabetes 2007 Oct;8 Suppl 6:6-14.*

164 Prasad V, Strömberg CA, Leaché AD et al. *Late Cretaceous origin of the rice tribe provides evidence for early diversification in Poaceae.* Nat Commun 2011 Sep 20;2:480.

165 Henry AG et al. *Microfossils in calculus demonstrate consumption of plants and cooked foods in Neanderthal diets (Shanidar III, Iraq; Spy I and II, Belgium).* Proc Natl Acad Sci USA 2011 Jan 11;108(2):486-91.

166 Revedin A et al. *Thirty thousand-year-old evidence of plant food processing.* Proc Natl Acad Sci USA 2010 Nov 2;107(44):18815-9.

167 Greger JL. *Nondigestible carbohydrates and mineral bioavailability.* J Nutr 1999;129(7):1434S-1435s.

168 Hurrell RF. *Influence of vegetable protein sources on trace element and mineral bioavailability.* J Nutr 2003 Sep;133(9):2973S-7S.

169 American Dietetic Association et al. *Position of the American dietetic association and dietitians of Canada: Vegetarian diets.* J Am Diet Assoc 2003 Jun;103(6):748-65.

170 Gibson RS, Yeudall F, Drost N, Mtitimuni BM, Cullinan TR. *Experiences of a community-based dietary intervention to enhance micronutrient adequacy of diets low in animal source foods and high in phytate: a case study in rural malawian children.* J Nutr 2003;133(11):3992S-3999S.

171 Perlas L, Gibson RS. *Household dietary strategies to enhance the content and bioavailability of iron, zinc and calcium of selected rice- and maize-based Philippine complementary foods.* Maternal Child Nutr 2005;1:263-273.

172 Hotz C, Gibson RS. *A home-based method to reduce phytate content and increase zinc bioavailability in maize-based complementary diets.* Int J Food Sci Nutr 2001;52:133-142.

173 Yahata E, Maruyama-Funatsuki W, Nishio Z et al. *Relationship between the dough quality and content of specific glutenin proteins in wheat mill streams, and its application to making flour suitable for instant Chinese noodles.* Biosci Biotechnol Biochem 2006 Apr;70(4):788-97.

174 Pistón F, Gil-Humanes J, Rodríguez-Quijano M, Barro F. *Down-regulating γ-gliadins in bread wheat leads to non-specific increases in other gluten proteins and has no major effect on dough gluten strength.* PLoS One. 2011;6(9):e24754.

175 Drago S, El Asmar R, Di Pierro M et al. *Gliadin, zonulin and gut permeability: Effects on celiac and non-celiac intestinal mucosa and intestinal cell lines.* Scand J Gastroenterol 2006 Apr;41(4):408-19.

176 Fasano A. *Zonulin and its regulation of intestinal barrier function: the biological door to inflammation, autoimmunity, and cancer.* Physiol Rev 2011 Jan;91(1):151-75.

177 Sapone A, Lammers KM, Casolaro V et al. *Divergence of gut permeability and mucosal immune gene expression in two gluten-associated conditions: celiac disease and gluten sensitivity.* BMC Med 2011 Mar 9;9:23.

178 Junker Y, Zeissig S, Kim SJ et al. *Wheat amylase trypsin inhibitors drive intestinal inflammation via activation of toll-like receptor 4.* J Exp Med 2012 Dec 17;209(13):2395-408.

179 Catassi C, Bai JC, Bonaz B et al. *Non-celiac gluten sensitivity: the new frontier of gluten related disorders.* Nutrients 2013 Sep 26;5(10):3839-53.

180 Bradbury JH, Hammer BC, Sugani I. *Heat stability of trypsin inhibitors in tropical root crops and rice and its significance for nutrition.* J Sci Food Agric 1992;58:95-100.

181 Tashiro M, Maki Z. *Effects of dietary rice bran trypsin inhibitor on the growth and pancreatic weights of rats.* Nutrition Research November 1990;10(11):1325-1330.

182 Wang Q, Yu LG, Campbell BJ, Milton JD, Rhodes JM. *Identification of intact peanut lectin in peripheral venous blood.* Lancet 1998 Dec 5;352(9143):1831-2.

183 Hamid R, Masood A. *Dietary Lectins as Disease Causing Toxicants.* Pakistan Journal of Nutrition 2009;8(3):293-303.

184 Venesson J. *Gluten, comment le blé moderne nous intoxique.* Thierry Souccar Éditions, 2013.

185 Unsworth DJ, Leonard JN, Hobday CM et al. *Gliadins bind to reticulin in a lectin-like manner.* Archives of Dermatological Research June 1987;279(4):232-235.

186 Morris PC, Maddock SE, Jones MGK, Bowles DJ. *Changes in the levels of wheat- and barley-germ agglutinin during embryogenesis in vivo, in vitro and during germination.* Planta November 1985;166(3):407-413.

187 Mishkind M, Keegstra K, Palevitz BA. *Distribution of wheat germ agglutinin in young wheat plants.* Plant Physiol Nov 1980;66(5):950-955.

188 Peumans WJ et al. *Lectin synthesis in developing and germinating wheat and rye embryos.* Planta 1982 Nov;156(1):41-4.

189 Grigorian A, Araujo L, Naidu NN, Place DJ, Choudhury B, Demetriou M. *N-acetylglucosamine inhibits T-helper 1 (Th1)/T-helper 17 (Th17) cell responses and treats experimental autoimmune encephalomyelitis.* J Biol Chem 2011 Nov 18;286(46):40133-41.

190 Salvatore S, Heuschkel R, Tomlin S et al. *A pilot study of N-acetyl glucosamine, a nutritional substrate for glycosaminoglycan synthesis, in paediatric chronic inflammatory bowel disease.* Aliment Pharmacol Ther 2000 Dec;14(12):1567-79.

191 Henning C, Smuda M, Girndt M, Ulrich C, Glomb MA. *Molecular basis of maillard amide-advanced glycation end product (AGE) formation in vivo.* J Biol Chem 2011 Dec 30;286(52):44350-6.

192 Stitt AW. *Advanced glycation: an important pathological event in diabetic and age related ocular disease.* Br J Ophthalmol 2001 Jun;85(6):746-53.

193 Park HY, Kim JH, Jung M et al. *A long-standing hyperglycaemic condition impairs skin barrier by accelerating skin ageing process.* Exp Dermatol 2011 Dec;20(12):969-74.

194 Shane Anderson A, Loeser RF. *Why is osteoarthritis an age-related disease?* Best Pract Res Clin Rheumatol 2010 Feb;24(1):15-26.

195 Varela N, Vega C, Valenzuela K. *Relationship of consumption of high glycemic index food in the diet and levels of HbA1c in type 2 diabetic patients treated with diet and/or metformin.* Arch Latinoam Nutr 2012 Mar;62(1):23-9.

196 http://www.ined.fr

197 Friedman M. *Potato glycoalkaloids and metabolites: roles in the plant and in the diet.* J Agric Food Chem 2006 Nov 15;54(23):8655-81.

198 Mensinga TT, Sips AJ, Rompelberg CJ et al. *Potato glycoalkaloids and adverse effects in humans: an ascending dose study.* Regul Toxicol Pharmacol 2005 Feb;41(1):66-72.

199 Hellenäs KE, Nyman A, Slanina P, Lööf L, Gabrielsson J. *Determination of potato glycoalkaloids and their aglycone in blood serum by high-performance liquid chromatography. Application to pharmacokinetic studies in humans.* J Chromatogr 1992 Jan 3;573(1):69-78.

200 Iablokov V, Sydora BC, Foshaug R et al. *Naturally occurring glycoalkaloids in potatoes aggravate intestinal inflammation in two mouse models of inflammatory bowel disease.* Dig Dis Sci 2010 Nov;55(11):3078-85.

201 Patel B, Schutte R, Sporns P, Doyle J, Jewel L, Fedorak RN. *Potato glycoalkaloids adversely affect intestinal permeability and aggravate inflammatory bowel disease.* Inflamm Bowel Dis 2002 Sep;8(5):340-6.

202 El-Tawil AM. *Prevalence of inflammatory bowel diseases in the Western Nations: high consumption of potatoes may be contributing.* Int J Colorectal Dis 2008 Oct;23(10):1017-8.

203 Smith PA. *Nutritional therapy for active Crohn's disease.* World J Gastroenterol 2008 Jul 21;14(27):4420-3.

204 McMillan M, Thompson JC. *An outbreak of suspected solanine poisoning in schoolboys: Examinations of criteria of solanine poisoning.* Q J Med 1979 Apr;48(190):227-43.

205 *Potato poisoning (editorial).* Lancet. 1979 Sep 29;2(8144):681.

206. Naruszewicz M, Zapolska-Downar D, Kosmider A et al. *Chronic intake of potato chips in humans increases the production of reactive oxygen radicals by leukocytes and increases plasma C-reactive protein: a pilot study.* Am J Clin Nutr 2009 Mar;89(3):773-7.

207 http://www.hc-sc.gc.ca/fn-an/pubs/securit/2010-glycoalkaloids-glycoalcaloides/index-fra.php

208 Keukens EA, de Vrije T, van den Boom C et al. *Molecular basis of glycoalkaloid induced membrane disruption.* Biochim Biophys Acta 1995 Dec 13;1240(2):216-28.

209 Tsukura Y, Mori M, Hirotani Y, et al. *Effects of capsaicin on cellular damage and monolayer permeability in human intestinal Caco-2 cells.* Biol Pharm Bull 2007 Oct;30(10):1982-6.

210 Tonacchera M, Pinchera A, Dimida A et al. *Relative potencies and additivity of perchlorate, thiocyanate, nitrate, and iodide on the inhibition of radioactive iodide uptake by the human sodium iodide symporter.* Thyroid 2004 Dec;14(12):1012-9.

211 Román GC. *Autism: transient in utero hypothyroxinemia related to maternal flavonoid ingestion during pregnancy and to other*

environmental antithyroid agents. J Neurol Sci 2007 Nov 15;262(1-2):15-26.

212 Gorman CF. *Hoabinhian: a pebble-tool complex with early plant associations in southeast Asia.* Science 1969 Feb 14;163(3868):671-3.

213 Huang J, Means R. *The frequency and significance of iron-deficiency anemia in patients with selected concurrent illness.* The Internet Journal of Internal Medicine 2008;8(1).

214 Gibson RS, Bailey KB, Gibbs M, Ferguson EL. *A review of phytate, iron, zinc, and calcium concentrations in plant-based complementary foods used in low-income countries and implications for bioavailability.* Food Nutr Bull 2010;Jun;31(2 Suppl):S134-146.

215 Couzy F, Mansourian R, Labate A, Guinchard S, Montagne DH, Dirren H. *Effect of dietary phytic acid on zinc absorption in the healthy elderly, as assessed by serum concentration curve tests.* Br J Nutr 1998 Aug;80(2):177-182.

216 Gilani GS, Cockell KA, Sepehr E. *Effects of antinutritional factors on protein digestibility and amino acid availability in foods.* J AOAC Int 2005 May-Jun;88(3):967-87.

217 Cordain L, Toohey L, Smith MJ, Hickey MS. *Modulation of immune function by dietary lectins in rheumatoid arthritis.* Br J Nutr 2000 Mar;83(3):207-217.

218 Wilson AB, King TP, Clarke EMW, Pusztai A. *Kidney bean (Phaseolus vulgaris) lectin-induced lesions in the small intestine.* II. Microbiological studies. Journal of Comparative Pathology 1980;90:597-602.

219 Greer F, Pusztai A. *Toxicity of kidney bean (Phaseolus vulgaris) in rats: changes in intestinal permeability.* Digestion 1985;32:42-46.

220 Venter FS, Thiel PG. *Red kidney beans--to eat or not to eat?* S Afr Med J 1995 Apr;85(4):250-2.

221 Grant G, More LJ, McKenzie NH, Pusztai A. *The effect of heating on the haemagglutinating activity and nutritional properties of bean (Phaseolus vulgaris) seeds.* J Sci Food Agric 1982;33: 1324-1326.

222 Urbano G, López-Jurado M, Aranda C et al. *Evaluation of zinc and magnesium bioavailability from pea (Pisum sativum, L.) sprouts. Effect of illumination and different germination periods.* International Journal of Food Science & Technology, 2006;41:618-626.

223 Savelkoul FH, van der Poel AF, Tamminga S. *The presence and inactivation of trypsin inhibitors, tannins, lectins and amylase inhibitors in legume seeds during germination.* A review. Plant Foods Hum Nutr 1992 Jan;42(1):71-85.

224 Savelkoul FH, Tamminga S, Leenaars PP, Schering J, Ter Maat DW. *The degradation of lectins, phaseolin and trypsin inhibitors during germination of white kidney beans, Phaseolus vulgaris L.* Plant Foods Hum Nutr 1994 Apr;45(3):213-22.

225 Cuadrado C, Gelencsér E, Perdosa MM et al. *Influence of germination on lectin in Lens culinaris seeds.* Acta Alimentaria 2000;29(3):231-240.

226 Kritchevsky D, Tepper SA, Klurfeld DM. *Lectin may contribute to the atherogenicity of peanut oil.* Lipids 1998 Aug;33(8):821-823.

227 Sanford GL, Harris-Hooker S. *Stimulation of vascular proliferation by beta-galactoside specific lectins.* FASEB J 1990;4:2912-2918.

228 Wang Q, Yu LG, Campbell BJ, Milton JD, Rhodes JM. *Identification of intact peanut lectin in peripheral venous blood.* Lancet 1998;352:1831-1832.

229 Ryder SD, Smith JA, Rhodes JM. *Peanut lectin: a mitogen for normal human colonic epithelium and human HT29 colorectal cancer cells.* Journal of the National Cancer Institute 1992;84:1410-16.

230 Francis G, Kerem Z, Makkar HP, Becker K. *The biological action of saponins in animal systems: a review.* Br J Nutr 2002 Dec;88(6):587-605.

231 Knudsen D, Jutfelt F, Sundh H, Sundell K, Koppe W, Frøkiaer H. *Dietary soya saponins increase gut permeability and play a key*

role in the onset of soyabean-induced enteritis in Atlantic salmon (Salmo salar L.). Br J Nutr 2008 Jul;100(1):120-129.

232 Ruiz RG, Price KR, Arthur AE et al. *Effect of soaking and cooking on the saponin content and composition of chickpeas (Cicer arietinum) and lentils (Lens culinaris).* Journal of Agricultural and Food Chemistry 1996;44(6):1526-1530.

233 Tuxen MK, Nielsen HV, Birgens H. *Poisoning by kidney beans (Phaseolus vulgaris).* Ugeskr Laeger 1991 Dec 16;153(51):3628-9.

234 Vichova P, Jahodar L. *Plant poisonings in children in the Czech Republic, 1996-2001.* Hum Exp Toxicol 2003 Sep;22(9):467-72.

235 Cappellini MD, Fiorelli G. *Glucose-6-phosphate dehydrogenase deficiency.* Lancet 2008;371(9606): 64-74.

236 Messina M, McCaskill-Stevens W, Lampe JW. *Addressing the soy and breast cancer relationship: review, commentary, and workshop proceedings.* J Natl Cancer Inst 2006 Sep 20;98(18):1275-84.

237 Shurtleff W, Aoyagi A. *History of soybeans and soyfoods in Southeast Asia.* Soylnfo Center, 2010.

238 Lee GA, Crawford GW, Liu L, Sasaki Y, Chen X. *Archaeological soybean (Glycine max) in East Asia: does size matter?* PLoS One 2011;6(11): e26720.

239 Hooper L, Ryder JJ, Kurzer MS et al. *Effects of soy protein and isoflavones on circulating hormone concentrations in pre- and post-menopausal women: a systematic review and meta-analysis.* Hum Reprod Update 2009 Jul-Aug;15(4):423-40.

240 Ishizuki Y, Hirooka Y, Murata Y, Togashi K. *The effects on the thyroid gland of soybeans administered experimentally in healthy subjects.* Nihon Naibunpi Gakkai Zasshi 1991 May 20;67(5):622-9.

241 Pawlak D, Denyer GS, Brand-Miller JC. *Long term feeding with high glycemic index starch leads to obesity in mature rats.* Proc Nutr Soc Aust 2000;24:215.

242 Kristensen M, Toubro S, Jensen MG et al. *Whole grain compared with refined wheat decreases the percentage of body fat following a 12-week, energy-restricted dietary intervention in postmenopausal women.* J Nutr 2012;142(4):710-6.

243 Moore L, Szpalek HM, McNaughton LR. *Preexercise high and low glycemic index meals and cycling performance in untrained females: randomized, cross-over trial of efficacy.* Res Sports Med 2013 Jan;21(1):24-36.

244 Stevenson EJ, Williams C, Mash LE, Phillips B, Nute ML. *Influence of high-carbohydrate mixed meals with different glycemic indexes on substrate utilization during subsequent exercise in women.* Am J Clin Nutr 2006 Aug;84(2):354-60.

245 Donaldson CM, Perry TL, Rose MC. *Glycemic index and endurance performance.* Int J Sport Nutr Exerc Metab 2010 Apr;20(2):154-65.

246 Bennett CB, Chilibeck PD, Barss T et al. *Metabolism and performance during extended high-intensity intermittent exercise after consumption of low- and high-glycaemic index pre-exercise meals.* Br J Nutr 2012 Aug;108 Suppl 1:S81-90.

247 Willett WC, Ludwig DS. *Science souring on sugar.* BMJ 2013;346:e8077.

248 Sebastian A, Frassetto LA, Sellmeyer DE, Merriam RL, Morris RC Jr. *Estimation of the net acid load of the diet of ancestral preagricultural Homo sapiens and their hominid ancestors.* Am J Clin Nutr 2002;76:1308-16.

249 Maurer M, Riesen W, Muser J, Hulter HN, Krapf R. *Neutralization of Western diet inhibits bone resorption independently of K intake and reduces cortisol secretion in humans.* Am J Physiol Renal Physiol. 2003 Jan;284(1):F32-40.

250 Wiederkehr MR, Kalogiros J, Krapf R. *Correction of metabolic acidosis improves thyroid and growth hormone axes in haemodialysis patients.* Nephrol Dial Transplant 2004;19:1190-1197.

251 Trinchieri A. *Potential renal acid load and the risk of renal stone formation in a case-control study.* Eur J Clin Nutr 2013;67:1077-1080.

252 Mueller SM, Gehrig SM, Frese S, Wagner CA, Boutellier U, Toigo M. *Multiday acute sodium bicarbonate intake improves endurance capacity and reduces acidosis in men.* Journal of the International Society of Sports Nutrition 2013;10:16.

253 Siegler JC, Marshall P, Raftry S et al. *The differential effect of metabolic alkalosis on maximum force and rate of force*

development during repeated, high-intensity cycling. J Appl Physiol 2013 dec 1;115(11):1634-1640.

254 Buehlmeier J, Frings-Meuthen P, Remer T. *Alkaline salts to counteract bone resorption and protein wasting induced by high salt intake: results of a randomized controlled trial.* J Clin Endocrinol Metab 2012 dec;97(12):4789-4797.

255 Dawson-Hughes B, Castaneda-Sceppa C, Harris SS et al. *Impact of supplementation with bicarbonate on lower-extremity muscle performance in older men and women.* Osteoporos Int 2010 Jul;21(7):1171-9.

256 Verbitsky O, Mizrahi J, Levin M, Isakov E. *Effect of ingested sodium bicarbonate on muscle force, fatigue, and recovery.* J Appl Physiol (1985) 1997 Aug;83(2):333-7.

257 Ho-Pham LT, Vu BQ, Lai TQ, Nguyen ND, Nguyen TV. *Vegetarianism, bone loss, fracture and vitamin D: a longitudinal study in Asian vegans and non-vegans.* Eur J Clin Nutr 2012 Jan;66(1):75-82.

258 Lindeberg S. *Paleolithic diets as a model for prevention and treatment of Western disease.* Am J Hum Biol 2012 Mar-Apr;24(2):110-5.

259 Remer T, Manz F. *Paleolithic diet, sweet potato eaters, and potential renal acid load.* Am J Clin Nutr 2003;78(4): 802-803.

260 Frassetto LA, Shi L, Schloetter M, Sebastian A, Remer T. *Established dietary estimates of net acid production do not predict measured net acid excretion in patients with Type 2 diabetes on Paleolithic-Hunter-Gatherer-type diets.* Eur J Clin Nutr 2013 Sep;67(9):899-903.

261 Ward MH, deKok TM, Levallois P, Brender J, Gulis G, Nolan BT, VanDerslice J; International Society for Environmental Epidemiology. *Workgroup report: Drinking-water nitrate and health--recent findings and research needs.* Environ Health Perspect 2005 Nov;113(11):1607-14.

262 Weyer PJ, Cerhan JR, Kross BC et al. *Municipal drinking water nitrate level and cancer risk in older women: the Iowa Women's Health Study.* Epidemiology 2001 May;12(3):327-38.

263 Rondeau V, Commenges D, Jacqmin-Gadda H, Dartigues JF. *Relation between aluminum concentrations in drinking water and Alzheimer's disease: an 8-year follow-up study.* Am J Epidemiol 2000 Jul 1;152(1):59-66.

264 *Guidelines for drinking-water quality Vol. 1, Recommendations.* - 3rd ed. World Health Organization. 2006

265. *Évaluation des risques sanitaires des sous-produits de chloration de l'eau potable. Partie 2 - Estimation de l'exposition, caractérisation du risque et faisabilité d'une surveillance épidémiologique des pathologies liées à la surchloration dans la population générale.* InVS, mai 2007.

266 Coudray C, Rambeau M, Feillet-Coudray C et al. *Study of magnesium bioavailability from ten organic and inorganic Mg salts in Mg-depleted rats using a stable isotope approach.* Magnesium Research 2005;18(4):215-23.

267 Morris ME, LeRoy S, Sutton SC. *Absorption of magnesium from orally administered magnesium sulfate in man.* J Toxicol Clin Toxicol 1987;25(5):371-82.

268 Morris ME, Levy G. *Absorption of sulfate from orally administered magnesium sulfate in man.* J Toxicol Clin Toxicol 1983 Apr;20(2):107-14.

269 Roux S. *Biological effects of drinking-water mineral composition on calcium balance and bone remodelling markers.* J Nutr Health Aging 2004;8(5): 380-38.

270 Couzy F, Kastenmayer P, Vigo M, Clough J, Munoz-Box R, Barclay DV. *Calcium bioavailability from a calcium- and sulfate-rich mineral water, compared with milk, in young adult women. Am J Clin Nutr 1995 Dec;62(6):1239-44.*

271 Meunier PJ, Jenvrin C, Munoz F et al. *Consumption of a high calcium mineral water lowers biochemical indices of bone remodelling in postmenopausal women with low calcium intake.* Osteoporos Int 2005;16(10):1203-1209.

272 Kousa A, Moltchanova E, Viik-Kajander M et al. *Geochemistry of ground water and the incidence of acute myocardial infarction in Finland.* J Epidemiol Community Health 2004 Feb;58(2):136-9.

273 Joosten MM, Chiuve SE, Mukamal KJ et al. *Changes in alcohol consumption and subsequent risk of type 2 diabetes in men.*

Diabetes January 2011;60(1):74-79.

274 Magnus P, Bakke E, Hoff DA et al. *Controlling for high-density lipoprotein cholesterol does not affect the magnitude of the relationship between alcohol and coronary heart disease.* Circulation 2011 Nov 22;124(21):2296-302.

275 Scott IC, Tan R, Stahl D et al. *The protective effect of alcohol on developing rheumatoid arthritis: a systematic review and meta-analysis.* Rheumatology (Oxford) 2013 May;52(5):856-67.

276 de Lorgeril M, Salen P, Martin JL, Boucher F, de Leiris J. *Interactions of wine drinking with omega-3 fatty acids in patients with coronary heart disease: a fish-like effect of moderate wine drinking.* Am Heart J 2008 Jan;155(1):175-81.

277 Berg KM, Kunins HV, Jackson JL et al. *Association between alcohol consumption and both osteoporotic fracture and bone density.* Am J Med 2008 May;121(5):406-18.

278 Newcomb PA, Kampman E, Trentham-Dietz A et al. *Alcohol consumption before and after breast cancer diagnosis: associations with survival from breast cancer, cardiovascular disease, and other causes.* J Clin Oncol 2013Jun1;31(16):1939-46.

279 Mitrou PN, Kipnis V, Thiébaut AC et al. *Mediterranean dietary pattern and prediction of all-cause mortality in a US population: results from the NIH-AARP diet and health study.* Arch Intern Med 2007 Dec 10;167(22):2461-8.

280 Dudley R. *Fermenting fruit and the historical ecology of ethanol ingestion: is alcoholism in modern humans an evolutionary hangover?* Addiction 2002 Apr;97(4):381-8.

281 The INTERSALT Cooperative Research Group. *INTERSALT: An international study of electrolyte excretion and blood pressure: results for 24-hour urinary sodium and potassium excretion.* Br Med J 1988;297:319-28.

282 CFLHT. *Estimation du nombre des sujets traités pour une hypertension, un diabète ou une hyperlipidémie en France.* Étude FLAHS. 2002.

283 Frassetto LA, Morris RC Jr, Sellmeyer DE, Sebastian A. *Adverse effects of sodium chloride on bone in the aging human population resulting from habitual consumption of typical American diets.* J Nutr 2008 feb;138(2):419S-422S.

284 Larsen SC, Ängquist L, Sørensen TI, Heitmann BL. *24h urinary sodium excretion and subsequent change in weight, waist circumference and body composition.* PLoS One 2013 Jul 25;8(7):e69689.

285 Kleinewietfeld M, Manzel A, Titze J et al. *Sodium chloride drives autoimmune disease by the induction of pathogenic TH17 cells.* Nature 2013 Apr 25;496(7446):518-22.

286 Vollmer WM, Sacks FM, Ard J et al. *Effects of diet and sodium intake on blood pressure: subgroup analysis of the DASH-sodium trial.* Annals of Internal Medicine 2001 dec 18;135:1019-1028.

287 Capuccio FP, MacGregor GA. *Does potassium supplementation lower blood pressure? A meta-analysis of published trials.* J Hypertens 1991;9(5):465-473.

288 Rankinen T, Bouchard C. *Genetics of food intake and eating behavior phenotypes in humans.* Annu Rev Nutr 2006;26:413-34.

289 Tanaka T, Nqwa JS, van Rooij FJ et al. *Genome-wide meta-analysis of observational studies shows common genetic variants associated with macronutrient intake.* Am J Clin Nutr 2013 jun;97(6):1395-402.

290 Hotta Y, Nakamura H, Konishi M et al. *Fibroblast growth factor 21 regulates lipolysis in white adipose tissue but is not required for ketogenesis and triglyceride clearance in liver.* Endocrinology 2009 Oct;150(10):4625-33.

291 Izumiya Y, Bina HA, Ouchi N, Akasaki Y, Kharitonenkov A, Walsh K. *FGF21 is an Akt-regulated myokine.* FEBS Lett 2008 Nov 12;582(27):3805-10.

292 Yamada S, Buffinger N, DiMario J, Strohman RC. *Fibroblast growth factor is stored in fiber extracellular matrix and plays a role in regulating muscle hypertrophy.* Med Sci Sports Exerc 1989 Oct;21(5 Suppl):S173-80.

293 Scott W, Stevens J, Binder-Macleod SA. *Human skeletal muscle fiber type classifications.* Phys Ther 2001 nov;81:1810-1816.

294 Wang YX, Zhang CL, Yu RT et al. *Regulation of muscle fiber type and running endurance by PPARdelta.* PLoS Biol 2004 Oct;2(10):e294.

295 Hernelahti M, Tikkanen HO, Karjalainen J, Kujala UM. *Muscle fiber-type distribution as a predictor of blood pressure: a 19-year follow-up study.* Hypertension 2005 May;45(5):1019-23.

296 Tikkanen HO, Härkönen M, Näveri H et al. *Relationship of skeletal muscle fiber type to serum high density lipoprotein cholesterol and apolipoprotein A-I levels.* Atherosclerosis 1991 Sep;90(1):49-57.

297 Stuart CA, McCurry MP, Marino A et al. *Slow-twitch fiber proportion in skeletal muscle correlates with insulin responsiveness.* J Clin Endocrinol Metab 2013 May;98(5):2027-36.

298 Izumiya Y, Hopkins T, Morris C, et al. *Fast/Glycolytic muscle fiber growth reduces fat mass and improves metabolic parameters in obese mice.* Cell Metab 2008 Feb;7(2):159-72.

299 Nilwik R, Snijders T, Leenders M et al. *The decline in skeletal muscle mass with aging is mainly attributed to a reduction in type II muscle fiber size.* Exp Gerontol 2013 May;48(5):492-8.

300 Miller JC, Colagiuri S. *The carnivore connection: dietary carbohydrate in the evolution of NIDDM.* Diabetologia 1994 Dec;37(12):1280-6.

301 Qi Q, Chu AY, Kang JH et al. *Sugar-sweetened beverages and genetic risk of obesity.* N Engl J Med 2012 oct 11;367(15):1387-96.

302 Hu FB, Li TY, Colditz GA, Willett WC, Manson JE. *Television watching and other sedentary behaviors in relation to risk of obesity and type 2 diabetes mellitus in women.* JAMA 2003;289:1785-91.

303 Morandi A, Meyre D, Lobbens S et al. *Estimation of newborn risk for child or adolescent obesity: lessons from longitudinal birth cohorts.* PLoS One 2012;7(11):e49919.

304 Cordain L, Watkins BA, Florant GL et al. *Fatty acid analysis of wild ruminant tissues: evolutionary implications for reducing diet-related chronic disease.* Eur J Clin Nutr 2002 Mar;56(3):181-91.

305 Anderson KE. *Comparison of fatty acid, cholesterol, and vitamin A and E composition in eggs from hens housed in conventional cage and range production facilities.* Poult Sci 2011 Jul;90(7):1600-8.

306 Simopoulos AP. *Evolutionary aspects of diet and essential fatty acids.* World Rev Nutr Diet 2001;88:18-27.

307 Diamond J. *Evolution, consequences and future of plant and animal domestication.* Nature 2002;418:700-7.

308 Dupont J, White PJ, Johnston KM et al. *Food safety and health effects of canola oil.* J Am Coll Nutr 1989 Oct;8(5):360-75.

309 Maloney BK. *Palaeoecology and the origin of the coconut.* GeoJournal 1993 dec;31(4):355-362.

310 Zevallos VF, Ellis HJ, Šuligoj T, Herencia LI, Ciclitira PJ. *Variable activation of immune response by quinoa (Chenopodium quinoa Willd.*) prolamins in celiac disease. Am J Clin Nutr 2012 Aug;96(2):337-44.

311 Atillasoy EO, Kapetanakis A, Itzkowitz SH, Holt PR. *Amaranthin lectin binding in the rat colon: response to dietary manipulation.* Mt Sinai J Med 1998 Mar;65(2):146-53.

312 Langkilde NC, Orntoft TF. *A comparative study of peanut agglutinin and amaranthin binding to human urinary bladder tumor glycoproteins.* Scand J Urol Nephrol Suppl 1995;172:57-64.

313 He FJ, Nowson CA, Lucas M, MacGregor GA. *Increased consumption of fruit and vegetables is related to a reduced risk of coronary heart disease: metaanalysis of cohort studies.* J Hum Hypertens 2007;21(9):717-728.

314 Muraki I, Imamura F, Manson JE et al. *Fruit consumption and risk of type 2 diabetes: results from three prospective longitudinal cohort studies.* BMJ 2013 Aug 28;347:f5001.

315 Wu WH, Kang YP, Wang NH, Jou HJ, Wang TA. *Sesame ingestion affects sex hormones, antioxidant status, and blood lipids in postmenopausal women.* J Nutr 2006 may;136(5):1270-1275.

316 Shahidi F, Wanasundara PK. *Cyanogenic glycosides of flaxseeds. Antinutrients and phytochemicals in food.* American Chemical Society, 1997: 171-185.

317 Brooks JD, Ward WE, Lewis JE et al. *Supplementation with flaxseed alters estrogen metabolism in postmenopausal women to a greater extent than does supplementation with an equal amount of soy.* Am J Clin Nutr 2004;79(2):318-325.

318 Thompson LU, Chen JM, Li T, Strasser-Weippl K, Goss PE. *Dietary flaxseed alters tumor biological markers in postmenopausal breast cancer.* Clin Cancer Res 2005;11(10):3828-35.

319 Haggans CJ, Hutchins AM, Olson BA, Thomas W, Martini MC, Slavin JL.*Effect of flaxseed consumption on urinary estrogen metabolites in postmenopausal women.* Nutr Cancer 1999;33(2):188-95.

320 Cardozo LF, Boaventura GT, Brant LH, Pereira VA, Velarde LG, Chagas MA. *Prolonged consumption of flaxseed flour increases the 17β-estradiol hormone without causing adverse effects on the histomorphology of Wistar rats› penis.* Food Chem Toxicol 2012 Nov;50(11):4092-6.

321 McCann MJ, Gill CI, McGlynn H, Rowland IR. *Role of mammalian lignans in the prevention and treatment of prostate cancer.* Nutr Cancer 2005;52(1):1-14.

322 Kamat PS, Mittal N, Vuppu S, Mishra B. *A brief study on raw and soaked South Indian almonds, peanuts, resins and sauerkraut for nutritive value.* Science Journal of Agricultural Research and Management. March 2012, Volume 2012.

323 Lott JNA, Ockenden I, Raboy V, Batten GD. *Phytic acid and phosphorus in crop seeds and fruits: a global estimate.* Seed Science Research 2000;10:11-33.

324 Englund-Ögge L, Brantsæter AL, Haugen M et al. *Association between intake of artificially sweetened and sugar-sweetened beverages and preterm delivery: a large prospective cohort study.* Am J Clin Nutr 2012 sep;96(3):552-9.

325 Smith-Spangler C, Brandeau ML, Hunter GE et al. *Are organic foods safer or healthier than conventional alternatives? a systematic review.* Ann Intern Med 2012 Sep 4;157(5):348-66.

326 Linseisen J, Rohrmann S. *Biomarkers of dietary intake of flavonoids and phenolic acids for studying diet-cancer relationship in humans.* Eur J Nutr 2008 May;47(2):60-8.

327 Tabrez S, Priyadarshini M, Urooj M et al. *Cancer chemoprevention by polyphenols and their potential application as nanomedicine.* J Environ Sci Health C Environ Carcinog Ecotoxicol Rev. 2013;31(1):67-98.

328 Chong MF, Macdonald R, Lovegrove JA. *Fruit polyphenols and CVD risk: a review of human intervention studies.* Br J Nutr 2010 Oct;104 Suppl 3:S28-39.

329 Bouchard MF, Chevrier J, Harley KG et al. *Prenatal exposure to organophosphate pesticides and IQ in 7-year-old children.* Environ Health Perspect 2011 Aug;119(8):1189-95.

330 Bonwick G, Birch CS. *Antioxydants in fresh and frozen fruit and vegetables: impact study of varying storage conditions.* University of Chester.

331 Koehler P, Hartmann G, Wieser H, Rychlik M. *Changes of folates, dietary fiber, and proteins in wheat as affected by germination.* J Agric Food Chem 2007 Jun 13;55(12):4678-83.

332 Mancilha-Carvalho JJ, Crews DE. *Lipid profiles of Yanomamo Indians of Brazil.* Preventive Medicine, 1990 jan;19(1):66-75.

333 Rodriguez NR, DiMarco NM, Langley S, American Dietetic Association, Dietitians of Canada, American College of Sports Medicine, Nutrition and Athletic Performance. *Position of the American Dietetic Association, Dietitians of Canada, and the American College of Sports Medicine: Nutrition and athletic performance.* J Am Diet Assoc 2009 Mar;109(3):509-27.

334 Pikosky MA, Smith TJ, Grediagin A et al. *Increased protein maintains nitrogen balance during exercise-induced energy deficit.* Med Sci Sports Exerc 2008 Mar;40(3):505-12.

335 Jakobsen LH, Kondrup J, Zellner M, Tetens I, Roth E. *Effect of a high protein meat diet on muscle and cognitive functions: a randomised controlled dietary intervention trial in healthy men.* Clin Nutr 2011 Jun;30(3):303-11.

336 Gray JP. *A corrected ethnographic atlas.* World Cult J 1999;10: 24-85.

337 Cordain L, Miller JB, Eaton SB, Mann N, Holt SH, Speth JD. *Plant-animal subsistence ratios and macronutrient energy*

estimations in worldwide hunter-gatherer diets. Am J Clin Nutr 2000 Mar;71(3):682-92.

338 Santesso N, Akl EA, Bianchi M et al. *Effects of higher- versus lower-protein diets on health outcomes: a systematic review and meta-analysis.* Eur J Clin Nutr 2012 Jul;66(7):780-8.

339 Schwingshackl L, Hoffmann G. *Long-term effects of low-fat diets either low or high in protein on cardiovascular and metabolic risk factors: a systematic review and meta-analysis.* Nutr J 2013 Apr 15;12:48.

340 Frank H, Graf J, Amann-Gassner U et al. *Effect of short-term high-protein compared with normal-protein diets on renal hemodynamics and associated variables in healthy young men.* Am J Clin Nutr 2009 Dec;90(6):1509-16.

341 Martin WF, Armstrong LE, Rodriguez NR. *Dietary protein intake and renal function.* Nutr Metab (Lond) 2005 Sep 20;2:25.

342 Hiza HAB, Bente L. *Nutrient content of the U.S. food supply, 1909-2004: a summary report.* United States Department of Agriculture, 2007.

343 Scialla JJ, Anderson CA. *Dietary acid load: a novel nutritional target in chronic kidney disease? Adv Chronic Kidney Dis 2013 Mar;20(2):141-9.*

344 Jakobsen LH, Kondrup J, Zellner M, Tetens I, Roth E. *Effect of a high protein meat diet on muscle and cognitive functions: a randomised controlled dietary intervention trial in healthy men.* Clin Nutr 2011 Jun;30(3):303-11.

345 Kimball SR, Jefferson LS. *Regulation of protein synthesis by branched-chain amino acids.* Curr Opin Clin Nutr Metab Care 2001 Jan;4(1):39-43.

346 Bilsborough S, Mann N. *A review of issues of dietary protein intake in humans.* Int J Sport Nutr Exerc Metab 2006 Apr;16(2):129-52.

347 Ruiz JR, Ortega FB, Rodríguez G, Alkorta P, Labayen I. *Validity of resting energy expenditure predictive equations before and after an energy-restricted diet intervention in obese women.* PLoS One 2011;6(9):e23759.

348 Christensen B, Vendelbo MH, Krusenstjerna-Hafstrøm T et al. *Erythropoietin administration acutely stimulates resting energy expenditure in healthy young men.* J Appl Physiol 2012 Apr;112(7):1114-21.

349 Slinde F, Grönberg AM, Svantesson U, Hulthén L, Larsson S. *Energy expenditure in chronic obstructive pulmonary disease-evaluation of simple measures.* Eur J Clin Nutr 2011 Dec;65(12):1309-13.

350 de Jonge L, Zhao X, Mattingly MS, Zuber SM, Piaggi P, Csako G, Cizza G, NIDDK Sleep Extension Study Group. *Poor sleep quality and sleep apnea are associated with higher resting energy expenditure in obese individuals with short sleep duration.* J Clin Endocrinol Metab 2012 Aug;97(8):2881-9.

351 Smith MR, Fuchs V, Anderson EJ, Fallon MA, Manola J. *Measurement of body fat by dual-energy X-ray absorptiometry and bioimpedance analysis in men with prostate cancer.* Nutrition 2002 Jul-Aug;18(7-8):574-7.

352 Lukaski HC, Bolonchuk WW, Hall CB, Siders WA. *Validation of tetrapolar bioelectrical impedance method to assess human body composition.* J Appl Physiol (1985). 1986 Apr;60(4):1327-32.

353 Slinde F, Rossander-Hulthén L. *Bioelectrical impedance: effect of 3 identical meals on diurnal impedance variation and calculation of body composition.* Am J Clin Nutr 2001 Oct;74(4):474-8.

354 Abu Khaled M, McCutcheon MJ, Reddy S, Pearman PL, Hunter GR, Weinsier RL. *Electrical impedance in assessing human body composition: the BIA method.* Am J Clin Nutr 1988 May;47(5):789-92.

355 Yamaguchi CM, Faintuch J, Silva MM et al. *Interference of silicone breast implants on bioimpedance measurement of body fat.* Clinical Nutrition 2012 Aug;31(4):574-6.

356 Tchoukalova YD, Votruba SB, Tchkonia T, Giorgadze N, Kirkland JL, Jensen MD. *Regional differences in cellular mechanisms of adipose tissue gain with overfeeding.* Proc Natl Acad Sci USA 2010 Oct 19;107(42):18226-31.

357 Faust IM, Johnson PR, Stern JS, Hirsch J. *Diet-induced adipocyte number increase in adult rats: a new model of obesity.* Am J Physiol 1978 Sep;235(3):E279-86.

358 Hämäläinen EK, Adlercreutz H, Puska P, Pietinen P. *Decrease of serum total and free testosterone during a low-fat high-fibre diet.* J Steroid Biochem 1983 Mar;18(3):369-70.

359 Friedman JE, Neufer PD, Dohm GL. *Regulation of glycogen resynthesis following exercise. Dietary considerations.* Sports Med 1991 Apr;11(4):232-43.

360 Danforth WH. *Glycogen synthetase activity in skeletal muscle. Interconversion of two forms and control of glycogen synthesis.* J Biol Chem 1965 Feb;240:588-93.

361 Wycherley TP, Moran LJ, Clifton PM, Noakes M, Brinkworth GD. *Effects of energy-restricted high-protein, low-fat compared with standard-protein, low-fat diets: a meta-analysis of randomized controlled trials.* Am J Clin Nutr 2012 Dec;96(6):1281-98.

362 Dawson-Hughes B, Harris SS, Ceglia L. *Alkaline diets favor lean tissue mass in older adults.* Am J Clin Nutr 2008 March;87(3):662-665.

363 Welch AA, MacGregor AJ, Skinner J, Spector TD, Moayyeri A, Cassidy A. *A higher alkaline dietary load is associated with greater indexes of skeletal muscle mass in women.* Osteoporos Int 2013 Jun;24(6):1899-908.

364 Spaulding SW, Chopra IJ, Sherwin RS, Lyall SS. *Effect of caloric restriction and dietary composition of serum T3 and reverse T3 in man.* J Clin Endocrinol Metab 1976 Jan;42(1):197-200.

365 Serog P, Apfelbaum M, Autissier N, Baigts F, Brigant L, Ktorza A. *Effects of slimming and composition of diets on VO2 and thyroid hormones in healthy subjects.* Am J Clin Nutr 1982 Jan;35(1):24-35.

366 Widrick JJ, Costill DL, Fink WJ, Hickey MS, McConell GK, Tanaka H. *Carbohydrate feedings and exercise performance: effect of initial muscle glycogen concentration.* J Appl Physiol (1985) 1993 Jun;74(6):2998-3005.

367 Atherton PJ. *Is there an optimal time for warfighters to supplement with protein?* J Nutr 2013 Nov;143(11):1848S-1851S.

368 Beelen M, Koopman R, Gijsen AP et al. *Protein coingestion stimulates muscle protein synthesis during resistance-type exercise.* Am J Physiol Endocrinol Metab 2008 Jul;295(1):E70-7.

369 Lane AR, Duke JW, Hackney AC. *Influence of dietary carbohydrate intake on the free testosterone: cortisol ratio responses to short-term intensive exercise training.* Eur J Appl Physiol 2010 Apr;108(6):1125-31.

370 van Hamont D, Harvey CR, Massicotte D, Frew R, Peronnet F, Rehrer NJ. *Reduction in muscle glycogen and protein utilization with glucose feeding during exercise.* Int J Sport Nutr Exerc Metab 2005 Aug;15(4):350-65.

371 Howarth KR, Phillips SM, MacDonald MJ, Richards D, Moreau NA, Gibala MJ. *Effect of glycogen availability on human skeletal muscle protein turnover during exercise and recovery.* J Appl Physiol (1985) 2010 Aug;109(2):431-8.

372 Lambert CP, Flynn MG, Boone JB Jr, Michaud TJ, Rodriguez-Zayas J. *Effects of carbohydrate feeding on multiple-bout resistance exercise.* Journal of Strength & Conditioning Research 1991 Nov;5(4):192-197.

373 Judelson DA, Maresh CM, Farrell MJ et al. *Effect of hydration state on strength, power, and resistance exercise performance.* Med Sci Sports Exerc 2007 Oct;39(10):1817-24.

374 Levenhagen DK, Gresham JD, Carlson MG et al. *Postexercise nutrient intake timing in humans is critical to recovery of leg glucose and protein homeostasis.* American Journal of Physiology - Endocrinology and Metabolism. 2001 Jun;280:E982-E993.

375 Churchward-Venne TA, Burd NA, Phillips SM. *Nutritional regulation of muscle protein synthesis with resistance exercise: strategies to enhance anabolism.* Nutrition & Metabolism 2012, 9:40.

376 Aragon AA, Schoenfeld BJ. *Nutrient timing revisited: is there a post-exercise anabolic window?* Journal of the International Society of Sports Nutrition 2013;10:5.

377 Areta JL, Burke LM, Ross ML et al. *Timing and distribution of protein ingestion during prolonged recovery from resistance exercise alters myofibrillar protein synthesis.* J Physiol 2013 May 1;591(Pt 9):2319-31.

378 Jentjens R, Jeukendrup AE. *Determinants of post-exercise glycogen synthesis during short-term recovery.* Sports Med 2003;33(2):117-144.

379 CASEY A, SHORT AH, HULTMAN E, GREENHAFFT PL. *Glycogen resynthesis in human muscle fibre types following exercise-induced glycogen depletion.* Journal of Physiology 1995;483(1):265-271.

380 FIGUEIREDO VC, CAMERON-SMITH D. *Is carbohydrate needed to further stimulate muscle protein synthesis/hypertrophy following resistance exercise?* J Int Soc Sports Nutr 2013 Sep 25;10(1):42.

381 ØRTENBLAD N, WESTERBLAD H, NIELSEN J. *Muscle glycogen stores and fatigue.* J Physiol 2013 Sep 15;591(Pt 18):4405-13.

382 FOSTER GE, KOEHLE MS, DOMINELLI PB ET AL. *Pulmonary mechanics and gas exchange during exercise in Kenyan distance runners.* Med Sci Sports Exerc 2014 Apr;46(4):702-10.

383 MUKESHI M, THAIRU K. *Nutrition and body build: a Kenyan review.* World Review of Nutrition and Dietetics 1993;72:218-226.

384 CHRISTENSEN DL ET AL. *Food and macronutrient intake of male adolescent Kalenjin runners in Kenya.* British Journal of Nutrition 2002; 88(6):711-717.

385 ONYWERA VO, KIPLAMAI FK, BOIT MK, PITSILADIS YP. *Food and macronutrient intake of elite kenyan distance runners.* Int J Sport Nutr Exerc Metab 2004 Dec;14(6):709-19.

386 BEIS LY, WILLKOMM L, ROSS R ET AL. *Food and macronutrient intake of elite Ethiopian distance runners.* J Int Soc Sports Nutr 2011 May 19;8:7.

387 SOARES FL, DE OLIVEIRA MATOSO R ET AL. *Gluten-free diet reduces adiposity, inflammation and insulin resistance associated with the induction of PPAR-alpha and PPAR-gamma expression.* J Nutr Biochem 2013 Jun;24(6):1105-11.

388 LIVINGSTON JN, PURVIS BJ. *Effects of wheat germ agglutinin on insulin binding and insulin sensitivity of fat cells.* Am J Physiol 1980 Mar;238(3):E267-75.

389 CZECH MP, LYNN WS. *Stimulation of glucose metabolism by lectins in isolated white fat cells.* Biochim Biophys Acta 1973 Feb 28;297(2):368-77.

390 PEOPLES GE, MCLENNAN PL, HOWE PR, GROELLER H. *Fish oil reduces heart rate and oxygen consumption during exercise.* J Cardiovasc Pharmacol 2008 Dec;52(6):540-7.

391 BUCKLEY JD, BURGESS S, MURPHY KJ, HOWE PR. *DHA-rich fish oil lowers heart rate during submaximal exercise in elite Australian Rules footballers.* J Sci Med Sport 2009 Jul;12(4):503-7.

392 COUET C, DELARUE J, RITZ P, ANTOINE JM, LAMISSE F. *Effect of dietary fish oil on body fat mass and basal fat oxidation in healthy adults.* Int J Obes Relat Metab Disord 1997 Aug;21(8):637-43.

393 MUNRO IA, GARG ML. *Dietary supplementation with n-3 PUFA does not promote weight loss when combined with a very-low-energy diet.* Br J Nutr 2012 Oct 28;108(8):1466-74.

394 EVANS GH, SHIRREFFS SM, WATSON P, MAUGHAN RJ. *Gastric emptying rate and perceived hunger after rest and exercise in man.* Br J Sports Med 2010;44(14);i20-i21.

395 NEUFER PD, YOUNG AJ, SAWKA MN. *Gastric emptying during exercise: effects of heat stress and hypohydration.* Eur J Appl Physiol 1989;58:433-439.

396 REHRER NJ, BECKERS EJ, BROUNS F, HOOR FT, SARIS WH. *Effects of dehydration on gastric emptying and gastrointestinal distress while running.* Med Sci Sports Exerc 1990;22:790-795.

397 MITCHELL JB, VOSS KW. *The influence of volume on gastric emptying and fluid balance during prolonged exercise.* Med Sci Sports Exerc 1991;23:314-319.

398 NOAKES TD, REHRER NJ, MAUGHAN RJ. *The importance of volume in regulating gastric emptying.* Med Sci Sports Exerc 1991;23:307-313.

399 COYLE EF. *Carbohydrate supplementation during exercise.* J Nutr 1992 Mar;122(3 Suppl):788-95.

400 BLOMSTRAND E, HASSMÉN P, EKBLOM B, NEWSHOLME EA. *Administration of branched-chain amino acids during sustained exercise – effects on performance and on plasma concentration of some amino acids.* Eur J Appl Physiol Occup Physiol 1991;63(2):83-8.

401 GUALANO AB, BOZZA T, LOPES DE CAMPOS P ET AL. *Branched-chain amino acids supplementation enhances exercise capacity and lipid oxidation during endurance exercise after muscle glycogen depletion.* J Sports Med Phys Fitness 2011 Mar;51(1):82-8.

402 BLOMSTRAND E, HASSMÉN P, EK S, EKBLOM B, NEWSHOLME EA. *Influence of ingesting a solution of branched-chain amino acids on perceived exertion during exercise.* Acta Physiol Scand 1997 Jan;159(1):41-9.

403 FERGUSON-STEGALL L, MCCLEAVE EL, DING Z ET AL. *The effect of a low carbohydrate beverage with added protein on cycling endurance performance in trained athletes.* J Strength Cond Res 2010 Oct;24(10):2577-86.

404 MOORE LJ, MIDGLEY A, VINCE R, MCNAUGHTON LR. *The effects of low and high glycemic index 24-h recovery diets on cycling time trial performance.* J Sports Med Phys Fitness 2011 Jun;51(2):233-40.

405 ANDERSSON B, LEKSELL LG, RUNDGREN M. *Regulation of water intake.* Annu Rev Nutr 1982;2:73-89.

406 MCKINLEY MJ, JOHNSON AK. *The physiological regulation of thirst and fluid intake.* News Physiol Sci 2004 Feb;19:1-6.

407 NOAKES TD, ADAMS BA, MYBURGH KH, GREEFF C, LOTZ T, NATHAN M. *The danger of an inadequate water intake during prolonged exercise. A novel concept re-visited.* Eur J Appl Physiol Occup Physiol 1988;57(2):210-9.

408 DUGAS JP, OOSTHUIZEN U, TUCKER R, NOAKES TD. *Rates of fluid ingestion alter pacing but not thermoregulatory responses during prolonged exercise in hot and humid conditions with appropriate convective cooling.* Eur J Appl Physiol 2009 Jan;105(1):69-80.

409 GOULET ED. *Effect of exercise-induced dehydration on endurance performance: evaluating the impact of exercise protocols on outcomes using a meta-analytic procedure.* Br J Sports Med 2013 Jul;47(11):679-86.

410 ZOUHAL H, GROUSSARD C, MINTER G ET AL. *Inverse relationship between percentage body weight change and finishing time in 643 forty-two-kilometre marathon runners.* Br J Sports Med 2011 Nov;45(14):1101-5.

411 BEIS LY, WRIGHT-WHYTE M, FUDGE B, NOAKES T, PITSILADIS YP. *Drinking behaviors of elite male runners during marathon competition.* Clin J Sport Med 2012 May;22(3):254-61.

412 SHARWOOD KA, COLLINS M, GOEDECKE JH, WILSON G, NOAKES TD. *Weight changes, medical complications, and performance during an Ironman triathlon.* Br J Sports Med 2004 Dec;38(6):718-24.

413 KAO WF, SHYU CL, YANG XW ET AL. *Athletic performance and serial weight changes during 12- and 24-hour ultra-marathons.* Clin J Sport Med 2008 Mar;18(2):155-8.

414 NOAKES TD. *Is drinking to thirst optimum?* Ann Nutr Metab 2010;57(2):9-17.

415 SPIGT M, WEERKAMP N, TROOST J, VAN SCHAYCK CP, KNOTTNERUS JA. *A randomized trial on the effects of regular water intake in patients with recurrent headaches.* Fam Pract 2012 Aug;29(4):370-5.

416 NOAKES TD. *Commentary: role of hydration in health and exercise.* BMJ 2012;345:e4171.

417 PETERLIK M, GRANT WB, CROSS HS. *Calcium, vitamin D and cancer.* Anticancer Res 2009 Sep;29(9):3687-98.

418 HOLICK MF. *Environmental factors that influence the cutaneous production of vitamin D.* Am J Clin Nutr 1995;61(3):638S-645S

419 YOUNG AR. *Some light on the photobiology of vitamin D.* J Invest Dermatol 2010 Feb;130(2):346-8.

420 VERNAY M ET AL. *Vitamin D status in the French adult population: the French Nutrition and Health Survey (ENNS, 2006-2007).* Usen, invs, Avril 2012.

421 ALOIA JF, DHALIWAL R, SHIEH A ET AL. *Vitamin D supplementation increases calcium absorption without a threshold effect.* Am J Clin Nutr 2014 Mar;99(3):624-31.

422 HARDWICK LL, JONES MR, BRAUTBAR N, LEE DB. *Magnesium absorption: mechanisms and the influence of vitamin D, calcium and phosphate.* J Nutr 1991 Jan;121(1):13-23.

423 KONG J, ZHANG Z, MUSCH MW ET AL. *Novel role of the vitamin D receptor in maintaining the integrity of the intestinal mucosal barrier.* Am J Physiol Gastrointest Liver Physiol 2008 Jan;294(1):G208-16.

424 CHIRAYATH MV, GAJDZIK L, HULLA W, GRAF J, CROSS HS, PETERLIK M. *Vitamin D increases tight-junction conductance and paracellular*

Ca2+ transport in Caco-2 cell cultures. Am J Physiol 1998 Feb;274(2 Pt 1):G389-96.

425 Zhao H, Zhang H, Wu H et al. *Protective role of 1,25(OH)2 vitamin D3 in the mucosal injury and epithelial barrier disruption in DSS-induced acute colitis in mice.* BMC Gastroenterol 2012 May 30;12:57.

426 Prietl B, Treiber G, Mader JK et al. *High-dose cholecalciferol supplementation significantly increases peripheral CD4+ Tregs in healthy adults without negatively affecting the frequency of other immune cells.* Eur J Nutr 2014 Apr;53(3):751-9.

427 Tran B, Armstrong BK, Ebeling PR et al. *Effect of vitamin D supplementation on antibiotic use: a randomized controlled trial.* Am J Clin Nutr 2014 Jan;99(1):156-61.

428 Salle B, Duhamel JF. *Statut vitaminique, rôle extra-osseux et besoins quotidiens en vitamine D : rapport, conclusions et recommandations.* Académie nationale de médecine, 29 mai 2012.

429 Drincic AT, Armas LA, Van Diest EE, Heaney RP. *Volumetric dilution, rather than sequestration best explains the low vitamin D status of obesity.* Obesity (Silver Spring) 2012 Jul;20(7):1444-8.

430 Vieth R. *Vitamin D supplementation, 25-hydroxyvitamin D concentrations, and safety.* Am J Clin Nutr 1999 May;69(5):842-56.

431 Heaney RP. *Vitamin D: criteria for safety and efficacy.* Nutr Rev 2008 Oct;66(10 Suppl 2):S178-81.

432 Hollis BW. *Circulating 25-hydroxyvitamin D levels indicative of vitamin D sufficiency: implications for establishing a new effective dietary intake recommendation for vitamin D.* J Nutr 2005;135(2):317-322.

433 Drouin G, Godin JR, Pagé B. *The genetics of vitamin C loss in vertebrates.* Curr Genomics 2011 August;12(5):371-378.

434 Douglas RM, Hemilä H, Chalker E. *Vitamin C for preventing and treating the common cold.* Cochrane Database of Systematic Reviews 2013;1:CD000980.

435 Sørensen LT, Toft BG, Rygaard J et al. *Effect of smoking, smoking cessation, and nicotine patch on wound dimension, vitamin C, and systemic markers of collagen metabolism.* Surgery 2010 Nov;148(5):982-90.

436 Stadler N, Eggermann J, Vöö S, Kranz A, Waltenberger J. *Smoking-induced monocyte dysfunction is reversed by vitamin C supplementation in vivo.* Arterioscler Thromb Vasc Biol 2007 Jan;27(1):120-6.

437 Katayama Y, Shige H, Yamamoto A, Hirata F, Yasuda H. *Oral vitamin C ameliorates smoking-induced arterial wall stiffness in healthy volunteers.* J Atheroscler Thromb 2004;11(6):354-7.

438 Frei B, Birlouez-Aragon I, Lykkesfeldt J. *Authors' perspective: What is the optimum intake of vitamin C in humans?* Crit Rev Food Sci Nutr 2012;52(9):815-29.

439 Milton K. *Micronutrient intakes of wild primates: are humans different?* Comp Biochem Physiol A Mol Integr Physiol 2003 Sep;136(1):47-59.

440 Wu XW, Lee CC, Muzny DM, Caskey CT. *Urate oxidase: primary structure and evolutionary implications.* Proc Natl Acad Sci USA 1989 Dec;86(23):9412-6.

441 Maxwell SR, Thomason H, Sandler D et al. *Antioxidant status in patients with uncomplicated insulin-dependent and non-insulin-dependent diabetes mellitus.* Eur J Clin Invest 1997 Jun;27(6):484-90.

442 Proctor P. *Similar functions of uric acid and ascorbate in man?* Nature 1970 Nov 28;228(5274):868.

443 Juraschek SP, Miller ER 3rd, Gelber AC. *Effect of oral vitamin C supplementation on serum uric acid: a meta-analysis of randomized controlled trials.* Arthritis Care Res (Hoboken) 2011 Sep;63(9):1295-306.

444 Cabanillas F. *Vitamin C and cancer: what can we conclude – 1,609 patients and 33 years later?* P R Health Sci J 2010 Sep;29(3):215-7.

445 Mikirova N, Casciari J, Rogers A, Taylor P. *Effect of high-dose intravenous vitamin C on inflammation in cancer patients.* J Transl Med 2012 Sep 11;10:189.

446 Carr AC, Vissers MC, Cook J. *Relief from cancer chemotherapy side effects with pharmacologic vitamin C.* N Z Med J 2014 Jan

24;127(1388):66-70.

447 Mikirova N, Casciari J, Riordan N, Hunninghake R. *Clinical experience with intravenous administration of ascorbic acid: achievable levels in blood for different states of inflammation and disease in cancer patients.* Journal of Translational Medicine 2013;11:191.

448 Moertel CG, Fleming TR, Creagan ET, Rubin J, O'Connell MJ, Ames MM. *High-dose vitamin C versus placebo in the treatment of patients with advanced cancer who have had no prior chemotherapy. A randomized double-blind comparison.* N Engl J Med 1985 Jan 17;312(3):137-41.

449 Rautiainen S, Ejdervik Lindblad B, Morgenstern R, Wolk A. *Vitamin C supplements and the risk of age-related cataract: a population-based prospective cohort study in women.* Am J Clin Nutr 2010;91(2): 487-493.

450 Zheng Selin J, Rautiainen S, Lindblad BE, Morgenstern R, Wolk A. *High-dose supplements of vitamins C and E, low-dose multivitamins, and the risk of age-related cataract: a population-based prospective cohort study of men.* Am J Epidemiol 2013 Mar 15;177(6):548-55.

451 Paulsen G, Cumming K, Holden G et al. *Vitamin C and E supplementation hampers cellular adaptation to endurance training in humans: a double-blind randomized controlled trial.* J Physiol February 2014 Apr15;592(Pt8):1887-901.

452 Draeger CL, Naves A, Marques N et al. *Controversies of antioxidant vitamins supplementation in exercise: ergogenic or ergolytic effects in humans?* J Int Soc Sports Nutr 2014;11(1):4.

453 Carr AC, Bozonet SM, Vissers MC. *A Randomised cross-over pharmacokinetic bioavailability study of synthetic versus kiwifruit-derived vitamin C.* Nutrients 2013;5(11):4451-4461.

454 Carr AC, Vissers MC. *Synthetic or food-derived vitamin C – are they equally bioavailable?* Nutrients 2013 Oct 28;5(11):4284-304.

455 Eastoe JE. *The amino acid composition of mammalian collagen and gelatin.* Biochem J 1955 December; 61(4):589-600.

456 Meléndez-Hevia E, De Paz-Lugo P, Cornish-Bowden A, Cárdenas ML. *A weak link in metabolism: the metabolic capacity for glycine biosynthesis does not satisfy the need for collagen synthesis.* J Biosci 2009 Dec;34(6):853-72.

457 Brind J, Malloy V, Augie I et al. *Dietary glycine supplementation mimics lifespan extension by dietary methionine restriction in Fisher 344 rats.* The FASEB Journal 2011;25:528.2.

458 Bannai M, Kawai N. *New therapeutic strategy for amino acid medicine: glycine improves the quality of sleep.* J Pharmacol Sci 2012;118(2):145-8.

459 Yamadera W, Inagawa K, Chiba S, Bannai M, Takahashi M, Nakayama, K. *Glycine ingestion improves subjective sleep quality in human volunteers, correlating with polysomnographic changes.* Sleep and Biological Rhythms, 2007;5:126-131.

460 Bannai M, Kawai N, Ono K, Nakahara K, Murakami N. *The effects of glycine on subjective daytime performance in partially sleep-restricted healthy volunteers.* Front Neurol 2012 Apr 18;3:61.

461 Gannon MC, Nuttall JA, Nuttall FQ. *The metabolic response to ingested glycine.* Am J Clin Nutr 2002;76(6):1302-1307.

462 Chaikelis AS. *The effect of glycocoll (glycine) ingestion upon the growth, strength and creatinine-creatine excretion in man.* American Journal of Physiology. 1941;132:578-587.

463 Ham DJ, Murphy KT, Chee A, Lynch GS, Koopman R. *Glycine administration attenuates skeletal muscle wasting in a mouse model of cancer cachexia.* Clinical Nutrition June 2014;33(3):448-458.

464 Lustgarten MS, Price LL, Phillips EM, Fielding RA. *Serum glycine is associated with regional body fat and insulin resistance in functionally-limited older adults.* PLoS One 2013;8(12):e84034.

465 Dr. de Paz Lugo P. Cellular Metabolism Institute La Laguna (Tenerife).

466 Sekhar RV, Patel SG, Guthikonda AP et al. *Deficient synthesis of glutathione underlies oxidative stress in aging and can be corrected by dietary cysteine and glycine supplementation.* Am J Clin Nutr 2011 Sep;94(3):847-53.

467 Sekhar RV, McKay SV, Patel SG et al. *Glutathione synthesis is diminished in patients with uncontrolled diabetes and restored by*

dietary supplementation with cysteine and glycine. Diabetes Care 2011 Jan;34(1):162-7.

468 Foster M, Chu A, Petocz P, Samman S. *Effect of vegetarian diets on zinc status: a systematic review and meta-analysis of studies in humans.* J Sci Food Agric 2013 Aug 15;93(10):2362-71.

469 Kilic M. *Effect of fatiguing bicycle exercise on thyroid hormone and testosterone levels in sedentary males supplemented with oral zinc.* Neuro Endocrinol Lett 2007 Oct;28(5):681-5.

470 Capdor J, Foster M, Petocz P, Samman S. *Zinc and glycemic control: a meta-analysis of randomised placebo controlled supplementation trials in humans.* J Trace Elem Med Biol 2013 Apr;27(2):137-42.

471 Wang L, Zhang J, Wang J, He W, Huang H. *Effects of high-intensity training and resumed training on macroelement and microelement of elite basketball athletes.* Biol Trace Elem Res 2012 Nov;149(2):148-54.

472 Brown KH, Wessells KR, Hess SY. *Zinc bioavailability from zinc-fortified foods.* Int J Vitam Nutr Res 2007 May;77(3):174-81.

473 Wegmüller R, Tay F, Zeder C, Brnic M, Hurrell RF. *Zinc absorption by young adults from supplemental zinc citrate is comparable with that from zinc gluconate and higher than from zinc oxide.* J Nutr 2014 Feb;144(2):132-6.

474 Barrie SA, Wright JV, Pizzorno JE, Kutter E, Barron PC. *Comparative absorption of zinc picolinate, zinc citrate and zinc gluconate in humans.* Agents Actions 1987 Jun;21(1-2):223-8.

475 Weinberg R, Gould D. *Foundations of sport and exercise psychology.* Human kinetics, 2003.

476 Wilson GJ. *The effects of external rewards on intrinsic motivation.* The Journal of Hyperplasia Research 2006;6.

477 Jones MV. *Controlling emotions in sport.* The Sport Psychologist 2003;17:471-486.

478 http://www.julienvenesson.fr/le-complement-alimentaire-oxyelite-pro-serait-gravement-toxique/

479 http://www.wada-ama.org

480 Fryburg DA. *NG-monomethyl-L-arginine inhibits the blood flow but not the insulin-like response of forearm muscle to IGF-I: possible role of nitric oxide in muscle protein synthesis.* J Clin Invest 1996 Mar 1;97(5):1319-28.

481 Sheffield-Moore M, Wiktorowicz JE, Soman KV et al. *Sildenafil increases muscle protein synthesis and reduces muscle fatigue.* Clin Transl Sci 2013 Dec;6(6):463-8.

482 Tang JE, Lysecki PJ, Manolakos JJ et al. *Bolus arginine supplementation affects neither muscle blood flow nor muscle protein synthesis in young men at rest or after resistance exercise.* J Nutr 2010;141(2):195-200.

483 Liu TH, Wu CL, Chiang CW, Lo YW, Tseng HF, Chang CK. *No effect of short-term arginine supplementation on nitric oxide production, metabolism and performance in intermittent exercise in athletes.* J Nutr Biochem 2009 Jun;20(6):462-8.

484 Bailey SJ, Winyard PG, Vanhatalo A et al. *Acute L-arginine supplementation reduces the O2 cost of moderate-intensity exercise and enhances high-intensity exercise tolerance.* J Appl Physiol (1985)2010 Nov ;109(5):1394-403.

485 Schwedhelm E, Maas R, Freese R et al. *Pharmacokinetic and pharmacodynamic properties of oral L-citrulline and L-arginine: impact on nitric oxide metabolism.* Br J Clin Pharmacol 2008 Jan;65(1):51-9.

486 Flam BR, Eichler DC, Solomonson LP. *Endothelial nitric oxide production is tightly coupled to the citrulline-NO cycle.* Nitric Oxide 2007 Nov-Dec;17(3-4):115-21.

487 Shimomura Y, Yamamoto Y, Bajotto G et al. *Nutraceutical effects of branched-chain amino acids on skeletal muscle.* J Nutr February 2006;136(2):529S-532S.

488 Shimomura Y, Inaguma A, Watanabe S et al. *Branched-chain amino acid supplementation before squat exercise and delayed-onset muscle soreness.* Int J Sport Nutr Exerc Metab 2010 Jun;20(3):236-44.

489 Gualano AB, Bozza T, Lopes De Campos P et al. *Branched-chain amino acids supplementation enhances exercise capacity and lipid oxidation during endurance exercise after muscle glycogen depletion.* J Sports Med Phys Fitness 2011 Mar;51(1):82-8.

490 Blomstrand E, Hassmén P, Ek S, Ekblom B, Newsholme EA. *Influence of ingesting a solution of branched-chain amino acids on*

perceived exertion during exercise. Acta Physiol Scand 1997 Jan;159(1):41-9.

491 Everaert I, Taes Y, De Heer E et al. *Low plasma carnosinase activity promotes carnosinemia after carnosine ingestion in humans.* Am J Physiol Renal Physiol 2012 Jun 15;302(12):F1537-44.

492 Gardner ML, Illingworth KM, Kelleher J, Wood D. *Intestinal absorption of the intact peptide carnosine in man, and comparison with intestinal permeability to lactulose.* J Physiol 1991 Aug;439:411-22.

493 Stellingwerff T, Decombaz J, Harris RC, Boesch C. *Optimizing human in vivo dosing and delivery of β-alanine supplements for muscle carnosine synthesis.* Amino Acids 2012 Jul;43(1):57-65.

494 Hobson RM, Saunders B, Ball G, Harris RC, Sale C. *Effects of β-alanine supplementation on exercise performance: a meta-analysis.* Amino Acids 2012 Jul;43(1):25-37.

495 Baguet A, Bourgois J, Vanhee L, Achten E, Derave W. *Important role of muscle carnosine in rowing performance.* J Appl Physiol (1985) 2010 Oct;109(4):1096-101.

496 Kern BD, Robinson TL. *Effects of β-alanine supplementation on performance and body composition in collegiate wrestlers and football players.* J Strength Cond Res 2011 Jul;25(7):1804-15.

497 Hoffman JR, Ratamess NA, Faigenbaum AD et al. *Short-duration beta-alanine supplementation increases training volume and reduces subjective feelings of fatigue in college football players.* Nutr Res 2008 Jan;28(1):31-5.

498 Hipkiss AR, Michaelis J, Syrris P. *Non-enzymatic glycosylation of the dipeptide L-carnosine, a potential anti-protein-cross-linking agent.* FEBS Lett 1995 Aug 28;371(1):81-5.

499 Wang AM, Ma C, Xie ZH, Shen F. *Use of carnosine as a natural anti-senescence drug for human beings.* Biochemistry (Mosc) 2000 Jul;65(7):869-71.

500 Hipkiss AR. *On the enigma of carnosine's anti-ageing actions.* Exp Gerontol 2009 Apr;44(4):237-42.

501 Davinelli S, Di Marco R, Bracale R, Quattrone A, Zella D, Scapagnini G. *Synergistic effect of L-Carnosine and EGCG in the prevention of physiological brain aging.* Curr Pharm Des 2013;19(15):2722-7.

502 Zoeller RF, Stout JR, O'Kroy JA, Torok DJ, Mielke M. *Effects of 28 days of beta-alanine and creatine monohydrate supplementation on aerobic power, ventilatory and lactate thresholds, and time to exhaustion.* Amino Acids 2007 Sep;33(3):505-10.

503 Peart DJ, Siegler JC, Vince RV. *Practical recommendations for coaches and athletes: a meta-analysis of sodium bicarbonate use for athletic performance.* J Strength Cond Res 2012 Jul;26(7):1975-83.

504 McNaughton LR, Siegler J, Midgley A. *Ergogenic effects of sodium bicarbonate.* Curr Sports Med Rep 2008 Jul-Aug;7(4):230-6.

505 Schneiker KT, Bishop D, Dawson B, Hackett LP. *Effects of caffeine on prolonged intermittent-sprint ability in team-sport athletes.* Med Sci Sports Exerc 2006 Mar;38(3):578-85.

506 Paton CD, Lowe T, Irvine A. *Caffeinated chewing gum increases repeated sprint performance and augments increases in testosterone in competitive cyclists.* Eur J Appl Physiol 2010 Dec;110(6):1243-50.

507 Pontifex KJ, Wallman KE, Dawson BT, Goodman C. *Effects of caffeine on repeated sprint ability, reactive agility time, sleep and next day performance.* J Sports Med Phys Fitness 2010 Dec;50(4):455-64.

508 Carr AJ, Gore CJ, Dawson B. *Induced alkalosis and caffeine supplementation: effects on 2,000-m rowing performance.* Int J Sport Nutr Exerc Metab 2011 Oct;21(5):357-64.

509 Mora-Rodríguez R, García Pallarés J, López-Samanes Á, Ortega JF, Fernández-Elías VE. *Caffeine ingestion reverses the circadian rhythm effects on neuromuscular performance in highly resistance-trained men.* PLoS One 2012;7(4):e33807.

510 Cook C, Beaven CM, Kilduff LP, Drawer S. *Acute caffeine ingestion's increase of voluntarily chosen resistance-training load after limited sleep.* Int J Sport Nutr Exerc Metab 2012 Jun;22(3):157-64.

511 Ganio MS, Johnson EC, Klau JF et al. *Effect of ambient temperature on caffeine ergogenicity during endurance exercise.* Eur J

Appl Physiol 2011 Jun;111(6):1135-46.

512 Norager CB, Jensen MB, Weimann A, Madsen MR. *Metabolic effects of caffeine ingestion and physical work in 75-year old citizens. A randomized, double-blind, placebo-controlled, cross-over study.* Clin Endocrinol (Oxf) 2006 Aug;65(2):223-8.

513 Astrup A, Toubro S, Cannon S, Hein P, Breum L, Madsen J. *Caffeine: a double-blind, placebo-controlled study of its thermogenic, metabolic, and cardiovascular effects in healthy volunteers.* Am J Clin Nutr 1990 May;51(5):759-67.

514 Womack CJ, Saunders MJ, Bechtel MK et al. *The influence of a CYP1A2 polymorphism on the ergogenic effects of caffeine.* J Int Soc Sports Nutr 2012 Mar 15;9(1):7.

515 Freedman ND et al. *Association of coffee drinking with total and cause-specific mortality.* N Engl J Med 2012;366:1891-1904.

516 Del Coso J, Salinero JJ, González-Millán C, Abián-Vicén J, Pérez-González B. *Dose response effects of a caffeine-containing energy drink on muscle performance: a repeated measures design.* J Int Soc Sports Nutr 2012 May 8;9(1):21.

517 Archna S, Jaspal SS. *The effect of different dosages of caffeine on isometric strength and isometric endurance.* Journal of Exercise Physiology 2008 Dec;11(6).

518 Pelchovitz DJ, Goldberger JJ. *Caffeine and cardiac arrhythmias: a review of the evidence.* Am J Med 2011 Apr;124(4):284-9.

519 Bahri S, Curis E, El Wafi FZ et al. *Mechanisms and kinetics of citrulline uptake in a model of human intestinal epithelial cells.* Clin Nutr 2008 Dec;27(6):872-80.

520 Sureda A, Cordova A, Ferrer MD et al. *Effects of L-citrulline oral supplementation on polymorphonuclear neutrophils oxidative burst and nitric oxide production after exercise.* Free Radic Res 2009 Sep;43(9):828-35.

521 Ochiai M, Hayashi T, Morita M et al. *Short-term effects of L-citrulline supplementation on arterial stiffness in middle-aged men.* Int J Cardiol 2012 Mar 8;155(2):257-61.

522 Cormio L, De Siati M, Lorusso F et al. *Oral L-citrulline supplementation improves erection hardness in men with mild erectile dysfunction.* Urology 2011 Jan;77(1):119-22.

523 Pérez-Guisado J, Jakeman PM. *Citrulline malate enhances athletic anaerobic performance and relieves muscle soreness.* J Strength Cond Res 2010 May;24(5):1215-22.

524 Hickner RC, Tanner CJ, Evans CA et al. *L-citrulline reduces time to exhaustion and insulin response to a graded exercise test.* Med Sci Sports Exerc 2006 Apr;38(4):660-6.

525 Sureda A, Córdova A, Ferrer MD, Pérez G, Tur JA, Pons A. *L-citrulline-malate influence over branched chain amino acid utilization during exercise.* Eur J Appl Physiol 2010 Sep;110(2):341-51.

526 Kreider RB. *Effects of creatine supplementation on performance and training adaptations.* Mol Cell Biochem 2003 Feb;244(1-2):89-94.

527 Rawson ES, Volek JS. *Effects of creatine supplementation and resistance training on muscle strength and weightlifting performance.* J Strength Cond Res 2003 Nov;17(4):822-31.

528 Benton D, Donohoe R. *The influence of creatine supplementation on the cognitive functioning of vegetarians and omnivores.* Br J Nutr 2011 Apr;105(7):1100-5.

529 Rae C, Digney AL, McEwan SR, Bates TC. *Oral creatine monohydrate supplementation improves brain performance: a double-blind, placebo-controlled, cross-over trial.* Proc Biol Sci 2003 Oct 22;270(1529):2147-50.

530 Gualano B, de Salles Painelli V, Roschel H et al. *Creatine supplementation does not impair kidney function in type 2 diabetic patients: a randomized, double-blind, placebo-controlled, clinical trial.* Eur J Appl Physiol 2011 May;111(5):749-56.

531 Cancela P, Ohanian C, Cuitiño E, Hackney AC. *Creatine supplementation does not affect clinical health markers in football players.* Br J Sports Med 2008 Sep;42(9):731-5.

532 Gualano B, Ugrinowitsch C, Novaes RB et al. *Effects of creatine supplementation on renal function: a randomized, double-blind, placebo-controlled clinical trial.* Eur J Appl Physiol 2008 May;103(1):33-40.

533 Groeneveld GJ, Beijer C, Veldink JH, Kalmijn S, Wokke JH, van den Berg LH. *Few adverse effects of long-term creatine supplementation in a placebo-controlled trial.* Int J Sports Med 2005 May;26(4):307-13.

534 Gualano B, Ferreira DC, Sapienza MT, Seguro AC, Lancha AH Jr. *Effect of short-term high-dose creatine supplementation on measured GFR in a young man with a single kidney.* Am J Kidney Dis 2010 Mar;55(3):e7-9.

535 Bemben MG, Lamont HS. *Creatine supplementation and exercise performance: recent findings.* Sports Med 2005;35(2):107-25.

536 McCall W, Persky AM. *Pharmacokinetics of creatine.* Subcell Biochem 2007;46:261-73.

537 Jäger R, Purpura M, Shao A, Inoue T, Kreider RB. *Analysis of the efficacy, safety, and regulatory status of novel forms of creatine.* Amino Acids 2011 May;40(5):1369-83.

538 Persky AM, Müller M, Derendorf H, Grant M, Brazeau GA, Hochhaus G. *Single- and multiple-dose pharmacokinetics of oral creatine.* J Clin Pharmacol 2003 Jan;43(1):29-37.

539 Ren HT, Han CM, Li Y. *A meta-analysis of trials using the intention-to-treat principle for glutamine supplementation in critically ill patients with burns.* Burns 2013 Nov;39(7):1493-4.

540 Millward DJ, Jepson MM, Omer A. *Muscle glutamine concentration and protein turnover in vivo in malnutrition and in endotoxemia.* Metabolism 1989 Aug;38(8 Suppl 1):6-13.

541 Zhou X, Thompson JR. *Regulation of protein turnover by glutamine in heat-shocked skeletal myotubes.* Biochim Biophys Acta. 1997 Jun 27;1357(2):234-42.

542 Souba WW. *Glutamine: a key substrate for the splanchnic bed.* Annu Rev Nutr 1991;11:285-308.

543 Candow DG, Chilibeck PD, Burke DG, Davison KS, Smith-Palmer T. *Effect of glutamine supplementation combined with resistance training in young adults.* Eur J Appl Physiol 2001 Dec;86(2):142-9.

544 Van Koevering M, Nissen S. *Oxidation of leucine and alpha-ketoisocaproate to beta-hydroxy-beta-methylbutyrate in vivo.* Am J Physiol 1992 Jan;262(1 Pt 1):E27-31.

545 Zanchi NE, Nicastro H, Lancha AH Jr. *Potential antiproteolytic effects of L-leucine: observations of in vitro and in vivo studies.* Nutr Metab (Lond) 2008 Jul 17;5:20.

546 Kreider RB, Ferreira M, Wilson M, Almada AL. *Effects of calcium beta-hydroxy-beta-methylbutyrate (HMB) supplementation during resistance-training on markers of catabolism, body composition and strength.* Int J Sports Med 1999 Nov;20(8):503-9.

547 Portal S, Zadik Z, Rabinowitz J et al. *The effect of HMB supplementation on body composition, fitness, hormonal and inflammatory mediators in elite adolescent volleyball players: a prospective randomized, double-blind, placebo-controlled study.* Eur J Appl Physiol 2011 Sep;111(9):2261-9.

548 Slater G, Jenkins D, Logan P et al. *Beta-hydroxy-beta-methylbutyrate (HMB) supplementation does not affect changes in strength or body composition during resistance training in trained men.* Int J Sport Nutr Exerc Metab 2001 Sep;11(3):384-96.

549 Wilson JM, Lowery RP, Joy JM et al. *β-Hydroxy-β-methylbutyrate free acid reduces markers of exercise-induced muscle damage and improves recovery in resistance-trained men.* Br J Nutr 2013 Aug 28;110(3):538-44.

550 Vukovich MD, Stubbs NB, Bohlken RM. *Body composition in 70-year-old adults responds to dietary beta-hydroxy-beta-methylbutyrate similarly to that of young adults.* J Nutr 2001 Jul;131(7):2049-52.

551 Gallagher PM, Carrithers JA, Godard MP, Schulze KE, Trappe SW. *Beta-hydroxy-beta-methylbutyrate ingestion, Part I: effects on strength and fat free mass.* Med Sci Sports Exerc 2000 Dec;32(12):2109-15.

552 Krajcovicová-Kudlácková M, Simoncic R, Béderová A, Babinská K, Béder I. *Correlation of carnitine levels to methionine and lysine intake.* Physiol Res 2000;49(3):399-402.

553 Lombard KA, Olson AL, Nelson SE, Rebouche CJ. *Carnitine status of lactoovovegetarians and strict vegetarian adults and children.* Am J Clin Nutr 1989 Aug;50(2):301-6.

554 Villani RG, Gannon J, Self M, Rich PA. *L-Carnitine supplementation combined with aerobic training does not promote weight loss*

in moderately obese women. Int J Sport Nutr Exerc Metab. 2000 Jun;10(2):199-207.

555 Ho JY, Kraemer WJ, Volek JS et al. *l-Carnitine l-tartrate supplementation favorably affects biochemical markers of recovery from physical exertion in middle-aged men and women.* Metabolism 2010 Aug;59(8):1190-9.

556 Spiering BA, Kraemer WJ, Vingren JL et al. *Responses of criterion variables to different supplemental doses of L-carnitine L-tartrate.* J Strength Cond Res 2007 Feb;21(1):259-64.

557 Cha YS, Choi SK, Suh H, Lee SN, Cho D, Li K. *Effects of carnitine coingested caffeine on carnitine metabolism and endurance capacity in athletes.* J Nutr Sci Vitaminol (Tokyo) 2001 Dec;47(6):378-84.

558 Passeri M, Cucinotta D, Bonati PA, Iannuccelli M, Parnetti L, Senin U. *Acetyl-L-carnitine in the treatment of mildly demented elderly patients.* Int J Clin Pharmacol Res 1990;10(1-2):75-9.

559 Passeri M, Iannuccelli M, Ciotti G, Bonati PA, Nolfe G, Cucinotta D. *Mental impairment in aging: selection of patients, methods of evaluation and therapeutic possibilities of acetyl-L-carnitine.* Int J Clin Pharmacol Res 1988;8(5):367-76.

560 Bonavita E. *Study of the efficacy and tolerability of L-acetylcarnitine therapy in the senile brain.* Int J Clin Pharmacol Ther Toxicol 1986;24(9):511-6.

561 DiNicolantonio JJ, Lavie CJ, Fares H, Menezes AR, O'Keefe JH. *L-carnitine in the secondary prevention of cardiovascular disease: systematic review and meta-analysis.* Mayo Clin Proc 2013 Jun;88(6):544-51.

562 Sahajwalla CG, Helton ED, Purich ED, Hoppel CL, Cabana BE. *Multiple-dose pharmacokinetics and bioequivalence of L-carnitine 330-mg tablet versus 1-g chewable tablet versus enteral solution in healthy adult male volunteers.* J Pharm Sci 1995 May;84(5):627-33.

563 Stephens FB, Constantin-Teodosiu D, Laithwaite D, Simpson EJ, Greenhaff PL. *Insulin stimulates l-carnitine accumulation in human skeletal muscle.* FASEB J February 2006;20:377-379.

564 Hardwick LL, Jones MR, Brautbar N, Lee DB. *Magnesium absorption: mechanisms and the influence of vitamin D, calcium and phosphate.* J Nutr 1991 Jan;121(1):13-23.

565 Farhanghi MA, Mahboob S, Ostadrahimi A. *Obesity induced magnesium deficiency can be treated by vitamin D supplementation.* J Pak Med Assoc 2009 Apr;59(4):258-61.

566 Kelishadi R, Ataei E, Ardalan G et al. *Relationship of serum magnesium and vitamin D levels in a nationally-representative sample of iranian adolescents: The CASPIAN-III Study.* Int J Prev Med 2014 Jan;5(1):99-103.

567 Golf SW, Bender S, Grüttner J. *On the significance of magnesium in extreme physical stress.* Cardiovasc Drugs Ther 1998 Sep;12(2):197-202.

568 Brilla LR, Haley TF. *Effect of magnesium supplementation on strength training in humans.* J Am Coll Nutr 1992 Jun;11(3):326-9.

569 Cinar V, Polat Y, Baltaci AK, Mogulkoc R. *Effects of magnesium supplementation on testosterone levels of athletes and sedentary subjects at rest and after exhaustion.* Biol Trace Elem Res 2011 Apr;140(1):18-23.

570 Santos DA, Matias CN, Monteiro CP et al. *Magnesium intake is associated with strength performance in elite basketball, handball and volleyball players.* Magnes Res 2011 Dec;24(4):215-9.

571 Gullestad L, Dolva L, Søyland E, Manger AT, Falch D, Kjekshus J. *Oral magnesium supplementation improves metabolic variables and muscle strength in alcoholics.* Alcohol Clin Exp Res 1992 Oct;16(5):986-90.

572 Smith GI, Atherton P, Reeds DN et al. *Omega-3 polyunsaturated fatty acids augment the muscle protein anabolic response to hyperinsulinaemia-hyperaminoacidaemia in healthy young and middle-aged men and women.* Clin Sci (Lond) 2011 Sep;121(6):267-78.

573 Smith GI, Atherton P, Reeds DN et al. *Dietary omega-3 fatty acid supplementation increases the rate of muscle protein synthesis in older adults: a randomized controlled trial.* Am J Clin Nutr 2011;93(2):402-412.

574 Ryan AM, Reynolds JV, Healy L et al. *Enteral nutrition enriched with eicosapentaenoic acid (EPA) preserves lean body mass following esophageal cancer surgery: results of a double-blinded randomized controlled trial.* Ann Surg 2009 Mar;249(3):355-63.

575 Read JA, Beale PJ, Volker DH, Smith N, Childs A, Clarke SJ. *Nutrition intervention using an eicosapentaenoic acid (EPA)-containing supplement in patients with advanced colorectal cancer. Effects on nutritional and inflammatory status: a phase II trial.* Support Care Cancer 2007 Mar;15(3):301-7.

576 Hessvik NP, Bakke SS, Fredriksson K et al. *Metabolic switching of human myotubes is improved by n-3 fatty acids.* J Lipid Res 2010 Aug;51(8):2090-104.

577 Musa-Veloso K, Binns MA, Kocenas AC et al. *Long-chain omega-3 fatty acids eicosapentaenoic acid and docosahexaenoic acid dose-dependently reduce fasting serum triglycerides.* Nutr Rev 2010 Mar;68(3):155-67.

578 Tartibian B, Maleki BH, Abbasi A. *The effects of ingestion of omega-3 fatty acids on perceived pain and external symptoms of delayed onset muscle soreness in untrained men.* Clin J Sport Med 2009 Mar;19(2):115-9.

579 Hansen JB, Olsen JO, Wilsgård L, Lyngmo V, Svensson B. *Comparative effects of prolonged intake of highly purified fish oils as ethyl ester or triglyceride on lipids, haemostasis and platelet function in normolipaemic men.* Eur J Clin Nutr 1993 Jul;47(7):497-507.

580 Krokan HE, Bjerve KS, Mørk E. *The enteral bioavailability of eicosapentaenoic acid and docosahexaenoic acid is as good from ethyl esters as from glyceryl esters in spite of lower hydrolytic rates by pancreatic lipase in vitro.* Biochim Biophys Acta 1993 May 20;1168(1):59-67.

581 Nordøy A, Barstad L, Connor WE, Hatcher L. *Absorption of the n-3 eicosapentaenoic and docosahexaenoic acids as ethyl esters and triglycerides by humans.* Am J Clin Nutr 1991 May;53(5):1185-90.

582 *Scientific opinion on the tolerable upper intake level of eicosapentaenoic acid (EPA), docosahexaenoic acid (DHA) and docosapentaenoic acid (DPA).* EFSA Journal 2012;10(7):2815 [48 pp.].

583 Andersen LL, Tufekovic G, Zebis MK et al. *The effect of resistance training combined with timed ingestion of protein on muscle fiber size and muscle strength.* Metabolism 2005 Feb;54(2):151-6.

584 Kerksick CM, Rasmussen CJ, Lancaster SL et al. *The effects of protein and amino acid supplementation on performance and training adaptations during ten weeks of resistance training.* J Strength Cond Res 2006 Aug;20(3):643-53.

585 Hoffman JR, Ratamess NA, Tranchina CP, Rashti SL, Kang J, Faigenbaum AD. *Effect of protein-supplement timing on strength, power, and body-composition changes in resistance-trained men.* Int J Sport Nutr Exerc Metab 2009 Apr;19(2):172-85.

586 Weisgarber KD, Candow DG, Vogt ESM. *Whey protein before and during resistance exercise has no effect on muscle mass and strength in untrained young adults.* Int J Sport Nutr Exerc Metab 2012 Dec;22(6):463-9.

587 Watanabe F, Takenaka S, Kittaka-Katsura H, Ebara S, Miyamoto E. *Characterization and bioavailability of vitamin B12-compounds from edible algae.* J Nutr Sci Vitaminol (Tokyo) 2002 Oct;48(5):325-31.

588 Watanabe F, Katsura H, Takenaka S et al. *Pseudovitamin B(12) is the predominant cobamide of an algal health food, spirulina tablets.* J Agric Food Chem 1999 Nov;47(11):4736-41.

589 Kittaka-Katsura H, Fujita T, Watanabe F, Nakano Y. *Purification and characterization of a corrinoid compound from Chlorella tablets as an algal health food.* J Agric Food Chem 2002 Aug 14;50(17):4994-7.

590 Kalafati M, Jamurtas AZ, Nikolaidis MG et al. *Ergogenic and antioxidant effects of spirulina supplementation in humans.* Med Sci Sports Exerc 2010 Jan;42(1):142-51.

591 Sandhu J, Shenoy S. *Efficacy of spirulina supplementation on isometric strength and isometric endurance of quadriceps in trained and untrained individuals - a comparative study.* Ibnosina Journal of Medicine and Biomedical Sciences. 2010;2(2).

592 *The use of taurine and D-glucurono-γ-lactone as constituents of the so-called "energy" drinks.* EFSA Journal 2009;935:1-31.

593 Ra SG, Miyazaki T, Ishikura K et al. *Additional effects of taurine on the benefits of BCAA intake for the delayed-onset muscle soreness and muscle damage induced by high-intensity eccentric exercise.* Adv Exp Med Biol 2013;776:179-87.

594 Sugiura H, Okita S, Kato T et al. *Protection by taurine against INOS-dependent DNA damage in heavily exercised skeletal muscle by inhibition of the NF-κB signaling pathway.* Adv Exp Med Biol 2013;775:237-46.

595 Hursel R, Viechtbauer W, Westerterp-Plantenga MS. *The effects of green tea on weight loss and weight maintenance: a meta-analysis.* Int J Obes (Lond) 2009 Sep;33(9):956-61.

596 Hursel R, Westerterp-Plantenga MS. *Green tea catechin plus caffeine supplementation to a high-protein diet has no additional effect on body weight maintenance after weight loss.* Am J Clin Nutr 2009 Mar;89(3):822-30.

597 Hursel R, Viechtbauer W, Dulloo AG et al. *The effects of catechin rich teas and caffeine on energy expenditure and fat oxidation: a meta-analysis.* Obes Rev 2011 Jul;12(7):e573-81.

598 Saudan C, Baume N, Emery C, Strahm E, Saugy M. *Short term impact of Tribulus terrestris intake on doping control analysis of endogenous steroids.* Forensic Sci Int 2008 Jun 10;178(1):e7-10.

599 Rogerson S, Riches CJ, Jennings C et al. *The effect of five weeks of Tribulus terrestris supplementation on muscle strength and body composition during preseason training in elite rugby league players.* J Strength Cond Res 2007 May;21(2):348-53.

600 Neychev VK, Mitev VI. *The aphrodisiac herb Tribulus terrestris does not influence the androgen production in young men.* J Ethnopharmacol 2005 Oct 3;101(1-3):319-23.

601 Sellandi TM, Thakar AB, Baghel MS. *Clinical study of Tribulus terrestris Linn. in Oligozoospermia: A double blind study.* Ayu 2012 Jul;33(3):356-64.

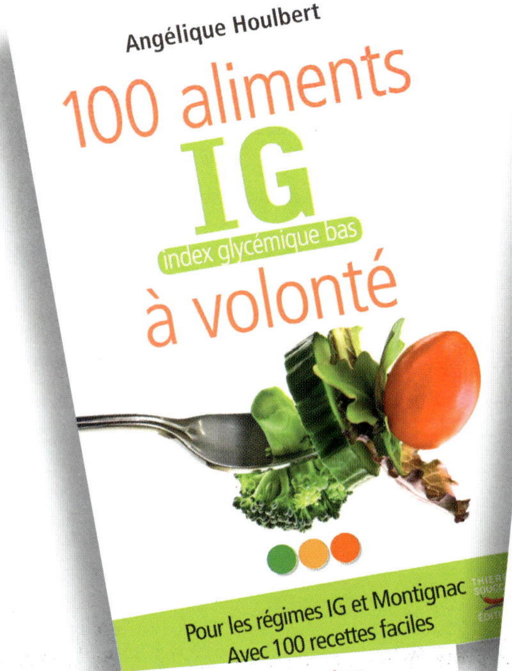
Angélique Houlbert
100 aliments
IG
index glycémique bas
à volonté
Pour les régimes IG et Montignac
Avec 100 recettes faciles

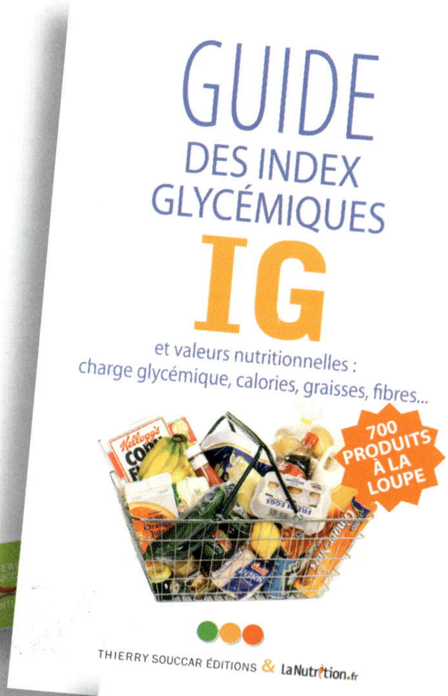
GUIDE
DES INDEX
GLYCÉMIQUES
IG
et valeurs nutritionnelles :
charge glycémique, calories, graisses, fibres...
700 PRODUITS À LA LOUPE
THIERRY SOUCCAR ÉDITIONS & LaNutrition.fr

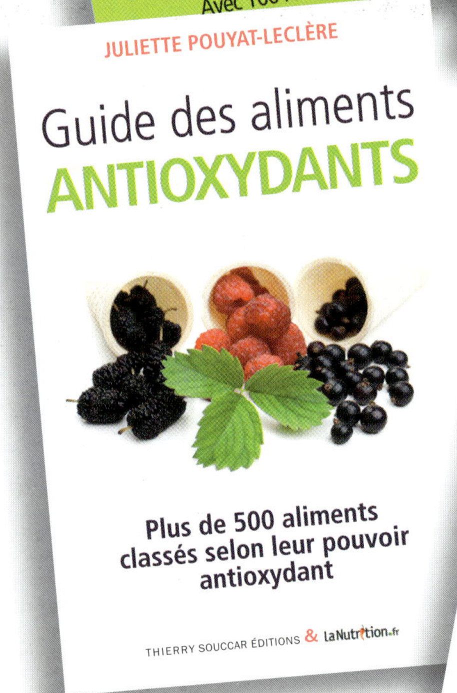
JULIETTE POUYAT-LECLÈRE
Guide des aliments
ANTIOXYDANTS
Plus de 500 aliments
classés selon leur pouvoir
antioxydant
THIERRY SOUCCAR ÉDITIONS & LaNutrition.fr

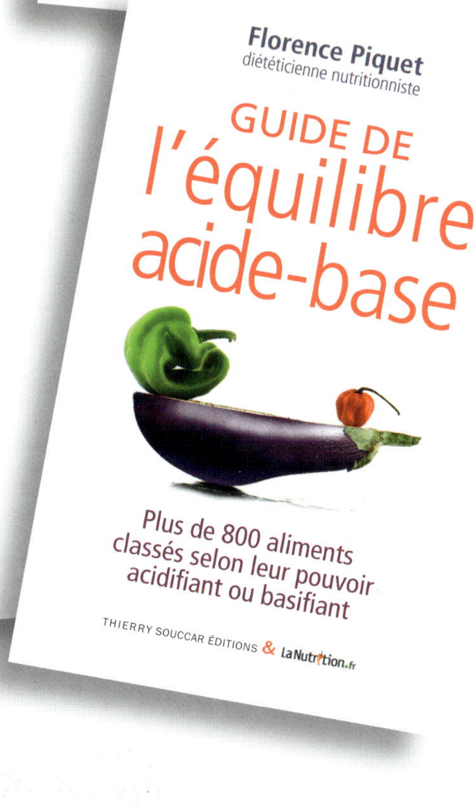
Florence Piquet
diététicienne nutritionniste
GUIDE DE
l'équilibre
acide-base
Plus de 800 aliments
classés selon leur pouvoir
acidifiant ou basifiant
THIERRY SOUCCAR ÉDITIONS & LaNutrition.fr